ひとと
作業・作業活動
作業の知をとき技を育む

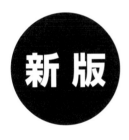

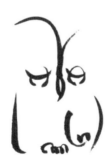

山根 寛

三輪書店

新版プロローグ

　作業をもちいる療法は，ひとが失い，奪われた身体，生活や社会とのかかわりを取りもどし，生活をふたたび建てなおすために，日々のいとなみに必要な「生活行為の再体験」の場と，病いを忘れひとときの安らぎをもたらす「良質な休息」の場をつくる．ひとは，その場で安らぎを取りもどし，作業を通して自己と向き合い，身体が「わが（思う）まま」に動いてくれるかどうかを確かめる．そして「ともにある身体」として確かめられ，リアルな存在，意味ある「からだ」として取りもどした身体により，生活の回復，再建がなされる．

　作業療法の道に入って30余年，学びのはじまりから，ひとにとって作業とは，ひとが作業をするとは何か，作業をするためにどのような心身機能が必要なのか，作業をすることが心身にどのような影響を及ぼすのか，作業をもちいたはたらきかけとは，その効果はと問い続けてきた．そして作業療法の科学性が問われるなかで，ひとと作業の関係を，だれにでもわかる「ことば」にしたいという思いがいつもあった．

　その思いが，初めて形（『ひとと作業・作業活動』初版）になったのは1999年春．それから16年，私の生活経験が重なったこと，非侵襲的な脳機能測定の進歩や作業研究の広がりなどにより，経験として体感していたものの背景が明らかになったことがたくさんある．そのため，改訂をするか新たな書籍とするかと迷ったが，初版のときに抱いた思いとひとと作業のかかわりの探求という軸は変わらないため，その基軸を継承し，『ひとと作業・作業活動新版』として形にすることにした．そして修正と加筆を重ね，新たな知見を加えたことにより，初版と比べ本文で約8割，図表で7割増しになったが，下記のような構成とした．

　1章「ひとと作業・作業活動」新版のはじまりの章では，作業の定義に始まり，ひとのくらし（生活）に視点を当てた初版の基本的な考えを踏襲しながら用語の整理とカテゴリーの再分類をし，各カテゴリーの基本的な特性について再考した．

　2章は，本書の中心課題へと進むための助走の章にあたる．ひとと作業，生活行為の関係を鳥瞰的に眺め，ひとの進化や生活，脳，身体，こころ，学習，コミュニケーションなどを，生活行為という視点から目的と意味をもっておこなわれる作業として見なおした．

　3章は「作業の知」の章．作業そのものの特性や意味，ひとが作業をすること，ひととひとが作業を共にすること，そしてそれらの効用などを，作業がアフォードしているクオリア（本質としての意味・機能）からとらえなおした．

　4章は，ひとの生活に必要なさまざまな機能を包括する「国際生活機能分類 International Classification of Functioning, Disability and Health：ICF」の基本概念を基板に，臨床的な視点から，作業と生活機能の関係を，統合生活機能という概念を取り入れることにより再構築した．

　5章は，作業分析に関する章である．まず，作業分析の歴史的背景からその全容を概観し，作業がアフォードしている作業そのもののクオリア Qualia をとらえるために必要な，基本的な作業分析の視点・感性を育む包括的作業分析の方法を示した．そして，治療・援助の対象，目

的や手段に応じて，必要な項目を限定することで詳細に分析する限定的分析について，理論やモデル，対象別の作業分析の主なものを紹介した．

6章「作業の技」は，目的，手段，場という視点から作業のもちい方と作業の選択のしかたを示し，作業をもちいるかかわりの効果を，より適切に活かすために，ことばと作業の相補的な役割を整理した．そして，ひとが自分がおかれている状況や対象（人や物）との関係を理解し，適切に対処し，社会という環境に適応することを支援する作業療法の神経科学的基盤にあたる社会脳と作業の関係の項を新たに設けた．作業療法は，生活を構成するさまざまな行為（作業）を手段にひととその生活機能をアセスメントし，生活機能の障害があるもしくは予測される人たちが生活に必要な行為ができるよう援助する．ひとの健康，生活という全一的なものを扱う科学分野で，主観的には明らかにそのクオリアの違いをとらえていながら，客観的にその違いをことばで表現することがむずかしい．そのため，普遍性，論理性，客観性を重視する近代科学的視野のなかでは，科学的でない，根拠 evidence をと問われ続けてきた．社会脳という見方に世の関心が向けられるようになったことで，やっと作業療法の本質につながる科学領域の扉が開いたという感がある．

そして7章は，「技を育む」と題した章で，この章では，作業がより効果的に活きる条件や作業をもちいたかかわりにおける言語にとらわれないコミュニケーション，作業をもちいるときのかかわりの臨床のコツを紹介する．

最後の8章は，ひとが日々のいとなみとしておこなう作業がアフォードしていることを，「ひとと作業」という視点から解きほぐし，作業の新たな活用の視野を広げる試みの章である．『ひとと作業・作業活動第2版』で紹介した「描く」という行為を，あらためて解きほぐし，作業の特性をどうとらえるか，作業をもちいた治療や援助プログラムをどのように考えるかを紹介する．この章の完成は，作業療法士一人ひとりにゆだねられるが，その思考の過程があなたのOT Mind，OT Sense を育むものと信じている．

みち

ひとり　あるいて
ふたり　あるいて
できたみち

ちいさなみちが
ひとすじ　ふたすじ
あつまって
おおきくなった

はじめ　のっぱら
くさっぱら

目　次

　　新版プロローグ　iii
　　序章　1

1　作業とは　　7

1・1　作業の定義　8
1・1・1　語源　9
1・1・2　作業・活動・作業活動・生活行為　9
1・1・3　定義がむずかしい occupational therapy の手段　10

1・2　作業の分類　11
1・2・1　従来の分類　11
1・2・2　「ひととくらし」という視点　14
1・2・3　生活行為という視点　16

1・3　生活行為―目的と意味のある作業　16
1・3・1　生活の維持―いきる・くらす　19
1・3・2　仕事と役割―はたらく・はたす　20
1) そのむかし，仕事と遊びは　20／2) 労働の誕生　21／3) 役割について　23／4) 仕事と役割に関連する作業　23
1・3・3　遊びと余暇―あそぶ・たのしむ　24
1) 遊びと余暇　24／2) 遊びの変遷　25／3) 遊びと余暇に関連する作業　26
1・3・4　参加と交流―まじわる・ひろがる　28
1・3・5　回復と熟成―やすむ・みにつく　29

2　ひとと作業　　33

2・1　ひとの進化・生活と作業　34
2・1・1　ひとの進化と作業　35
1) エッツィたちの残したもの　35／2) ヒト化 hominization への道　36／3) 道具を使うようになったヒト　36
2・1・2　ひとの一生と作業　38
1) 乳児期～学童期―遊びから学びへ　40／2) 青年期―性的変化と自分探し　42／3) 成人期―自己をつくる　43／4) 老年期―衰えと統合　44／5) 超高齢期―？？？　45
2・1・3　くらしと作業　45

2・2　脳と作業　47
2・2・1　ヒトの脳と作業　48
2・2・2　脳のしくみと作業　49
1) 増えない脳細胞は作業が活かす　49／2) ニューロンのネットワーク　50／3) 脳のなかにできる地図　51

- 2·2·3　脳のはたらきと作業　51
  - 1) リンゴを描く―脳と身体のシステム　52／
  - 2) 学習とニューロンのネットワーク　54／
  - 3) ニューロン，シナプスと作業活動　54

2·3　手と作業　55
- 2·3·1　ヒトの手と作業　56
  - 1) 手は人間固有の道具　56／2) 手と脳　56
- 2·3·2　手のしくみと作業　58
  - 1) 手首から先の手　59／2) 前腕　60／3) 肩関節と上腕　60
- 2·3·3　手のはたらきと作業　60

2·4　身体と作業　61
- 2·4·1　身体の発達と作業　62
- 2·4·2　身体の意識と作業　63
  - 1) 身体図式と身体像　63／2) 身体が意識されるとき　64／
  - 3) 身体が意識されないとき　65
- 2·4·3　身体と作業，そして脳　66
  - 1) 感覚情報のフィードバック　66／2) 内部情報と外部情報　66／
  - 3) 知覚のカテゴリー化　67
- 2·4·4　「ともにある身体」の確かめ　68

2·5　こころと作業　70
- 2·5·1　こころと脳　70
- 2·5·2　こころの発達　71
- 2·5·3　こころのしくみと作業　72

2·6　学習と作業　73
- 2·6·1　「しる」「ならう」「してみる」　73
- 2·6·2　「まねる」「くりかえす」「なれる」　74
- 2·6·3　「わかる」「できる」ネットワーク　75
- 2·6·4　「あらわす」「だす」―学習の確認　76

2·7　コミュニケーションと作業　76
- 2·7·1　コミュニケーションのしくみ　77
- 2·7·2　言語機能と作業　78
  - 1) 直接情報がイメージ情報になる過程　78／
  - 2) 胎児期から蓄積される直接情報　78／3) 伝達手段の基礎情報　79

3　作業の知　83

3·1　作業のクオリア　84
- 3·1·1　作業がアフォードするもの　85

- 3・2 作業と結果の特性　87
  - 3・2・1　意味性―価値, 意味をともなう　87
    - 1) 社会的価値や意味　87／2) 個人的価値や意味　88／
    - 3) 作業の結果はその人自身　89
  - 3・2・2　目的性―目的に導かれる　91
  - 3・2・3　具体性―過程, 結果があきらか　92
  - 3・2・4　投影性―気持ちがあらわれる　94
- 3・3 ひとが作業すること　95
  - 3・3・1　能動性―意志がはたらく　95
  - 3・3・2　身体性―からだを使う　97
    - 1) からだをほぐしてこころをほぐす　99／
    - 2) 衝動を身体エネルギーで発散　99／
    - 3) 繰り返しがもたらすこころの安らぎ　100／
    - 4) 五官を開き, 五感に聴く　101／5)「からだで覚える」表象形成　102
  - 3・3・3　操作性―素材, 道具をもちいる　103
  - 3・3・4　没我性―我をわすれる　104
- 3・4 ともに作業すること　105
  - 3・4・1　共有性―体験をともにする　105
- 3・5 作業がつくる場の力　107
- 3・6 作業の知　107

4　作業と生活機能　113

- 4・1 生活機能の構成　114
  - 4・1・1　国際生活機能分類 ICF　114
  - 4・1・2　生活機能の臨床的枠組み　115
- 4・2 作業遂行と統合生活機能　118
  - 4・2・1　作業遂行と心身機能および身体構造　120
  - 4・2・2　作業遂行と活動機能　121
  - 4・2・3　作業遂行と参加機能　125
  - 4・2・4　作業遂行と背景因子　125
- 4・3 作業遂行と統合認知機能　126
  - 4・3・1　統合認知機能と感覚の発達　127

5　作業を分析する　131

- 5・1 作業分析の歴史　133
  - 5・1・1　初期の作業療法において　134
  - 5・1・2　還元主義の影響　134
    - 1) 問われた科学性　134／2) 還元主義的手法による分析　135

  5・1・3 あらたな統合にむけて 135
   1) 近代医学の陥穽　135／2) 本質への回帰　136
  5・1・4 作業分析の目的 140
  5・1・5 作業分析の種類 141
   1) 包括的作業分析　141／2) 限定的作業分析　143／3) 作業の分類分析　144
  5・1・6 作業分析の方法 144

5・2　包括的作業分析　144

  5・2・1 包括的作業分析の目的 145
  5・2・2 包括的作業分析の方法 146
   1) 作業の選択　146／2) 自己の身体性を利用　148／
   3) 代償機能と段階づけ　148／4) 各要素の相互性　148
  5・2・3 包括的作業分析の項目 149
   1) 基礎項目　149／2) 運動機能　150／3) 感覚・知覚・認知機能　152／
   4) 道具・素材　154／5) 作業過程・作業結果（もしくは作品）　154／
   6) 交流・コミュニケーション　156／7) リスク　156
  5・2・4 包括的作業分析の例 157

5・3　限定的作業分析　157

  5・3・1 理論・モデルによる分析 161
   1) 精神療法モデルにおける作業分析　161／
   2) 集団療法モデルにおける作業分析　161／
   3) 認知療法モデルにおける作業分析　163／
   4) 神経心理学モデル（もしくは認知―知覚モデル）における作業分析　165／
   5) 生体力学モデルにおける作業分析　165／
   6) 運動コントロールモデルにおける作業分析　166／
   7) 感覚統合モデルにおける作業分析　168
  5・3・2 生活機能別作業分析 169
  5・3・3 対象別作業分析 170
  5・3・4 対象別作業分析の例（精神障害領域） 170
  5・3・5 対象別作業分析の例（身体障害領域） 174
  5・3・6 対象別作業分析の例（発達障害領域） 178
  5・3・7 対象操作に関する分析 181

5・4　その他の分析　185

6　作業の技　191

6・1　作業の利用　192

  6・1・1 目的として利用 192
  6・1・2 手段として利用 193
  6・1・3 場としての利用 195

6・2　作業の選択　197
- 6・2・1　対象者個人の特性（personal meaning）　198
- 6・2・2　作業の特性　200
- 6・2・3　ひとと作業の相互作用　200
- 6・2・4　環境の特性　201
- 6・2・5　治療・援助の特性　201

6・3　ことばと作業　201
- 6・3・1　ことばによるかかわり　201
- 6・3・2　作業によるかかわり　202
- 6・3・3　ことばを活かす作業，作業を活かすことば　202

6・4　社会脳と作業療法　204
- 6・4・1　社会脳と社会的認知機能　205
- 6・4・2　社会脳と社会適応行動　206
- 6・4・3　社会脳と作業療法　207

7　技を育む　211

7・1　作業が活きる条件　212
- 7・1・1　好奇心―行動のエネルギー　212
- 7・1・2　意志・意欲―主体性と能動性　213
- 7・1・3　適切な自分の状態―基本的な心身のありようの整え　214
- 7・1・4　行動をともなう―「ああ，そうか」体験　214
- 7・1・5　よいパートナー―他者の評価と知覚のカテゴリー化　215
- 7・1・6　好ましい環境―人・物・場・社会・文化　216
- 7・1・7　好ましい経験との照合　216
- 7・1・8　成功体験―失敗させないことより失敗に終わらせない　217
- 7・1・9　よりよい体験　217

7・2　作業で伝える　218
- 7・2・1　伝わらないとき　218
- 7・2・2　「つたえ」「つたわり」の要素　219
  1）言語体系の特性　219／2）非言語体系の特性　220
- 7・2・3　「つたえ」「つたわり」の基本　221
  1）刺激に対する反応を観る　222／2）相手の非言語情報を聴きとる　222／
  3）自分の非言語サインを知る　223／4）自分に生まれる構えを整える　224／
  5）生活史のなかで蓄えられた情報を活かす　224
- 7・2・4　五感の共通性，共有体験，類似体験　224
- 7・2・5　物の扱いを通して気持ちを伝える　225
- 7・2・6　ことばを活かす　226
  1）具体的な身体感覚を通して話す　226／2）ことばを物として手渡す　226／
  3）相手が理解できることばで話す　227／

4）教示のタイミング―いつふれるか　227

7・3　かかわり　228

7・3・1　かかわりの基盤　228
1）五官を開き，五感に聴く―かんじる　228

7・3・2　準備と導入―であい・はじまり　229
1）相手に合わせたオリエンテーション　229／2）責任をとる誘い方　230／
3）一度目の出会いより二度目，三度目　230

7・3・3　観察と面接，評価―みる・きく・しる　231
1）事実は一つ，内的現実は人の数だけ　231／2）問題の背景を知る　231／
3）目の前の相手に聞く　232／4）見えるまま・聞こえるまま　232

7・3・4　治療や援助―かかわる・ささえる　232
1）準備はだれがする？　232／2）目標，情報の共有―主役はあなた　233／
3）ふれること，ふれないこと　233／4）作業をしない作業療法　234／
5）時間の提供―共にいる　235

7・4　作業療法士にとってもっとも重要な役割は？　235

8　未完の章　239

8・1　ふたたび「描く」という作業を通して　240

8・1・1　臨床の場で考えたこと　240

8・1・2　「描く」という作業　242
1）ひとが「描く」システム　242／2）「描く」作業の表現様式　242／
3）描画の表現特性　243

8・1・3　「描く」ことの作業分析　244

8・1・4　臨床への応用　246
1）精神認知機能面への応用　246／2）感覚運動機能面への応用　247／
3）よりよい体験としての応用　247

8・2　「描く」ことの応用1：共同連想描画法　248

8・2・1　方法　248
8・2・2　描画に見られる現象と効果　249
8・2・3　適応対象　250
8・2・4　いくつかのコツ　250
1）スタッフの参加　251／2）課題の決定　251／3）参加者の人数　251／
4）1回1つの約束　252

8・3　「描く」ことの応用2：私がモデル，皆ピカソ　252

8・3・1　方法　252
8・3・2　適応対象　253
8・3・3　いくつかのコツ　253
1）スタッフの参加　253／2）描画用具　254／3）描画内容と後の話　254／
4）作品の扱い　254

8·4　その他の作業に関して　254

付表　259
1　包括的作業分析チェックリスト　260
2　限定的作業分析チェックリスト（精神障害領域の例）　264
3　限定的作業分析チェックリスト（身体障害領域の例）　267
4　限定的作業分析チェックリスト（発達障害領域の例）　270
5-1　共同連想描画（Group Association Drawing）記録用紙　273
5-2　共同連想描画（Group Association Drawing）グループ分析表　274
5-3　共同連想描画（Group Association Drawing）個人経過分析表　275

エピローグ　277

索引　278

［ミツコ80歳春］
「今日はええ天気よ，おとうさん」
……………………………

　神棚の榊の水を替え，部屋の掃除をし，庭の草花に水をやり，ミツコは一人で食事をすませた．家の横にある小さな菜園には，神棚に供える花々を年中絶やさぬようにと植えてある．そして今年もキュウリとナスの苗を植えた．それぞれ3本も植えれば一人暮らしの身には十分．一夏中，新鮮なキュウリやナスに困ることはない．

　脳梗塞で倒れ，最後には自分の子どもの顔もわからなくなった夫を看取り，一人暮らしになってもう20年余，毎日繰り返してきた日々のいとなみである．以前は，町に住む息子の家を訪ねて2, 3日過ごすこともあった．まだ身体に自信はあるが，80歳の声を聞くようになってから，列車を乗り継いでの長旅は億劫になった．

　ミツコにとって，ここには自分の一生のすべてがある．小さな家の中は目をつむってでも歩くことができ，いつも使っている生活道具は身の一部のようになじんでいる．この地に生まれ，働き，嫁ぎ，子どもを育て，父や母，夫を看取った．何十年も目にしてきた風景，すっかり身体になじんだ家と道具，夫の墓，季節々々の行事や隣近所とのつきあいがなにやかやとある．親戚もいる．
……………………………

「おとうさん，今日も終わったよ」
神棚の前で手を合わせ，眠りについた．明日は嫁いだ娘の長女が子どもの守を頼みに来る．

［ミツコ90歳初秋］
「どうしたらええかねぇ，おとうさん」
……………………………

　神棚の榊の水はなんとか自分で替えるが，部屋の掃除や庭の手入れはもうできなくなった．夫を看取って30年余．米寿を迎えた一昨年の夏頃から物忘れが多くなり，かかりつけの医院で認知症の始まりと言われた．「どうしてじゃろうねぇ．あれもこれもできんようになって」と，今までできていたことができなくなったことを悔やむ．ミツコの一生のすべてがあるこの小さな家とその家がある町．夫の墓参りもままならなくなり，兄も弟も義妹もみんな先に逝ってしまった．

　危ないからと火を使うのを止められてもう1年．もうひとりでは食事も作ることができない．嫁いだ娘が勤務の傍ら1日おきに寄って泊まり，2日分の総菜を作っておいてくれる．今日も娘が作りおいてくれたおかずで，ミツコは一人食事をすませた．
……………………………

「おとうさん，もうそっちへ行ってもええかね」
手を合わせ，いつものように，神棚に話しかけ眠りにつく．

作業をいとなみ作業がつむぐ

　ミツコが神棚の榊の水を替え，部屋の掃除をし，庭の草花に水をやり，食事をし，眠りにつ

く．それは嫁いだときから嫁として妻として，母として，その時々の役割を果たすなかで，いつの間にか習慣となった生活行為である．夫を看取ってからは，その神棚に話しかけるようになった．

　ひとは皆，ミツコと同じように生まれ，遊び，学び，働き，産み，作り（創り），表し，楽しみ，集い，交わり，休み，生きる．その日々の「くらし（生活）」，存在のはじまりから「生（一生）」を終えるまで，さまざまな作業をいとなむ．日々繰り返されるいとなみ（生活行為）を積み重ねることで，自分が，自分の人生が，一人ひとり，風合いの異なる織物のようにつむがれる．ひとはそうした意味において作業的な存在といわれる．

生老病死が奪うもの

　ひとを襲う思わぬ「やまい」や「しょうがい」[*1]，だれもが避けることのできない「老い」は，そうした日々の作業のいとなみに支障をきたし，人生のつむぎにほころびを生む．予期せぬ「やまい」や「しょうがい」により，ひとは現実生活との関係を失い，他の人たちや仕事など，生活世界のモノやできごととの関係性を失う．ときには，離人体験[*2]のように自己の身体との関係すら失うことがある．そしてだれもが避けることのできない「老い」にあっては，それを自覚するようになると，単に心身の機能の衰えだけでなく，自分を支えていた役割や仕事，人との関係，社会との関係，そうしたさまざまな自分を同定していたものとの関係性が失われていく．その事実を，ひしひしと感じるようになる．だれもが必ずむかえることとはいえ，自分の「終わり」を意識するようになったとき，忍び寄る言い表しようのない寂寥感に，うつ状態になる人も少なくない．

目的のある作業がもたらすもの

　「やまい」や「しょうがい」により失った生活との関係性を取りもどす試みは，自分の身体が「我が（思う）まま」に動いてくれるかどうか，具体的な目的のある作業の遂行による「自己の身体の確かめ」から始まる．そして，失われた自己と身体の関係性が回復し，我が身が「ともにある身体」としてリアルな存在として確認されることで，失った生活との関係性の回復もしくは新たな生活の再構築が始まる．「老い」にともなう心身の機能の低下にあっては，身体を通して「まだこうすればできる」ということの確かめが安堵をもたらす．私たちは，身体を通して確かめられること，すなわち日々のいとなみ（生活行為）にともなう五感を確かなものとして体感，感知することで，「いま，ここ」にある自分を確認する．

[*1] しょうがい：障害や障碍という漢字はいずれも何かの「さまたげ」「じゃま」といったニュアンスがあるため，漢字を使用せずに「しょうがい」とひらがなを使用するという動きがある．本書では障害という文字を使用するが，基本的な姿勢としては「しょうがい」にある．

[*2] 離人体験：行為の能動感，知覚の自己所属感，身体と自己の一体感，自己の同一性などが希薄化し，「見えているのにいきいきと感じられない」「自分がしているのに，自分がしているという感じがしない」「自分の身体という感じがしない」といった現実感喪失，人格感喪失が主観的に訴えられるが他覚的異常はない．神経症，うつ病，統合失調症や疲労困憊時にみられる．

作業のフィロソフィー

　まだミツコが元気だった時分は,「神棚の榊の水を替え,部屋の掃除をし,庭の草花に水を撒く」,この毎日習慣として繰り返されるいとなみ(生活行為)を,意識することはあっても,どのようにそれができるのか,身体の運動や動作として意識して実行されることはほとんどなかったであろう.台所の調理の道具や掃除用具など日々の生活で使うものは,手にした瞬間から彼女の身体図式[*3]の延長として取り込まれ,あらたな身体像[*3]が形成され,自分の手足の一部のように使われていたのだろう.

　子どもが結婚して居をもったときに,遠く離れたその町を訪れたことがある以外,90年の間,生まれ育った在所から外に出ることはほとんどなく過ごしてきた.彼女の両親たちがそうであったように,生まれた地で育ち,働き,嫁ぎ,子どもを産み,育て,義父や義母,父や母,夫を看取った.

　そうして米寿を迎える頃から,「どうしてじゃろうねぇ.あれもこれもできんようになって」と,ミツコは今までできていたことができなくなったことを悔やむようになった.手足のしびれや痛みを訴える.身体が伝える加齢による身体機能の低下であるが,その歳まであまり意識することなく日々の作業が営まれてきたことのほうが驚きである.

　ひとにとって作業とは何か,作業をおこなうとはどのようなことなのか.日々繰り返される基本的な生活を維持するいとなみ(生活行為)は,本来なら意識されることなくおこなわれる(2・4・2「身体の意識と作業」参照).しかし,歳をとって心身の機能が低下したり,病気やけがで心身の機能や構造に異常が生じると,意識されることなくおこなわれていた日々のいとなみ(生活行為)が困難になる.手にする道具が身体図式[*3]に取り込まれず,必要な身体像[*3]が形成されないため,道具は身体から遠ざかる.そして日々のいとなみ(生活行為)を少し意識したり,使う道具や使い方にも工夫が必要になる.

　なぜそのいとなみ(生活行為)に支障が生じたのか,どのように工夫すればよいのか,それを見極める目(OT sence)を養うことが,ひとの生活行為をもちいて生活の障害にかかわり生活の支援する者にとって重要な課題である.ひとの平凡な日々のくらしのいとなみ(生活行為)を治療や援助の手だてとする者として,ひとにとって作業とは何かを鳥瞰することから『ひとと作業・作業活動新版』の書を紐解くことにする.

[*3] **身体図式 body schema・身体像 body image**:ひとが自分の身体について抱く表象ないしは空間像.身体図式の障害には,身体空間の認知障害である身体失認,四肢の麻痺や切断などに現れる幻肢,脳器質性疾患,疲労時,分裂病で体験される自己像幻視などがある.身体図式は直接体験されず意識されない過程であるのに対し,身体像は体験され意識化された身体の空間像をさす.

閉ざされたこころを開く

ひとは
傷ついたこころとからだを護(まも)るため
さらなる傷つきを避けるため
五感を閉ざし　身体の声に耳をふさぎ
こころを閉ざす

ひとは
傷ついたこころとからだを護(まも)るため
さらなる傷つきを避けるため
現実を離れ　幻の世界に身を置き
生活　社会とのかかわりを失う

傷ついたこころとからだを護(まも)るため
ことばは　その意味を失い
伝え伝わりの糸が切れる

作業をもちいる療法は
侵襲する刺激から身を護(まも)るため
ひとときの良質な休息の場と
作業をととのえる
ことばの意味に頼ることなく
伝え伝わりの糸をつなぎなおし
ことばの表情　からだの表情を読み
閉ざされたこころをそっと包み
閉ざされたこころに語りかける

作業をもちいる療法
それは　閉ざされたこころと
関わる者との二人三脚

〔作業療法の詩（山根，2007）より〕

◆引用文献◆

山根　寛（2007）．作業療法．「作業療法の詩」pp.50-51．青海社．

1 作業とは

8	1・1 作業の定義	1・1・1	語源
		1・1・2	作業・活動・作業活動・生活行為
		1・1・3	定義がむずかしい occupational therapy の手段
11	1・2 作業の分類	1・2・1	従来の分類
		1・2・2	「ひととくらし」という視点
		1・2・3	生活行為という視点
16	1・3 生活行為 ―目的と意味のある作業	1・3・1	生活の維持―いきる・くらす
		1・3・2	仕事と役割―はたらく・はたす
		1・3・3	遊びと余暇―あそぶ・たのしむ
		1・3・4	参加と交流―まじわる・ひろがる
		1・3・5	回復と熟成―やすむ・みにつく

1　作業とは

　　　　　ひとの一日は
　　　　　さまざまな作業のいとなみ
　　　　　そのいとなみを積みかさね
　　　　　一人ひとりの生活や人生が
　　　　　風合いの異なる織物のようにつむがれる
　　　　　作業をいとなみ　作業がつむぐ
　　　　　ひと　その作業的存在

　　　　　思わぬ病い　こころやからだの障害は
　　　　　日々の作業のいとなみの障害となり
　　　　　生活や人生のつむぎにほころびをつくる
　　　　　ひとにとって病いや生活の障害とは
　　　　　日々の作業のいとなみの障害
　　　　　生活や人生のつむぎのほころび

　　　　　失いそこなわれた日々のいとなみ
　　　　　その再びのこころみが
　　　　　ほころびを繕い
　　　　　あらたな人生をつむぎなおす
　　　　　作業をいとなみ　作業がつむぐ
　　　　　ひと　その作業的存在

　　　　　　　　　　　　　　　　　〔作業療法の詩（山根，2007）より〕

1・1　作業の定義

　本書は，思いもよらぬ病いや障害により生活に支障をきたしている人のために，もしくはそうした生活の支障がおきないよう日々のくらしを通して予防するために，occupational therapy（わが国では法律により作業療法という用語があてられている）で治療援助手段としてもちいる occupation（作業や活動，作業活動，生活行為などと称されるひとの行為・行動），そしてその occupation とひととの関係を科学する試みの書である．

　まず，その治療援助手段としてもちいる occupation の定義について整理する．

1・1・1　語源

occupation をもちいた治療援助 occupational therapy は，作業療法と訳されているが，occupation は現在の辞書では「職業」「仕事」「占領」「居住」などと訳されている．その語源である occupy には，「占有する」「使用する」「〈時間〉を費やす」「〈場所〉を占める」「夢中にさせる」「従事する」などの意味がある．ひとがよりその人らしくあるために，物や時間，場所などあらゆるものを，精神的・物理的に占め費やすこと，ひととしてあるべき場所にあるがままに収まることを意味している．それは創造，あらたな生産活動のための消費や，探索を意味する．

1・1・2　作業・活動・作業活動・生活行為

本書では，ひとの日々の「くらし（生活）」や「生（一生）」を構成するさまざまな行為・行動の形態を「作業」，その作業をひとがおこなうことを「作業活動」，日々のいとなみやその積み重ねとしての人生にとって，目的や意味をもっておこなわれる作業のすべてを「生活行為」とよぶことにする．

作　　業：ひとの生活や一生を構成するすべての行為・行動の形態

作業活動：ひとが作業をおこなうこと（本書では作業と同意）

生活行為：生活のなかで目的や意味をもっておこなわれる作業

作業療法：作業（生活行為）を手段に，ひととその生活機能（心身機能と構造，活動と参加），環境との相互性などをアセスメントし，生活機能に障害があっても，生活に必要な活動ができるよう指導・援助する

作業は，ひとが命をつなぎ，日々暮らすために必要なものを産みだす，身体的または精神的な行為・行動といえる．それは，身のまわりの処理やくらし（生活）の管理，家事や育児などの基本的なこと，そしてくらし（生活）を支えるために何かを創（作）り産みだす生産的な仕事，学業，さらにくらし（生活）を豊かにしている遊びや余暇活動などから構成される．

作業が治療援助やリハビリテーションにもちいられるようになった起源は，紀元前数千年にさかのぼる．そして，現在使われている occupational therapy という名称は，Barton（米国）が1914 年にもちいたのがはじまりといわれている（Hopkins et al, 1983）．

日本では，1901 年，欧州留学より帰国した医師呉秀三が，東京府巣鴨病院（現在の東京都立松沢病院）で，作業療法と遺散療法（レクリエーション療法にあたる）をあわせた移導療法（呉，1916）を開始した．それは人道主義哲学による道徳療法に基づいた病者の処遇改善をはかった

もので，日本の医療における作業の積極的利用の幕開けであった．

そして，呉を引き継いだ加藤普佐次郎は，日本で最初の精神科作業療法に関する文献といわれている論文『精神病者に対する作業治療ならびに開放治療の精神病院におけるこれが実施の意義および方法』（加藤，1925）で，「作業治療」という用語を使って作業の治療効果を示した．1965 年（昭和 40 年）に「理学療法士及び作業療法士法」が制定されるにあたって，occupational therapy に対して，職能療法，活動療法，生活療法，仕事療法，作業療法などさまざまな訳語が検討されたが，そのときに「作業療法」という訳語が公式に使用されることになり，現在にいたっている．

1・1・3　定義がむずかしい occupational therapy の手段

作業療法 occupational therapy の手段を示す用語については，occupational therapy という用語を生みだした米国においても，論議の対象となってきた．主だったものをあげると，現在の米国の作業療法 occupational therapy の基礎となっている作業行動 occupational behavior という理論枠を構成した Reilly は，人間の経済的特性を含む occupation ということばの本来の意味を重視し，activity と混用しないように主張した（Reilly, 1966）．同じ時期に MacDonald らは，作業療法のテキストで作業療法の手段は activity であると述べている（MacDonald et al, 1970）．また，米国作業療法協会 American Occupational Therapy Association（AOTA）は，その定義（1977）で「Occupational Therapy is the application of occupation, any activity…」としている．そして，作業療法のあらたなパラダイムの構築をはかる試みを続けている Kielhofner は，米国でおこなっている occupational therapy の occupation を"work""daily living tasks""play"とし，occupational therapy は occupational activities をもちいて治療するという考えを示している（Kielhofner, 1983）．これは Meyer の考え（Meyer, 1977）を継承したものである．

しかし，米国の作業療法士の間においても，作業療法の手段を示す用語に対して定義を共有するにはいたっておらず，occupation とその語源である occupy の意味のあいまいさが指摘され，その用語の示す範疇などについてもいろいろな意見がだされている（Nelson, 1988）．米国作業療法協会もその統一用語集の初版を 1979 年に出して以来，1989 年，1994 年，2002 年と改訂してきた（AOTA，1989；1994；2002）．

日本でも，「作業」「活動」「アクティビティ」「作業活動」などが作業療法の手段を表す用語としてもちいられているが，それぞれの定義はあいまいなまま使用されている．その理由として，日常的に使用している「作業」も「活動」も，作業療法における手段としての行為や行動およびその形態を示すには不十分であること，そして前述した「作業」ということばが，少しずつ時代によってニュアンスが変わってきているが，作業着や作業服などということばがあるように，労働や使役的なイメージをもっていることの影響なども考えられる．そうしたなかで，わが国の作業療法士協会は，現在その作業療法の定義（1985 年 6 月 13 日　社団法人日本作業

療法士協会第20回総会時承認）のなかで「作業活動」という用語を採用している．そして，同協会の全書第2巻『基礎作業学』では，「作業，活動，作業活動も，生活上で目的と計画のもとにおこなわれる課題や行為の個人の遂行（身・心ともに）という意味でもちいていきたい」と述べ，用語の定義より作業や作業活動の要素やその特質がひとの生活に与える影響について検討するとしている（日本作業療法士協会監，2009a）．

ちなみに「作業」は，日本作業療法士協会は「日常生活の諸動作や仕事，遊びなど人間に関わるすべての諸活動をさし，治療や援助もしくは指導の手段となるもの」，世界作業療法士連盟 World Federation of Occupational Therapists（WFOT）は「人が自分の文化で意味があり行うことのすべて」としている（日本作業療法士協会学術部，2011）．

作業療法でもちいる手段を一義的に定義することがむずかしいのは，作業や活動があまりにも日常の生活とかかわりが深いこと，そしてその要素が多いことにある．しかし，作業療法の手段を示す用語としてどのような意味記号がもちいられようと，作業をもちいてはたらきかけることの現象そのものは変わることはない．

筆者自身は，ひとのくらし（生活）と作業や作業活動との関係を，一つの複雑系として，またシステムとしてとらえ，目的や意味をもって生活行為としておこなわれる作業や作業活動の豊かな作用を，自在に利用することに作業療法の醍醐味を感じている．

本書でも，引用文や慣習的なもちい方から作業や活動，作業活動を使い分けたり同義的に使ったりする箇所が出てくることもあるが，原則として「作業」に統一して表現する．

1・2　作業の分類

掃除や洗濯，買い物，炊事といった日々のくらし（生活）に関連する活動，絵画や音楽のように「ことば」に表しきれないものを表現する創作活動，遊び，仕事と，わたしたちは生活のなかで実にさまざまな作業をしている．

1・2・1　従来の分類

作業は，その目的によっていろいろな分類がなされている．作業療法のかかわりの手だてとしての作業や作業活動は，これまで，
　①生活を構成している作業それ自体の特性による分類
　②作業療法で対象とする疾患別もしくは障害別の分類
　③治療手段としての目的機能別の分類
の3分類に大きく分けられてきた．

①に類するものとして，MacDonaldらの分類（MacDonald et al, 1970）（**表1-2-1**）や鷲田の分類（鷲田，1999）（**表1-2-2**），米国作業療法協会の2002年版（AOTA, 2002）の作業遂行区

表 1-2-1　MacDonald らの分類

1. 日常生活における個人的活動
2. 表現的および創造的活動
3. 知的および教育的活動
4. 生産的および職業的活動
5. レクリエーション

＊「作業療法—理論と実際」（赤津　隆監訳，1975）より

表 1-2-2　鷲田による分類

大分類		中分類	小分類，例
日常生活作業：個体の生存に必要な作業活動	生きる	睡眠 食事 身のまわりの用事 療養・静養	30分以上連続した睡眠，仮眠，昼寝 朝食，昼食，夕食，夜食，給食 洗顔，歯磨き，ひげ剃り，化粧，散髪，トイレなど 医者に行く，治療を受ける，入院，療養中
仕事・生産的活動：社会的に必要な義務的作業活動	働く	仕事関係 学業 家事 通勤 通学 社会参加	なんらかの収入を得る行動，仕事の準備・片づけなど 授業・学内の活動，学校外の学習 炊事，掃除，洗濯，買い物，子どもの世話，家事雑事 自宅と職場の往復，自宅と仕事場の往復 自宅と学校の往復 PTA，地域の行事・会合への参加など
遊び・余暇活動：自由な時間における作業活動	楽しむ	会話・交際 レジャー活動 マスメディア接触 休息	訪問，来客接待，会食，冠婚葬祭，見舞いなど スポーツ，行楽・散策，趣味・娯楽・教養 テレビ，ラジオ，新聞，雑誌・漫画，本，CD・テープ 休憩，おやつ，お茶，とくに何もしていない状態

＊「基礎作業学改訂第2版」（日本作業療法士協会監，1999）より

分（**表 1-2-3**）などがある．

②に類するものとして，原の労災患者に対し障害群に適した種目をあげたもの（原，1967）（**表 1-2-4**）や鈴木の精神症状に対する分類（鈴木，1973）がある．

③に類するものとして松井の分類（松井，1972）（**表 1-2-5**）がある．

一般的には，①による分類がなされている．②や③の分類は医学モデルに準じた分類である．医学モデルに準じた分類は，早期リハビリテーションで対象の状態に応じて必要な機能を含む作業をもちいるようなばあいに適している．しかし，こういう状態にはこの作業が向いているといったように，作業を疾患や障害に対応させてもちいる医学モデル的な利用であるため，対象者は受動的になりやすい．

その他，わが国の身体障害者に対するリハビリテーションの先駆者である田村は，身体機能

表 1-2-3 米国作業療法士協会の作業遂行区分

Activities of Daily Living　日常生活活動	Bathing, showering, Bowel and bladder management, Dressing, Eating, Feeding, Functional mobility, Personal hygiene and grooming, Sexual activity, Sleep/rest, Toilet hygiene
Instrumental ADL　手段的日常生活活動	Care of others (including selecting and supervising caregivers) Care of pets, Child rearing, Communication device use, Community mobility, Financial management, Health management and maintenance, Home establishment and management, Meal preparation and cleanup, Safety procedures and emergency, Shopping
Education　教育	Formal educational participation, Exploration of informal personal educational need or interests, Informal personal education participation
Work　仕事	Employment interests and pursuits, Employment seeking and acquisition, Job performance, Retirement preparation and adjustment, Volunteer exploration, Volunteer participation
Play　遊び	Play exploration, Play participation
Leisure　余暇	Leisure exploration, Leisure participation
Social Participation　社会参加	Community, Family, Peer/friend

＊「Occupational Therapy Practice Framework」（AOTA, 2002）より

表 1-2-4 原による分類

	軽度作業	中等度作業	重度作業
肩部障害に対して	シャフルボード ピンポン 輪投げ ダーツ ‥‥ ‥‥ ‥‥	ペーパーかけ 電気ドリル 木工ロクロ 鋸引き（高位置） ‥‥ ‥‥ ‥‥	壁塗り ペンキ塗り 建築大工 金切り鋸 ‥‥ ‥‥ ‥‥

＊「作業療法．リハビリテーション講座第2巻」（原，1967）より一部抜粋

の改善という視点から，

①材料面からの分類

②動作能力からの分類

③作業分析からの分類

④訓練目的による分類

⑤訓練の指導過程を示す分類

という5つに分類している（田村，1964）．これは5章の「作業を分析する」とも関連する分類のしかたにあたる．

表 1-2-5　松井による分類

1．適応水準による分類
　①感覚的活動
　　a．受身的感覚活動
　　b．選択的感覚活動
　　c．能動的感覚活動
　②身体的活動
　　a．無目的，無定型の身体活動
　　b．同一動作の反復
　　c．欲求，情動の直接的発散を求める運動
　　d．感覚機能の協調によって行われる目的活動
　　e．知的活動の協調によって行われる目的活動
　③知的活動
　　a．感覚運動的思考活動
　　b．構成的思考活動
　　c．概念的思考活動
　　d．論理的思考活動
　　e．創造的思考活動
　④コミュニケーション
　　a．コミュニケーションを求めない活動
　　b．特定の対象に向かない自己表現
　　　　ⅰ）非言語的表現　　ⅱ）言語的表現
　　c．特定の対象にむけられたコミュニケーションではあるが，自己の感情や欲求を表現することを目的とするもの
　　　　ⅰ）非言語的表現　　ⅱ）言語的表現
　　d．集団および社会においてなんらかの現実的要求に応じたコミュニケーション
　　　　社会的関係の中で現実的に欲求実現をはかろうとするコミュニケーション
2．欲求による分類
　①依存欲求
　②発達段階における各時期的な欲求（口唇，肛門，男根，性器期的欲求）
　③破壊，攻撃的欲求
　④自立欲求

＊「精神療法的接近について．精神医学 14, 123-129」（松井，1972）より

1・2・2　「ひととくらし」という視点

　このように作業についてはさまざまな分類が試みられているが，作業療法の手段としては，大きく「日常生活に関するもの」「仕事に関するもの」「遊び・余暇」に分類されてきたといえよう．それに対して，筆者が本書の初版で試みた，従来の日常生活を軸としたものに社会生活との関連を加えた分類（山根，1999）が，国際生活機能分類 International Classification of Functioning, Disability and Health（ICF）（WHO, 2001）などにもみられるようになった．米国作業療法協会 AOTA の 2002 年版（AOTA, 2002）の作業遂行区分も，そうした ICF にみられ

表 1-2-6 作業・作業活動の分類例―「ひととくらし」の視点

生活維持に関連する活動―いきる・くらす	
身辺処理	食事，排泄，睡眠，整容，衛生，更衣，身辺の移動など
生活管理	金銭，時間，貴重な物品，服薬，安全，健康などの管理
仕事・役割に関連する活動―はたらく・うむ・はたす	
職業的活動	専門的・技術的職業，事務，販売，林業，農業，漁業，運輸・通信，製造業，修理業，保安，サービス業など
学業	授業，自習，宿題など学生の学業に関するもの
家事	炊事，洗濯，掃除，裁縫，整理整頓，献立，買い物，家族の世話など
育児	授乳，おむつ交換，着せ替え，沐浴など
遊び・余暇に関連する活動―あそぶ・つくる・たのしむ	
原初的遊び	身体（感覚）遊び，探索遊び，ごっこ遊び，社会的遊びなど
余暇活動	
趣味・娯楽	囲碁，将棋，オセロ，トランプ，その他ゲーム類，観覧・鑑賞，茶道，華道，その他習い事，ハイキング，キャンプ，カラオケ，収集など
スポーツ	卓球，ゲートボール，ソフトボール，テニス，サッカーなど
創作・表現	陶芸，粘土細工，革細工，木工，彫刻，籐細工，紙工芸，はり絵，切り絵，デコパージュ，七宝，絵画，音楽，写真，マクラメ，刺しゅう，染色，編み物，書道など
知的活動	読書，文芸活動，劇，ワープロ，パソコンなど
社会的活動	ボランティア，宗教活動，政治活動，社交など
参加・交流に関連する活動―まじわる・つながる・ひろがる	
生活拡大	移動機器，交通機関の利用，公共機関や銀行など社会資源の利用など
情報伝達	電話，手紙，電子メールなど通信，その他コミュニケーション活動など
休養・熟成―やすらぐ・おぎなう・みにつく	
休養	目的のあることをせず過ごす，散歩，軽い眠りなど
熟成	睡眠，休息，間をとるなど

＊「ひとと作業・作業活動第2版」（山根，2005）より

る国際的な動向との関連づけをねらったものとみられている（鎌倉，2004）．そのため，本書では，1999年の初版から，**表1-2-6**のように「ひととくらし」という視点で作業・作業活動を分類してきた（山根，1999；2005）．

さらに作業をもちいる療法は，医療から保健・福祉へとその領域が広がり，作業と健康状態や社会生活との関係などが体系的に探求されるようになった（WFOT，2010）．厚生労働省老人保健健康増進等事業の一環として，日本作業療法士協会がおこなった研究の成果（日本作業療法士協会，2009b；2010；2011a）から，「生活行為」を向上させるためにすべての人によい作業をという動きが始まったのも，こうした時代の流れに呼応したものといえる．このような「作業」をどうとらえるかという定義や分類の移り変わりは，米国における「作業」の変遷（吉川，2005）にもみてとれる．

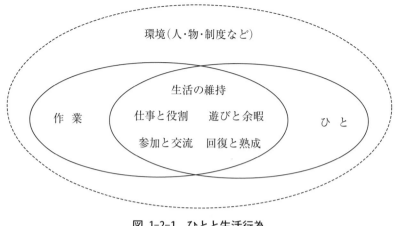

図 1-2-1　ひとと生活行為

1・2・3　生活行為という視点

今「作業」は，予防や健康という視点から，いかに「生活行為」を向上させるかということに，その志向が集約されつつある．作業という用語，作業療法というとイメージがよくない，誤解を生んでいるので用語を変えたほうがよいという意見もいまだに聞こえるが，作業がアフォードしている意味の認識は少しずつ確実なものになってきている．

これまで，ひとの生活や一生を構成するすべての行為，行動の形態，ひとが作業をおこなうことについては「作業・作業活動」という用語で語られてきたが，一人ひとりの日々のいとなみ，その積み重ねである人生にとって，目的と意味をもっておこなわれるということに視点をおき，あえて「作業」「作業活動」に対して「生活行為」という用語がもちいられるようになった（日本作業療法士協会，2011b）．

こうした動きは，作業がアフォードしている本質への発展的回帰を表すもので，ひとと生活行為の関係は，それが成りたつ環境との相互性で決まるものであり，図 1-2-1 のように示すことができる．

1・3　生活行為―目的と意味のある作業

急性期や，対象者が治療の目的を十分理解し納得しているばあいには，疾患や障害別，目的機能別の分類をもちいるほうが効果的なばあいもある．しかし，援助を必要とするその個人の主観性が援助のプロセスや結果に大きく影響する回復期や生活期のリハビリテーションにおいては，作業活動の要素的な機能より作業の社会的・個人的な意味や価値のほうが，大きな効果要素となることが多い（3・2・1「意味性―価値，意味をともなう」参照）．

ひとのくらし（生活）や生（一生）は，「いきる・くらす」「はたらく・はたす」「あそぶ・たのしむ」という，生活の維持，仕事と役割，遊びと余暇に関連するさまざまな生活行為よって

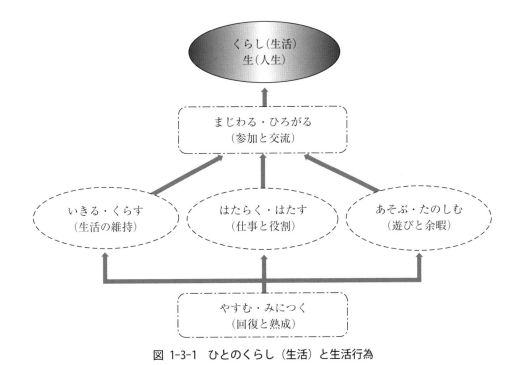

図 1-3-1　ひとのくらし（生活）と生活行為

構成されている．そして参加と交流に関連する「まじわる・ひろがる」という活動や，くらし（生活）のいとなみによる疲れを癒し，新たないとなみにむけて活力を補う「回復」，知識や体験，食物であれ，心身に取り入れたものを消化，吸収，熟成し，身につける，身のうちに収める「熟成」，といった回復と熟成に関する「やすむ・みにつく」という活動が，ひとのいとなみを豊かにしている（**図 1-3-1**）．

本書では，病いや障害がある人とそのくらし（生活）を援助する作業療法の立場から，作業や作業活動を次のように分類する．本書の初版の基本的な考え（山根，1999）を踏襲しながら用語の整理とカテゴリーの再分類により改正をおこなったものである．

・生活の維持　ひとの毎日の生活に必要な「いきる・くらす」という基本的な生活の維持に関連するもの
・仕事と役割　生活を支えるために必要なものを生産する「はたらく・はたす」という生産的活動やその準備にあたる学業に関するもの
・遊びと余暇　直接生存に必要ではないが，「あそぶ・たのしむ」という発達や生活の質としての豊かさに関連するもの
・参加と交流　社会の一員としてさまざまな社会活動に参加したり，社会資源を活用する「まじわる・ひろがる」ということに関するもの
・回復と熟成　活動で消費したエネルギーを回復し，食べたものや経験，学習したことを消化し，心身に収める「やすむ・みにつく」ことに関するもの

表 1-3-1 作業の分類例―生活行為の視点

生活の維持―いきる・くらす	
身辺処理活動 基本的生活活動	食事, 排泄, 睡眠, 休養, 入浴, 整容, 衛生, 更衣, 身辺の移動など 管理（金銭, 時間, 貴重な物品, 服薬, 安全, 健康など） 家事（買い物, 料理, 洗濯, 清掃, 裁縫, 整理整頓, 住居整備など） 育児（授乳, おむつ交換, 着せ替え, 沐浴など） 他者の世話, 通信機器の利用, 生活圏の移動
仕事と役割―はたらく・はたす	
生産的活動 学業 対人活動	職業準備活動, 就職活動, 就業など 学校教育, 家庭教育, 社会教育など学生の学業に関するもの コミュニケーション訓練, 対人技能訓練
遊びと余暇―あそぶ・たのしむ	
原初的遊び 余暇活動	感覚遊び, 探索遊び, ごっこ遊び, 社会的遊びなど 趣味・娯楽（ゲーム類, 観覧・鑑賞, 茶道, 華道, その他習い事, ハイキング, キャンプ, カラオケ, 収集など） スポーツ（卓球, ゲートボール, ソフトボール, テニス, サッカーなど） 創作・表現活動（陶芸, 粘土細工, 革細工, 木工, 彫刻, 籐細工, 紙工芸, はり絵, 切り絵, 七宝, 絵画, 音楽, 写真, マクラメ, 刺しゅう, 染色, 編み物, 書道など） 知的活動（読書, 文芸活動, 劇, ワープロ, パソコンなど）
参加と交流―まじわる・ひろがる	
社会参加 資源活用	ボランティア, 地域活動, 宗教活動, 政治活動, 社交 公共機関や銀行など社会資源の利用, 交通機関の利用など
回復と熟成―やすむ・みにつく	
回復 熟成	目的のあることをせず過ごす, 散歩, 軽い眠りなど 睡眠, 休息, 間をとるなど

　この分類は，目的や意味のある「生活行為」をおこなうことで，一人ひとりの「くらし（生活）」や「生（一生）」が成りたっているという視点を重視したものである．そのため，単独で目的や意味をもつ行為ではないが，他の分類にはない「参加と交流」「回復と熟成」を，ひとが生きる基盤になる欠くことのできないものなので，作業（生活行為）分類のカテゴリーに加えた．

　この分類にそって，主だった作業の特徴と，作業療法の臨床でどのように利用できるかを考えてみよう．**表 1-3-1**に，この分類の各区分の下位分類とそれに類する種目の例を示す．「生活行為」という視点による作業の分類は，本書の初版から試みてきた「ひととくらし」という視点によるものと，要素や意味に大きな違いはないが，ひとにとって目的や意味をもった作業という視点で集約して整理しなおしたものである．表にあげた作業種目の例は，その種目の一般的特徴によるもので，その作業の要素やもちい方によっては他の区分に入るばあいもある．たとえば，陶芸や木工のように職業・仕事としておこなわれることもあれば，趣味的な活動としておこなわれることもある．また，テニスなどのスポーツは，職業になったり，レクリエーションになったり，強いられておこなうときには強制労働にすらなる．

　いずれにせよ，多くの作業種目は，それが生活行為としてどのような目的と意味をもってお

こなわれるかによって，分類が異なる．個々の作業種目を分類するというより，わたしたちの生活がどのような生活行為により成りたっているか，わかりやすい形で把握することがこの分類の目的である．

> **ひとと生活行為**
>
> ひとは　遊びを通して物やひとになじみ
> ひととしての　行動や考え感情をまなび
> よりよく生活するために　産みだし創り
> くらしを楽しむために　あそびを求める
> ひとは目的と意味のある行為をいとなむ

1・3・1　生活の維持―いきる・くらす

　朝起きて，顔を洗い，服を着替え，食事をし，歯を磨く．男性であればひげを剃り，女性なら化粧をするかもしれない．そして，身繕いをし，時間を見計らい，就労・就学している者は交通機関を利用し通勤・通学する．一日の仕事を終えると帰路につく．この間に何回かはトイレにも行くだろう．回数は異なっても日に何度か食事もする．帰宅の途中で本屋に寄ったり，買い物をしたりすることもあるだろう．1日の終わりには，汗を流したり疲れをとるために，シャワーを浴びたり風呂に入ったりもするだろう．

　このように，ひとは朝起きてから寝るまで，自分がただ生存するだけであっても，生きていることを維持するためにさまざまな作業をしている．さらに，自分や共に暮らす者の生活に必要なものを手に入れるために仕事をする．文化の差や個人差はあるだろうが，ひとの日々のくらし（生活）を構成する作業は，そのカテゴリーとしてみれば，国や文化を超えて共通している．個々の作業としての内容は違っても，ひとはそれぞれにとって目的と意味をもった生活行為として作業をする．

　ひとの生活の維持に関連する作業には，生きる，日々を暮らす，そのために必要な食事，排泄，睡眠，整容，衛生，更衣など，身のまわりの処理に関するものと，金銭や時間，貴重な物品，服薬，安全や健康などの管理など，くらし（生活）に必要な諸活動がある．それぞれ，「身辺処理活動」「基本的生活活動」とよぶことにする．「身辺処理活動」は日常生活活動 activities of daily living（ADL）に，「基本的生活活動」は手段的日常生活活動 instrumental activities of daily living（IADL）に相当する．身辺処理活動には，食事や排泄など身のまわりのことをおこなうときに必要な，歩いたり，身を移したり，といった範囲の移動（身辺移動とよぶことにする）や，身辺処理に関連する日常生活器具や物の操作が含まれる．また，基本的生活活動には，家事，育児，主に病気や高齢の家族など他者の世話，電話などの通信機器の利用，身辺移動以外の生活に必要な移動などを含む．

このような日々のくらし（生活）に直接関連する作業は，職業のように役割や義務として社会と直接関連があるものではない．しかし，この日々の作業を自分でおこなうことができなければ，他の人の手助けを求めることになる．心身の機能や構造になんらかの障害があって，自分で食事や更衣ができなかったり，入浴や排泄に他の人の手助けが必要になれば，その人の日々のくらし（生活）は大きく制限される．病いや障害のため自分でできないことがあるばあいには，他の人やその他の社会資源を利用して，生活の支障をいかに少なくするかが，生活の自律（最大限の自立）に大きく影響する．

発達という観点からすれば，幼児が一人でご飯を食べ，服を着替え，排泄の処理ができるようになる，そうした基本的な生活習慣（身辺処理）を身につけることは，社会から子どもに期待される役割行動であり，家族や社会の一員になる自立のはじまりである．

このように「身辺処理活動」や「基本的生活活動」は，「ひと」の「くらし（生活）」において，その生理的安定と自立（もしくは自律）に欠くことのできない，「いのち」や「日々のいとなみ」を維持する基本的な作業である．生活の自立（もしくは自律）に必要なだけでなく，ひととして自立するために必要な，自尊心を獲得したり，回復する作業でもある．作業療法においては，生活の維持に関連した作業は，ひとの命と生活を支える基盤となる重要な項目であり，自立（もしくは自律）したくらし（生活）にむけて自信を取りもどしたり，生活の基本的な技術を身につけることを目的にもちいられる．

いきる・くらす

身辺処理活動　—日々生きるのに必要な身のまわりの処理

基本的生活活動　｛暮らしに必要な物や事の管理
　　　　　　　　　家事，育児，他者の世話
　　　　　　　　　通信機器の利用，生活圏の移動｝　生理的安定，自立（自律）
　　　　　　　　　　　　　　　　　　　　　　　　　自尊心の獲得・回復

1・3・2　仕事と役割—はたらく・はたす

視点を変えてみれば，ひとが生きるために必要な活動は，使うことと作ること，すなわち消費活動と生産活動に分けることができる．仕事はその生産の軸となる作業である．

1) そのむかし，仕事と遊びは

むかし，男たちは大切な家族や大切な人の命をつなぐ食料を手に入れるために，獲物を追い求めて野山を駆けめぐり，海や川にでた（動物の捕獲）．子どもたちは木の実を採り（食物の採集），女たちは男たちが獲ってきたものを料理し，衣服を作るために草木の繊維から糸を紡ぎ，皮をなめした（家事）．ひとはそれぞれに応じた役割を受けもち，自分や自分の家族，大切な人たちが生きるために必要な食物を手に入れ，身にまとう衣類や生活に必要な道具を作り，寝泊

まりする場所を確保してきた．それぞれが共に生き抜くために働き，必要なものを作る．自分の役割を果たしてきた．

　そうした自給自足の生活においては，「はたらく」という原初の仕事は，生活のなかで「あそぶ・たのしむ」というひとの根元的な遊びと融合していた．それは，近代以前の社会の労働の大半が，狩猟や食糧を生産する農耕・牧畜に関連したものであったことに由来する．そのためどこの国においても，狩猟や農耕・牧畜という季節や自然の摂理に従わざるを得ないことが，働くということに関する基本的な概念を生んだ．人間の力の及ばない摂理に従う生活は，必然的に自然の，すなわち神仏の恵みを受ける受動的，共同体的なものであった．

　生活は消費と生産そのものであり，神仏に祈り自然の恵みを引きだすために，共同体の一員として役割を担い，共に祭祀をおこなった．自然の恵みを受けること，物を作り産みだすこと（生産活動）は，遊技的であるとともに，感謝，祈願，畏敬の念としての神仏との交流（祭り）という宗教的な活動であり，また芸術的な活動でもあった．

　「遊びのなかに仕事があり，仕事のなかに遊びがある」，それがひとの本来のくらし（生活）における仕事であった．そして家族や所属する社会集団のなかで役割を果たすということは，くらし（生活）における仕事の一部を担うことで，その共同体の一員として認められ受けいれられる所属感，自己有用感を満たす行為であった．

　このようなひとの生活そのものであった仕事に関する活動は，今のわたしたちのくらし（生活）のなかにも，いろいろな形で残っている．秋の収穫を祝う祭りや冠婚葬祭などの行事には，今でも共同体としての義務や　政（まつりごと），仕事，そして得られた糧に対する感謝の儀式，労働の後の気晴らしとしての遊技的行為，役割活動などのすべてが含まれている．そこでどのような役割を与えられるか，その役割を果たすことができるかどうかで，所属集団・社会との関係のありようがはかられる．

2）労働の誕生

　仕事 work，労働 labor という概念はいつの時代に生まれたのだろうか．ひとの集まりが一定以上大きくなると，特定の品物を専門的に生産する専業者が現れ，生産の安定と効率を求めて分業がおこなわれるようになった．それが自給自足でおこなわれていた仕事の変化のはじまり，労働の誕生である．自分が消費する以上の量を生産し，余分に生産した物を，自分が必要とする他の物と交換する．そうした物々交換から，交換の媒介に貨幣が使用されるようになり，商品・貨幣経済が社会の基礎になった．

　そうして社会の経済構造の変遷とともに，Fourier C が「いやな労働」と「楽しい労働」に分けたように，原初の仕事は次第に分離し，仕事のなかに含まれている「楽しい労働（アソシアシオン＝協働）」は，生産を中心とした「いやな労働（プロダクシオン）」におおわれ，隠されるようになった（今村，1981；1988）．

```
必要なものを採る(捕る)
      ↓
必要なものを作り,蓄える
      ↓
生産した物を交換する
生産の専業化
      ↓
交換の媒介に貨幣を使用
      ↓
労働を貨幣と交換する
      ↓
知的生産物や時間が貨幣価値を有するようになる
```

　このような労働観(労働の表象)は,労働に対するその時代の社会的評価や施政者の意図によって,本来の仕事や労働の基本機能とは異なった視点からつくられてきた.そして,ひとは往々にして,仕事や労働そのものの根元的な機能や意味よりも,その社会の労働観や仕事の種類に対する社会的意味あいにその生き方を大きく左右されてきた.

　たとえば,中世キリスト教会のブラックリストに載っている軽蔑,告発されるべき職業一覧表には次のような職業名があがっている(今村,1988).わたしたちが中世に生きていたら,自分の職業はこのブラックリストに載せられたのだろうか.

> 「宿屋,肉屋,吟遊詩人,大道芸人,魔術師,錬金術師,内科医,外科医,兵士,女衒,売春婦,公証人,商人,死刑執行人」
> 「縮絨工,職工,馬具製造人,捺染工,菓子屋,靴屋」
> 「庭師,画工,狩師,床屋」
> 「下級裁判官,田園監視人,税関吏,両替商,仕立屋,香水商,臓物商,粉屋」

(中世キリスト教会ブラックリスト:軽蔑,告発されるべき職業一覧表より)(今村,1988より)

　これらの職業を卑しいものとしたのは,「血に対する恐怖」「汚れ,不純を避ける」「貨幣への反発」「キリスト教倫理」といった,中世キリスト教の文化的背景が大きく影響している.
　病いや障害がある人々に対し,作業をもちいてふたたび社会に参加できるよう援助する.今の社会では,どのような仕事が社会へ参加するときの役割として認められているか,それぞれの仕事がどのような社会的意味づけをもって語られているのか,援助する者も援助を求める者

も，それぞれの仕事に付加された意味の影響を受けている．一方，そうした仕事に対する意味（その社会の文化の一つ）は，社会を構成するわたしたち自身がつくりだすものでもある．

病いや障害の有無にかかわらず，ひとが共に生活できる社会をつくるために，さまざまなスタイルで働く楽しみや権利が保障される場を社会のなかに位置づけるはたらきかけも，作業療法の大きな役割だと思う．

3) 役割について

役割は「…という役割を演ずる」といわれるように演劇にその起源があり，役割演技のためのペルソナpersonaや仮面maskの意味を含んでいる．すなわち自分以外の人間やその集合からなる社会に対して，それらが期待するとおりに振る舞う，それらにより期待された任（役割）を果たすことをさしている．それは仕事そのものではないが，個人でおこなう仕事以外では必ず仕事や所属することに関連して役割が発生する．その個人が所属する共同体（家族，学校，会社，組織など）の一員として期待される活動である．仕事が役割を生み，役割を果たすことが仕事になることもあり，役割期待の規範性といわれる（Parsons, 1951；Ralf 1973）．

役割は分類されたものがあるわけではないが，
- 性別に関するもの—男性，女性…
- 年齢に関するもの—子ども，青年，大人，年寄り…
- 家族の一員として—家長，祖父，祖母，夫，妻，父，母，長男，末っ子…
- 職種に関するもの—教師，医師，看護師，刑事，公務員，会社員，銀行員，店員…
- 地位に関するもの—社長，部長，課長，平社員，会長，理事長，ディレクター…
- 状況に関するもの—病人，患者，隣人，失業者，受験生，顧客，被害者…
- その他—民族，出身地，社会的逸脱や性格…

といったように，生得的なものから，発達過程にともなうもの，取得するもの，与えられるものなどいろいろある．ひとはこのようにさまざまな役割を与えられ，ときに押しつけられ，「らしさ」として求められ，学ぶ．子どもは「ごっこ遊び」を通して役割を演じる．それは自己のアイデンティティ確立と社会化という二律背反する課題への取り組みのはじまりともいえる．

4) 仕事と役割に関連する作業

仕事と役割に関連する作業は，自分にとって必要もしくは他者が必要とする有形・無形のものを生産し提供するものである．同時に社会生活を営むうえで必要な義務を，ときに共同体における儀式的な意味あいを含んでいるものもある．仕事と役割に関連する作業は，作業そのものが目的ではない．仕事は，その作業によって生産されるものや，生産されたものと引き替えに得られる収益や報酬を目的におこなわれる．役割は，果たすことによる集団や社会からの承認を目的におこなわれる．

そうした意味で，仕事と役割に関連する作業には，本来職業としておこなわれるものや，そのための能力を獲得したり改善する学業や訓練なども含まれる．それらは，多少努力してでも

決まったことをやりとおすことで，その代償として有形・無形の報酬や社会的承認が得られるという要素をもっている．機械的生産が中心であった近代の労働が精神労働化することにより，経済的な必要性だけでなく，精神的報酬を求めて仕事がおこなわれるようになってきた（杉村，1990；1997）．

仕事と役割に関する作業に生産活動そのものではない学業があるのは，生きるために必要な生産とそれに関する役割を果たす活動の一つとして，学業は職業準備活動にあたるからである．また，本書で生活の維持に含めた家事や育児などは，第2版まで仕事と役割に分類していたように，仕事の一つと考える見方もある．本書では，役割や義務として社会と直接関連があるものではないということで生活の維持に関連するカテゴリーに分類した．

そして本書では，コミュニケーションや対人技能の訓練を対人活動として，仕事と役割のカテゴリーに分類している．生活を維持するだけの日常生活においてもコミュニケーションや対人行為は必要であるが，「はたらく・はたす」という社会とのかかわりのなかでおこなわれることが多い生産的活動においては，その活動を効果的におこなう，その役割を果たすにはコミュニケーション技能や対人技能が大きな役割を果たす．

そうした意味において，学業や対人活動は生産的活動に関連する重要な仕事と役割のカテゴリーに分類した．身辺処理や生活管理が自立のはじまりであるとすれば，仕事は，自立を経済的，精神的に支える行為，活動といえる．そして，自己充足，自己実現にむけた実践でもある．作業療法においては，仕事に関連する作業は，不規則になった生活のリズムを取りもどしたり，職業生活にむけて，仕事への興味・習慣・適応力などの基礎訓練や評価を目的に利用される．

はたらく・はたす

生産的活動—生活必需品の生産，入手　　　　　　経済的・精神的自立
学業　　　—生産に必要な知識・技能などの習得
対人活動　—仕事・役割に必要な対人技能の訓練　　　自己充足，自己実現の実践

1・3・3　遊びと余暇—あそぶ・たのしむ

1）遊びと余暇

「遊び play」はさまざまな定義がなされているが（Huizinga, 1951；Rojer, 1958；Ellis, 1973），有史以前からどの時代にあっても，子どもにとっては，遊ぶこと，「遊び play」そのものが生活であり，真剣な行為であり，楽しみにつながるものである．ひたすら遊び，楽しむことが，心身の発達を支え，促し，ひととして自立した行動がとれるようになるための，そして自分が属するおとなの社会に入っていくための，大切な準備過程にもなっている．社会の一員になるために必要な準備が遊びとして生得的に備わっているのが子どもである．

そうした子どもにとっての「遊び play」に対し，おとなにとっての「遊び play」は「余暇

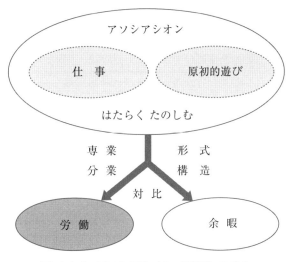

図 1-3-2　アソシアシオン（協働）の分化

leisure」として位置づけられる．「余暇 leisure」は，一日の時間から，睡眠や休養などひとが生活で消費したエネルギーを補給し疲れをとる生理的再生産の時間，食事や入浴，排泄など基本的な生活を維持する活動および家事や学業を含む仕事の時間，それらに関連する間接的な時間を除いた時間をいう．気晴らしや休息・娯楽など，余暇はつねに，仕事や労働における生産と対比する消費活動として語られる．しかし同時に，日々の仕事を中心とした生活のなかで，祭りのように日常性の節目として行われる儀式（ケに対するハレ）であったり，発散や昇華のための適応的な退行を保障するものでもある．

「仕事」と「遊び」が融合していた時代には，「余暇」という概念はなかったものと思われる．本書では，仕事と遊びが今のように分離していなかった時代にみられる根元的な遊びや，他に意図した目的をもたない子どもの遊びを「原初的遊び」とよぶことにする．仕事の専業化や分業化による労働の誕生にともない，余暇は労働と対比する形で，この原初的遊びから分離して生まれた概念ではないだろうか．

したがって，働くこと（仕事）や遊びがくらし（生活）のなかで融合していたアソシアシオン（協働）という状態から，仕事が分離し労働が生まれる過程で，労働による精神的・身体的消費とバランスをとる必要性から，遊びがある形式をとり構造化されたもの，すなわち労働するおとなにとっての遊びにあたるものが余暇といえる（**図 1-3-2**）．そして，すべてをモノとして対象化する近代においては，余暇すらそれを提供する産業が生まれている．余暇産業によって与えられる余暇が，原初的遊びの要素をどれほど残しているのだろうか．

2）遊びの変遷

遊（ゆう）の呉音はユで，ぶらぶらするという意味の「悠」，ぶらぶらと揺れる様を表わす「揺」，のんびりという意味にあたる「猶」などと同系にあり，「遊ぶ，楽しむ」「酒色でなぐさめる」

「職業をもたない」「旅をする」「自由に動く」など，日常的な生活から心身を解放することを意味する．

古代においては，子どもの原初的遊びを除けば，遊びは人間がおこなうものではなく神だけの行為とされていた．子どもと神だけが遊ぶ．遊びは神事に端を発し，祭事（政）にともなう管弦の演奏・舞踊などから神楽を舞うことを意味していた．

中世になると洋の東西を問わず，生活にゆとりのある王侯貴族などが遊ぶようになった．「遊び」の尊敬語である「遊ばす」が，ひろく「…する」の尊敬語としての意味をもって使われていることも，「遊び」が神事に始まり身分の高い者に許された時代の名残と思われる．しかし時代とともに，遊びはしだいに神仏に関連した祭事から娯楽として市民のなかにも広がった．たとえば，盂蘭盆[*1]の精霊を迎えなぐさめる盆踊り，新穀を供えて神に感謝する秋祭り，季節の変わり目に祝祭をおこなう節日（せちにち）などの祭りは，神事の色合いがしだいに薄れて，現実生活における束縛からの解放としての意味あいが強くなっていった．さらに神事の技芸は郭から演芸場へ，神仏との共食は冠婚葬祭や晩餐会から屋台へ，現実生活における解放の場はハレからケへと日常化していった．

いずれにせよ，遊びはその位置づけを変え日常化しながら，その本質は非日常，自我の解放にある．子どもは遊びを通じて自我を形成し，長ずるにつれ，遊びを通して自我を解放する．

3） 遊びと余暇に関連する作業

広く遊び・余暇に関連するものは，先に定義した原初的遊び，仕事や労働と対比されるおとなの遊びにあたる余暇活動，そして余暇と同じ時間要素のなかにありながら，遊びという概念とは異なり社会の一員として自発的におこなわれるものとして，ボランティアなどのような社会的活動がある．

いずれも日常生活や仕事に関連する活動に比べれば，生存に直接関係する作業ではないが，ひとのくらし（生活）における「ゆとり」や「うるおい」という意味において大切な役割を果たしている．

[原初的遊び]

原初的遊びは，進化の点ではより高等な動物に，そして発達的観点からは，より未成熟な時期に多くみられる．それは，種の行動面の多様性を支え，予測できない状況に対する適応の確率を高める探索行為を遺伝的に引き継いだ行動と考えられている（Ellis, 1973）．

子どもの遊びは，発達的観点からさまざまな分類がなされているが，Parten（1932）は対人的交流のあり方から，

　①特に何かに専念しない行動

[*1] **盂蘭盆**（うらぼん）：広く魂祭（たままつり），精霊会（しょうりょうえ），お盆などといわれ，陰暦7月15日を中心におこなわれる祖霊供養の法会をいう．サンスクリット avalambana の転訛した ullambana の音写という説や，死者の霊魂を意味するイラン語系の urvan が原語という説もある．

②傍観する遊び

③ひとり遊び

④他児のそばで遊ぶような並行遊び

⑤おもちゃをやりとりし，同じように遊ぶ連合遊び

⑥共通の目的にそって遊ぶ協力遊び

という分類を，Piaget（1946）は知能の発達と遊びの発達の関連から，

①感覚運動遊び：1歳半頃までの感覚，運動，身体的な遊び

②象徴遊び：1歳半から5～6歳にみられる想像，空想，ごっこ，役割，演技，模倣的な遊び

③規則遊び：7歳頃からみられる，ルールがあり，協力，競争，義務をともなう社会的遊び

という分類をしている．

　原初的遊びは，高度な知能をもつ動物の子どもに多く見られるが，特に人間は大人になってからも見られる．多くの動物は，遊びを通して，生きていくうえで必要な身体機能（筋力，心肺機能，運動機能，体力，持久力などの基礎的体力），そして生活に必要な知識や技術などを習得する．動物の子どもも遊びのなかで獲物を獲る方法や，仲間とのコミュニケーションの方法を学ぶ．子どもの発達のほとんど（精神的発達，身体的発達，脳の発達などすべて）は，その生活の大半を占める原初的遊びを通してなされている．子どもの遊びの種類や内容は，ひとの発達の基本的な要素を含むとともに，常にその時代や文化を反映している．

　　　　遊びをせんとや生れけむ
　　　　戯（たわぶ）れせんとや生（む）れけん
　　　　遊ぶ子どもの声聞けば
　　　　我が身さへこそ動（ゆる）がるれ

　　　　　　　　　　　　（「梁塵秘抄」三五九）

[余暇活動]

　余暇活動は，仕事や労働と対比する形で原初的遊びからより社会性をもった形式として生まれたもので，趣味・娯楽，スポーツ，創作・表現活動，知的活動などに分類される．

　趣味・娯楽，スポーツに関するものは，ゲームや習い事，みんなで楽しめるレクリエーションとしてのスポーツなどがある．仕事・労働との対比で，「気晴らし」「休息」「楽しみ」といった意味あいでおこなわれるが，同時に楽しみながら身体を動かしたり，いろいろな人と交わることで，「なじむ」という基本的な人間関係のあり方を学ぶ機会になる．

　そして，オセロや将棋，カード，サッカー，ソフトボールなど勝敗のあるゲームやスポーツでは，「うまく勝つ，負ける」ということから，ひとと共に生活するのに必要とされる適度な対人的距離を身につけることができ，チームプレーを要するものからは，ひとと協力して，必要な役割を果たすという社会的関係を学ぶことができる．また，レクリエーションやスポーツは，その量が適度であれば，自律神経系の賦活作用によりひとに快適な情動を引きおこし，新陳代

謝を高め，活動性を高め，心身のストレスの解放になる．

　創作・表現活動は，趣味的な種目のなかでも音楽・絵画・粘土細工・陶芸・彫刻・革細工など，創作的要素が大きいものが相当する．音楽のように作業を通して，また絵画や手工芸のように創られた作品によって，自分の思いや感情を表現（表出）することを目的におこなわれる．創作的な作業は，自分のイメージや気持ちを表現したり，気分転換をはかったり，趣味を広げ社会性を高めるといったばあいによくもちいられる．創作・表現活動は，日常生活になくてはならない作業とはいえないが，生活の質という視点から欠くことのできない作業であり，創るということはひとに特有の活動といってもよい．

　知的活動は，読書や文芸活動，最近ではワープロやパソコンといった機器をもちいるものなどがある．大きな身体運動や他者との交わりをともなわずに，比較的静かに一人でおこなえることが特徴である．活字や音，写真などを媒介に，視聴覚を通して間接的に現実世界や他の人の考えにふれたり，新しいことを知ったり，思考をまとめたり，他の人に伝えたりすることができる．

　子どもの遊びに比べ，より社会性を帯びた余暇活動であっても，その根元には梁塵秘抄にあるように，わたしたちおとなの気持ちをも，心の底から揺り動かす遊びの要素が含まれたものでなければ本来の余暇にはならない．しかしわが国においては，余暇はまだ仕事との関連が深く，職員の親睦を目的とした旅行や忘年会などがおこなわれる．また，茶道や華道などの習い事などにみられるように遊びや余暇という域を超えて，道を究めるといった研鑽的なものも多く見受けられるのが，わが国の特徴の一つでもある．

あそぶ・たのしむ

原初的遊び—多様性，適応を支える遺伝的行動 ｜非日常による自我解放
余暇活動　—労働とのバランス，精神的回復　　｜生活のゆとり，うるおい

1・3・4　参加と交流—まじわる・ひろがる

　本書では，社会的な交わりやつながり・広がりを補助する活動を，参加と交流に関連する作業として取りあげた．

　ボランティア，地域活動，宗教活動，政治活動，社交（冠婚葬祭，見舞い，訪問など）といった社会的活動は，仕事としておこなわれるばあいは，仕事と役割に含まれるが，社会への参加と交流のばあいには，仕事と役割と似たような時間の使い方がなされるが，ひとの基礎的な社会的欲求に基づいておこなわれる．ひととひとの個としてのつきあい，社会における交際，世間的なつきあいといった意味あいがある．

　参加と交流は，自分がその社会に所属しているという安心感や喜びを満たす作業とみることができる．また社会資源の利用は，生活の維持に必要な部分もあるが，より社会に積極的に参

加する．生活を広げるために社会と関わるうえで必要なものということから，参加と交流に分類した．

> **まじわる・ひろがる**
>
> 社会参加—社会的な活動や地域の活動への参加と交流 ⎫
> 資源活用—公共機関など社会資源の利用　　　　　　　⎭ 円滑な社会への参加と交流

1・3・5　回復と熟成—やすむ・みにつく

　むかしから，ひとは農繁期のような忙しい作業の合間には，お茶の時間（休憩）を設けたり，昼寝などで疲れをとる工夫をしてきた．日常的な適度な休息と睡眠，農閑期などに湯治などでしっかりととる休養があってこそ，田畑の重労働が可能になる．

　働くことを是とし，生産性の高さや効率のよさが求められる時代には，休息や休養は遊びや余暇と同様に非生産的なこととして扱われてきた．また，仕事や積極的な遊びなど，比較的能動的な行為・行動が生活を形成しているようにみえる．しかし，ひとにとってすべての能動的な行為・行動は，精神的にも身体的にも大きなエネルギーを使用するため，休息を挟んだり休養することなしに続けることは不可能である．

　生活におけるさまざまな行為・行動により，消費された精神的エネルギーや身体的エネルギーを生理的に補い，心身の基本的な活動状態を元にもどす．栄養として体内に取り入れたものや，時間や物や他の人を通して精神的に取り入れたものを，消化・吸収し熟成させる．それが「やすむ・みにつく」という時間の重要なはたらきである．遊びと余暇の一部，特に原初的遊びのなかにも，休息と同じ目的でおこなわれるものがある．しかし，遊びと余暇のほうが積極的，能動的でエネルギーを消費するのに対し，回復と熟成に関するものは，動きを少なくしエネルギーの消費を抑えて身体的疲労を回復し，精神的エネルギーを補充することに特徴がある．エントロピーの低い情報として入力された情報は，ニューロンネットワークのエントロピーを低下させることで記憶を維持する（中田，2002）．しかし，脳はこの流入したエネルギーをエントロピーの高いエネルギーとして放出しなければならず，その重要な役割を睡眠が担っている．休みない喫食が嘔吐と下痢を引きおこすように，多すぎる情報は，流入し続けるエントロピーとして脳の過食状態を引きおこす．過食状態の脳は適切な判断ができなくなる．すなわち，「やすむ・みにつく」ことは生理的・精神的な再生産，精神的な熟成に必要な作業といえよう．

> **やすむ・みにつく**
>
> 回復—目的のあることをせず過ごす ⎫ 生理的・精神的エネルギー補充
> 熟成—睡眠，休息，間をとる　　　 ⎭ 消化・吸収・熟成

精神障害がある人たちの大半は，休み療養することが唯一の仕事ともいえる入院生活においてすら休むことができず，何もしていなくても焦っているようにみえる．退院して地域で暮らし社会に参加するようになっても，うまく休むことができず，疲れ果ててしまうことが多い（町沢他，1986）．心身を問わず，意識することなくはたらいていた機能に支障が生じたときや，多大なエネルギーを費やして何かをなした後など，ひとには適度な安らぎのための休息・休養や睡眠が必要である．使い切った心身のエネルギーを補う時間が必要である．また何かを学んだ後には，消化・吸収し熟成させて身に収めるための時間が必要である．

　庭に出て，陽の光を浴び，深くゆっくり呼吸しながら風を聴く，水の音に耳を澄ます，散歩するといったような束縛のないからだの動き，その動きのなかにあるゆるやかなリズムに身をゆだねたり，軽く眠ってみたりといったことが，休んでエネルギーを補充したり熟成させる時間となる．

　そして，治療時間・治療頻度の計画にあたって必要な「間をとる」ことも，休み熟成させることに大きく関係する．それは学び経験したことが「身に収まる」ために必要な消化・吸収・熟成の時間にあたる．

◆引用文献◆

AOTA (1989). Uniform terminology for occupational therapy 2nd ed. Am J Occup Ther. 43. 808-815.

AOTA (1994). Uniform terminology for occupational therapy 3rd ed. Am J Occup Ther. 48. 1047-1058.

AOTA (2002). Occupational therapy practice framework：domain and process. Am J Occup Ther. 56. 609-639.

Ellis MJ (1973). Why people play. Prentice-Hall. New Jersey（森　楙，他訳．1977．「人間はなぜ遊ぶか―遊びの総合理論」黎明書房）．

原　武郎（1967）．作業療法．リハビリテーション講座第2巻．pp76-78．医歯薬出版．

Hopkins HL & Smith HD (1983). Willard and Spackman's Occupational Therapy 6th ed. JB Lippincott Company. Philadelphia（鎌倉矩子，他訳．1989．「作業療法改訂第6版上巻」協同医書出版社）．

Huizinga J (1951). Homo Ludens. trad.franç. Paris（高橋英夫訳，1978．「ホモ・ルーデンス」中央公論社）．

今村仁司（1981）．労働のオントロギー：フランス現代思想の底流．勁草書房．

今村仁司（1988）．仕事．弘文堂．

鎌倉矩子（2004）．AOTAの公式見解：「統一用語集」から実践の「フレームワーク」まで．鎌倉矩子，他編「作業療法の世界第2版」pp171-180．三輪書店．

加藤普佐次郎（1925）．精神病者に対する作業治療ならびに開放治療の精神病院におけるこれが実施の意義および方法．（秋元波留夫，他編．1991．「新作業療法の源流」三輪書店．171-204）

Kielhofner G (1983). Occupation. In Willard and Spackman's occupational therapy 6th ed. (Hopkins HL & Smith HD eds). JB Lippincott Company. Philadelphia（鎌倉矩子，他訳，1989．作業．「作業療法・改訂第6版上巻」pp39-53．協同医書出版社）．

呉　秀三（1916）．移導療法．（秋元波留夫，他編．1991．「新作業療法の源流」三輪書店．171-204）

MacDonald EM et al (1970). Occupational therapy in rehabilitation 3rd ed. The Williams & Wilkins. Baltimore（赤津　隆監訳．1975．「作業療法―理論と実際」医歯薬出版）．

町沢静夫他（1986）．遊びと精神医学―こころの全体性を求めて．創元社．

松井紀和（1972）．精神療法的接近について．精神医学．14．123-129．

Meyer A (1977). The philosophy of occupation therapy. Am J Occup Ther. 31. 639-642. (Reprinted from the Archives of Occupational Therapy, volume 1, pp. 1-10, 1922)

中田　力（2002）．脳の方程式　ぷらす・あるふぁ．紀伊國屋書店．

Nelson DL (1988). Occupation：form and performance. Am J Occup Ther. 42. 633-641.

日本作業療法士協会監，澤田雄二編（2009a）．作業療法での作業（作業活動）．「作業療法学全書第2巻基礎作業学改訂第3版」pp4-5．協同医書出版社．

日本作業療法士協会監（2009b）．平成20年度老人保健健康増進等事業「高齢者の持てる能力を引き出す地域包括支援のあり方研究報告書」．

日本作業療法士協会監（2010）．平成21年度老人保健健康増進等事業「自立支援に向けた包括マネジメントによる総合的なサービスモデル調査研究報告書」．

日本作業療法士協会監（2011a）．平成22年度老人保健健康増進等事業「包括マネジメントを活用した総合サービスモデルのあり方研究事業報告書」．

日本作業療法士協会監，岩瀬義昭，他編（2011b）．"作業"の捉え方と評価・支援技術―生活行為の自律に向けたマネジメント．医歯薬出版．

日本作業療法士協会学術部編（2011）．作業療法関連用語解説集改訂第2版．日本作業療法士協会．

Parsons T（1951）．社会体系論（佐藤　勉訳．1974．「現代社会学大系14」pp597．青木書店）．

Parten MB（1932）．Social participation among pre-school children. J Abnorm Soc Psychol. 27. 243-269.

Piaget J（1946）．La formation du symbole chez l'enfant. Delachaux et Niestlé. Neuchatel（大伴　茂訳．1967．「遊びの心理学」黎明書房）．

Ralf D（1973）．Homo sociologicus（橋本和幸訳．1973．「ホモ・ソシオロジクス―役割と自由」pp174-180．ミネルヴァ書房）．

Reilly M（1966）．A psychiatric occupational therapy program as a teaching model. Am J Occup Ther. 20. 61-67.

Roger C（1958）．Les jeux et les hommes（多田道太郎，他訳．1990．「遊びと人間」講談社）．

杉村芳美（1990）．脱近代の労働観―人間にとって労働とは何か．ミネルヴァ書房．

杉村芳美（1997）．「良い仕事」の思想―新しい仕事倫理のために．中央公論社．

鈴木明子（1973）．作業分析概論．井上正吾編「精神科作業療法の理論と実際―現状と反省」pp212-221．医学書院．

田村春男（1964）．肢体不自由者の職能療法．第1回日本リハビリテーション医学会特別講演．新作業療法の源流（秋元波留夫他・編，1991）所収．三輪書店．pp334-348.

鷲田孝保（1999）．作業の分類．日本作業療法士協会監，鷲田孝保編「作業療法学全書第2巻基礎作業学改訂第2版」pp4-6．協同医書出版社．

WFOT（2010）．Positionpaper：Occupational science. WFOT Bulletin. 61. 17.

WHO（2001）．International Classification of Functioning, Disability and Health（ICF）. Geneva.（障害者福祉研究会編．2002．「ICF国際生活機能分類―国際障害分類改定版」中央法規）．

山根　寛（1999）．「ひととくらし」の視点による分類．鎌倉矩子，他編「ひとと作業・作業活動」pp8-18．三輪書店．

山根　寛（2005）．「ひととくらし」の視点による分類．鎌倉矩子，他編「ひとと作業・作業活動第2版」pp9-22．三輪書店．

山根　寛（2007）．作業療法の詩．青海社．

吉川ひろみ（2005）．作業療法における「作業」の変遷．OTジャーナル．39．1160-1166.

2 ひとと作業

34	2・1 ひとの進化・生活と作業	2・1・1	ひとの進化と作業
		2・1・2	ひとの一生と作業
		2・1・3	くらしと作業
47	2・2 脳と作業	2・2・1	ヒトの脳と作業
		2・2・2	脳のしくみと作業
		2・2・3	脳のはたらきと作業
55	2・3 手と作業	2・3・1	ヒトの手と作業
		2・3・2	手のしくみと作業
		2・3・3	手のはたらきと作業
61	2・4 身体と作業	2・4・1	身体の発達と作業
		2・4・2	身体の意識と作業
		2・4・3	身体と作業,そして脳
		2・4・4	「ともにある身体」の確かめ
70	2・5 こころと作業	2・5・1	こころと脳
		2・5・2	こころの発達
		2・5・3	こころのしくみと作業
73	2・6 学習と作業	2・6・1	「しる」「ならう」「してみる」
		2・6・2	「まねる」「くりかえす」「なれる」
		2・6・3	「わかる」「できる」ネットワーク
		2・6・4	「あらわす」「だす」―学習の確認
76	2・7 コミュニケーションと作業	2・7・1	コミュニケーションのしくみ
		2・7・2	言語機能と作業

2　ひとと作業

　本書のはじまりの章では「ひととくらし（生活）」という視点から作業の一般的な意味，そして「生活行為」という視点から，目的や意味をもっておこなわれる作業の分類を試みた．

　生まれてしばらくすると，自分で立ち，身体を支え，移動できるようになる他の動物に比べて，ヒト[*1]は，自分で立って移動できるようになるまで，生まれてから1年あまりも親の保護を必要とする．この未完成な脳と未成熟な身体機能で生まれてくるヒトの誕生のありようは，進化におけるネオテニー化[*2]（澤口他，2000）といわれる．ネオテニー状態で生まれたヒトは，神経系や筋・骨格系やその機能の発達にそって，作業を通して学習しひとになる．作業を通して直接対象に触れて（触覚，味覚，嗅覚），対象を，そして自分と対象の関係を確かめることで学習する．ネオテニー化は誕生後の成長に時間を要するが，それが環境に柔軟に適応するための学習の可能性をもたらしている．ヒトは作業によりひとになる．

　この章は，本書の中心課題へと進むための助走の章にあたる．ひとと作業，生活行為の関係を鳥瞰的に眺め，その周辺を散策し，ひとの進化や生活，脳，身体，こころ，学習，コミュニケーションなどさまざまな切り口から，ひとにとって作業とは，そして目的や意味をもっておこなわれる作業（生活行為）とは何かを見なおしてみる．

ヒトは　未成熟なまま誕生し
学習することで　「ひと」になる
学習は　具体的な体験を通してなされ
具体的な体験は　目的と意味ある作業から

2・1　ひとの進化・生活と作業

　わたしたちが住んでいる地球はおよそ45億年前に誕生したという．その時間の膨大さはイメージすることすらできないが，わたしたちは，地球という一つの生態系のなかに，人間圏をつくって生きている（松井，2000；2003）．45億年という地球の歴史のなかで，生物としてのヒトの歴史のはじまりは約700万年前にさかのぼるとされているが，約1万年前，農耕・牧畜という作業のはじまりをきっかけに，ヒトは生物圏から分かれ，ひととして人間圏という特殊な

[*1] ヒト，ひと，人：本書では，生物の分類学上の種として Homo sapiens sapiens を意味するばあい「ヒト」，不定冠詞としての意味でもちいるばあいを「ひと」，定冠詞としてもちいるばあいを「人」というように使い分けている．
[*2] ネオテニー化：成熟した個体でありながら非生殖器官に幼生や幼体の性質が残る現象をいう．ネオテニーは脳や身体の発達が未熟な代わりに，特殊化の程度が低いため，特殊化が進んだ他の生物よりも適応に対する可塑性が高く，成体になるまでに環境の変化に柔軟に適応することができると考えられる．

生態系をつくって生活するようになった．
　ひとの進化や生活にとって，作業とは，ひとが作業をするとは何を意味するのだろう．ひとの進化の過程というマクロな俯瞰的視野から，ライフサイクル，一日の生活，そして一生という人生の括りにいたるまで，ひとの進化・生活と作業の関係をたどってみる．

2・1・1　ひとの進化と作業

　1991年9月19日，アルプス山中のイタリア・オーストリア国境付近の氷河のなかから一体の男性の冷凍ミイラが発見され，後に発見されたエッツタール渓谷にちなんでエッツィ（別名アイスマン）とよばれるようになった．30歳代半ばから40歳と推定されるその男性は，紀元前3300年頃（日本の縄文時代前期），闘いで傷つき雪のアルプス山中で行き倒れになったと推測されている．そして，氷河というタイムカプセルに乗って約5,300年の後，わたしたちの前にその姿を現した．その後，研究方法が確定されるまで冷凍保存されてきたアイスマンが，発見20年後の2012年に解凍され，世界中の研究者による分析でアイスマンの謎が解かれ始めた．性染色体に特異な塩基配列が発見されたことにより，調査の結果，同様の塩基配列をもつ15名のオーストリア人がアイスマンの子孫である確率が高いとされている．
　1994年に青森県で発見された三内丸山遺跡は，エッツィと同時代の約4,000～5,500年前のものと判定されるが，そこでも高度な文化をもっていた縄文人の生活がうかがえる．遺跡は35ヘクタール，高床式建物の脚と思われる柱も6本発見され，植物を管理栽培していたと推定される．
　さらに2003年の夏には，ヤクート人をはじめエヴェン人，エヴェンク人，ブリヤート人などの少数民族の人たちが暮らすロシア連邦サハ共和国の首都ヤクーツクの北北東約1,200 kmユカギル村の永久凍土から，1万8,000年前のマンモスの前半身がほぼ完全な状態で発見された．

1）エッツィたちの残したもの

　行き倒れになったエッツィは，毛皮の帽子に動物の腱の繊維で縫製した上着とズボンを着用していた．そして，防寒用の干し藁を詰めた熊の毛皮で作られた靴を履き，皮のゲートルを着用し，草を編んで作った上着の上には，色違いの皮を縦縞の模様に継ぎ接いで作ったマントを羽織っていた．背負いかごに草を編んだ紐，小鳥を捕るのに使ったと思われる網や樹皮製の器，樹皮を編んだ鞘つきのフリント製の短剣，修理用の材料や小道具，幾種類かの発火道具，作りかけのイチイの木の弓と矢，鋳造品の金属の刃をもつ斧など，実に多くの生活用品を携帯していた．周囲で発見された2種類の乾燥キノコの一つはツリガネタケで，着火材として使っていたと思われる．もう一つはカンバタケで，寄生虫除去に使われていた可能性があるという．
　樹皮製の器の一つには「おき火」を入れて持ち歩いていた形跡があり，短剣の握りには結び紐がつけられていた．腸内より採取された資料から，エッツィが最後にとった食事はパンと思われる小麦を加工したものと野生の山羊アイベックスの肉で，食後8～12時間後に行き倒れに

なったと推定されている．これらのデータから，彼やその仲間は，狩猟や採集のほかに，農耕や牧畜をおこない，生活に必要な食料や素材を得ていたと推察される．

調査をおこなったインスブルック大学教授のSpindlerの報告（Spindler, 1993）は，驚きというより感動的ですらあった．エッツィや彼の仲間がどのようにして道具を作り，生活（作業活動）していたのか，多くの遺品と彼自らの身体を通して残されたメッセージは，道具とことばを使用し，文化的創造をおこなう人類の進化の歴史を証明するものであった．

2) ヒト化 hominization への道

エッツィの祖先，すなわちわたしたちの祖先は，約500万年前に類人猿から分岐したと分子進化学は説いている．生物学上，人間は脊椎動物門哺乳綱霊長目ヒト上科ヒト科に属し，学名をホモ・サピエンス・サピエンス Homo sapiens sapiens という．ひとの進化の段階として，一般に猿人（アウストラロピテクス），原人（ピテカントロプス），旧人（ネアンデルタール人），新人（クロマニヨン人）が考えられている．これらは化石でしか発見されていないため化石人類とよばれ数属に分かれるが，現生人類はすべて一属一種，ホモ・サピエンスで，狭義にはこれを「ヒト」という．

人類の祖先のヒト化 hominization は直立二足歩行に始まり，ヒトであるということの必須条件は，採集による草食中心の生活から哺乳類の肉を食べ雑食にむかうことと，それにともなう狩猟であった．それは道具の使用のはじまりでもある．そうして長い狩猟と採集の時代，ひとは手を使い，道具や火をつくり，けものや魚や貝をとり，木の実や草の根を採集して生きてきた．霊長類の研究からも，狩猟と採集による生活が，協同作業，分配行動，交換という原初人類のヒト化の生活様式を導いたとみられている（河合，1992）．

約1万年前に農耕・牧畜が始まると，ヒトは収穫物を入れる器（土器）を作り，米や麦作りが盛んになると，年1回か2回しかない収穫した物の貯蔵のために倉庫をつくった．エッツィたちが生活していた時代からわずか数百年の後には，エジプトやインダス，メソポタミアに都市が生まれ，車のついた運送用具や船が発明された．現生人類は農耕・牧畜を始めることによって生物圏から分かれ，新たに人間圏をつくって生き始め文明が始まった（松井，2000；2003）．

三内丸山遺跡では大小の竪穴住居跡や掘立柱建物跡，大人の墓，子どもの墓，貯蔵穴，粘土採掘坑，道路跡，縄文土器，石器，土偶，土・石の装身具，木器（掘り棒，袋状編み物，編布，漆器など），骨角器，ヒョウタンやゴボウ，マメなどの栽培植物なども出土している．

3) 道具を使うようになったヒト

このように，生物の一類としてのヒトは，直立二足歩行を始めたことで，手を自由に使い，地上生活を営み，道具や火を使用するようになった．そうした生活に必要な作業は大脳や小脳の著しい発達をうながし，発達した脳がさらにことばと文字を生み，思考，理性の能力をもつようになった．手を自由に使うようになったことによる小脳機能の発達が，言語機能の高度化を促進したと考えられる．そして言語を使い，手を使って作業をすることによって得られた能

力は，DNA（deoxyribonucleic acid，細胞の遺伝情報をもつ）に組み込まれることで，また文化として伝えられ受け継がれてきた．

バーソロミューBartholomewらが，ひとはその生存のために「道具に依存する唯一の哺乳類」であるといったように（Bartholomew et al, 1953），ひとのくらし（生活）は道具を必要とするさまざまな作業から構成され，その作業を通してひとの進化は支えられてきた．

エッツィたちが生きていた時代に比べ，わたしたちの身のまわりにはなんと多くの道具があることだろう．彼らが空を仰いで夢見たかもしれない，鳥のように空を飛ぶということですら，ひとは飛行機という道具をもちいて可能にした．それは，てこの原理による人間の力の力学的凝縮を超えた力を使うようになったことが大きく影響している．化石燃料などさまざまなエネルギーを基に，電気を作り，蒸気を作り，てこの原理を超えた大きな力を生みだしたことで，ひとは地球という一つの生態系のなかで，人間圏という特殊な生態系をつくりあげた．

私たちの多くはそうした人工的な環境のなかで，自分の力以外のエネルギーを使用する道具なしには生きていくことができなくなっている．それは本当に進化なのだろうか？ あまりにも道具に，それも自分の身体が生みだす力をてこ利用などの物理的作用により凝縮・増大させてもちいるのではなく，化石エネルギーを消費して環境を大きく変えてしまうような道具に頼っている．今，その化石エネルギーも底をつこうとしている．可採年数は1997年現在で石油43年，天然ガス65年といわれている（佐藤他，1997）．生きるために食べ物を手に入れる努力，そのための経験の積み重ねがなくても生活ができる．一部の国では子どもから大人まで，食べ物がないのではなく，必要以上のカロリー摂取が原因で，やせるために運動が必要な人たちが増えている．ボタンを押すだけで希望がかなうとすれば，泣けばすべてが思うようになる赤ん坊の自己中心的万能感の世界と同じレベルの生活である．そうしてみると，生物としての自立という点では，エッツィたちが生きていた時代の人間のほうが，今の私たちよりはるかにたくましい．

> **いつの間にか私たちは ？？？**
>
> あなたはリンゴの皮むけますか？ 靴ひもきれいに結べますか？ 釘まっすぐ打てますか？
> 電気炊飯器を使わずにご飯炊けますか？ 隣の町まで歩いて行けますか？
> 穀物の実りを待ち，収穫し，次の実りまで蓄え，いのちをつなぐということ実感できますか？

筆者は，身体的にはそれほど優れた機能はもたないが，年に何回かは自分の身体の感覚と五体の力を確認せずにはおれない衝動に駆られる．そんなとき，60代になった今は，通勤時に一駅前で電車を降りて大学まで歩いてみたり，里山の散歩程度になったが，50代までは尾根歩きをしてみたり，テントを担いで山に登り，飯ごうで飯を炊き，シュノーケルで素潜りをしてい

た．ひとは，そういうふうにして，自分の身体が自分とともにあるという確からしさを確認することで安心する．まだ生きていける，なんとかなるなと．

2・1・2　ひとの一生と作業

　ひとは大きな潜在的可能性とともに，哺乳類のなかではもっとも未成熟なまま誕生する．生まれたばかりの赤ん坊は，その泣き声や生理的微笑，やわらかくプルッとふくらんだ頬，乳児特有の大きな額と少し突きだした小さな口などが愛くるしく大人をさそう．そうした生まれながらにDNAによって伝えられ備わっている発達の準備状態が，生得的な反応であるマターナル（パターナル）アタッチメント[*3]を引きおこす．そしてその新生児微笑と称される生理的な微笑は，神経系の発達とともにひとの顔の動きに誘発される微笑反応に変わり，他者とのよい関係を示す社会的微笑へと変わっていく．

　このように本能によって命が守られながら，神経系や運動機能が発達するにつれ，ひとは対象とのかかわりを通して自分以外の世界（他者や事物）を自覚し，外からのはたらきかけに応じ，また自ら他者や事物にはたらきかけるようになる．自分の気持ちを表情で表したり，また他者の気持ちを表情などから読みとることができるようにもなる．このしくみが，ミラーニューロン[*4]（Marco, 2008；子安他，2011）とこころの理論[*5]（Premack et al, 1978）の関係から解明されつつある．

　自分以外の対象を自覚するようになるということは，同時に自分との出会いのはじまりでもある．自分と他人や外界との区別の気づきと比較が自己を浮き彫りにする．そうして，泣けば魔法のように希望がかなう，すべてが自分を中心に回っているような幻想の世界（魔術的な有能感[*6]に満たされた世界）から現実への旅立ちが始まる．

　ひとはライフサイクルのそれぞれの段階において，その時期に特有な発達課題 developmental task をもっている．その発達段階に応じた役割を果たす作業が，ひとの生涯を構成するともいえる．ひとは日々作業を営み，そのいとなみが積み重ねられて，一人ひとりの人生が紡がれる．ライフサイクルのそれぞれの段階における課題は，時代や文化など社会的背景や個人によっても異なるが，その順序は変わらない．**表 2-1-1** のライフサイクルと発達課題は Erikson (1902-1994) の『The Life Cycle Completed』（Erikson, 1982）を参考にしたものであるが，近

[*3] マターナル（パターナル）アタッチメント maternal (paternal) attachment：乳児の泣き声や微笑，顔つきなどに，母親が抱く特殊な感情や接近行動をマターナル・アタッチメント，同様に父親が抱く感情や行動をパターナル・アタッチメントという．
[*4] ミラーニューロン mirror neuron：霊長類などの高等動物には，自分が行動するときだけでなく他の個体の行動を見ているときにも同じように活動電位を発生させる神経細胞があり，これをミラーニューロンという．イタリア・ミラノ大学で発見された脳のメカニズムの一つ．
[*5] こころの理論 theory of mind：ヒトやチンパンジーなどの霊長類が仲間や他の動物が考えていることを推測したような行動をとることから生まれた理論．人間は，3歳になると他者の信念や欲求といったこころの表象的なはたらきを考えることができるようになり，4歳で自他では異なる信念をもっていることを考慮できるようになる．
[*6] 有能感 feeling of omnipotence：現実の制約なく，自分は全能の力をもち，すべての願いや望むことが満たされるという思い．全能感ともいう．

表 2-1-1 ライフサイクルと作業活動の関係

		乳児	幼児前期	幼児後期	学童	青年期	前成人期	成人期	老年期
平均的暦年齢		1	3	6	12	20		60	
発達段階		乳児	幼児前期	幼児後期	学童	青年期	前成人期	成人期	老年期
心理・社会的課題と危機		信頼 不信	自律性 恥疑惑	自主性 罪悪感	勤勉性 劣等感	同一性 同一性の混乱	親密 孤立	生殖性 停滞性	統合性 絶望
一日の作業活動の比率		生活の維持				遊びと余暇		仕事と役割	
作業の役割	生活の維持	身辺処理活動は基本的生活習慣として身につけることが、社会から期待される課題となる．				生活管理活動は社会参加にあたって、自立の基盤として他者から求められる課題．	なんらかの障害がないかぎり、自立していることが社会の一員としての前提．		基本的に機能を維持することが課題．
	仕事と役割	乳幼児期には期待されない．学童期に学業、家事の一部が課題となる．				学業や就労前訓練が、生産的な役割を担う準備、職業選択のはじまり．	職業が選択され、自分や家族の生活を支えるとともに、自己充足、自己実現につながる．		徐々に社会的役割としての生産活動からは退き、退職すると家事が中心となる．
	遊びと余暇	原初的遊びを通して心身の基本的機能や対人関係の基礎が作られる．				自己愛を満たし自己同一性を支える創造的活動から芸術、趣味と多様な経験がなされる．	最大の勤労の時期にあたり、人間性の回復を遊びに求める．		人生の余暇として、個人の趣味やボランティアなどの社会的活動がおこなわれる．
	参加と交流	基本的機能としての歩行ができ、移動が自立の課題．家庭内や近隣、学校が主範囲．				自分探しのため仲間や外界とのつながりを求め、もっとも活発．学校と近隣が主範囲．	大半が職業に関連した活動．職場と地域社会が主範囲．		個人的な生活を中心としたものになる．家庭と近隣が主範囲．
	回復と熟成	乳幼児期はこの時間が一日の大半を占める．				わきき起こるようなエネルギーにより、わずかな休養で活動を始める．	休養・熟成のもっとも必要な時期でありながら、もっとも時間的ゆとりがない．		比較的ゆったりとした時間が人生経験の統合機能を果たす．

年この発達課題と適切な時期に対峙しないことによる，広い意味での発達上の問題がみられるようになった．必要な時期に適切な体験・学習の機会を得られなかった者の比率が増えることは，文化の崩壊を意味する．文化は遺伝しない．見て，触れて，真似て，身体から身体へ五感を通して学び引き継がれるものである．

みて　ふれて　まねて
身体から身体へ　五感を通して
文化は　学び　伝えられ　引き継がれる

1）乳児期〜学童期—遊びから学びへ

　この時期のはじまり（乳児期，幼児期前期）は，生活のほとんどを家庭内で過ごす．重要な発達課題は，食事，排泄，睡眠，整容，衛生，更衣などの身辺処理が基本的生活習慣として身につくことである．また「三つ子の魂百まで」ということばがあるように，他者とのかかわり方やコミュニケーションのとり方など，社会的行動の基盤ともいえるものが，乳児期から幼児期にかけたこの時期に形成される．この時期の発達の歪みは直接現れることは少なく，しばらく潜伏し，第二次反抗期と称される青年期前期の第二の自我の目覚めの時期に大きな葛藤となって現れる．その歪みの現れが，思春期から青年期にかけて発症するこころの病いに深く関係している．

　乳児の行動の多くは，意志によるというより反射的な要素が大きい．原初的遊び（1・3・3「遊びと余暇—あそぶ・たのしむ」参照）にみられるように，走る，跳ぶ，登るといった基本的な運動能力，コミュニケーションのとり方やひととのかかわりの距離（対人距離）など，発達に必要なすべての行為や行動が，原初的遊びにおいては，楽しい，快いという感じをともなって自然に体得される．

　ひとは自分の内に自然にわき起こる力により，初めて遭遇することにも対処できる素質を遺伝的に受け継いでいると考えられる（Ellis, 1973）．種としてのヒトが生き残るために必要なものの多くが，原初的遊びを通して身につくよう，DNAによって受け継がれている（2・4・1「身体の発達と作業」参照）．発達途上のどの時期にどのようにして学習するか，その大まかなプログラムが遺伝的に決定されているのだろう．幼少時ほどではないにしても，長じてから意識的におこなう学習にも，この遺伝によるプログラムが機能しているといわれる．

　這ったり，歩いたり，移動が可能になる幼児期前期には，自分から対象に能動的にはたらきかけることができるようになり，経験は飛躍的に増える．そして，自分の意志により対象に何かをはたらきかけるときの相手への影響，また自己の影響性の限界を自覚するようになる．現実原則[*7]の発達である．それは，現実を把握しイメージとしてとらえる象徴機能の萌芽でもある．この象徴機能により，現実原則によって有能感が損なわれることのないよう，自分の能力

[*7] **現実原則** reality principle：Freudにより仮定された．直接的な欲求充足による快を求める快感原則 pleasure principle に対比させたもので，現実に適応してはたらく心理過程をいう．

の不足は遊びを通して空想のなかで補われる．スーパーマンやシンデレラになるといった，3～4歳頃から見られるごっこ遊びは，実際に自分に力がつくまでの移行現象[*8]（Winnicott, 1971）として，現実の生活への大切な架け橋となる．

　乳児期から幼児期にかけては，筋・骨格系，神経系などが，身体的にめざましく発達する時期で，その心身の発達により活動性が増し，活動が発達を促進するという相乗作用がもっとも大きい時期である．この時期に，ひとは原初的遊びを通して，自分の反応や行為とその結果（他者の反応や状況の変化など）との因果関係を学ぶ．

　遊びにより，空想の世界で有能感を満たされながら，道具を使いこなせるようになることで，心身の成長にともない空想の世界の有能感を現実的なものとして実現する．ひとは自分の力や技術の足りなさを，道具で補う．そうして，現実的に有能感が満たされることで，自己有用感を実感するようになる．こうして成長するにしたがって，遊びによる自然な学習から，しだいに意識して意図的に学習をおこなうようになり，自分と社会の関係を成立させる基礎がつくられる．

　学童期になると，知識や技術の獲得に関心がむくようになり，両親や教師から社会規範を取り入れることで自我理想[*9]を形成する．それは一方で，両親や教師に代表される社会的な枠にとらわれない，自己の確立へと飛び立つ準備でもある．ちなみに16～17世紀までは，学童期の子どもたちは，大人の仲間 little adult としての生産的な役割を担わされていた．わが国においても，学童という時期が，ライフサイクルにおける一つの段階として明確になったのは明治になってからではなかろうか．

　乳児期から学童期におけるすべての作業は，心身の基本的な機能の発達を支え，ひとが個体として自立するトレーニング的役割を果たしている．そこに大人の干渉が入りすぎると，「遊びと発達」という自然な学びの流れを阻害することになる．遊びが教育としてシステム化されると，見かけの成長の陰で失われる成長もある（深谷他，1976）．いま大人は，本来子どもにとって遊びであったことを，仕事として押しつけ管理してはいないだろうか．そのことが，ひとの心身の発達に大きな歪みをもたらしているように思う．幼児期からの塾通いは，「学び」とは異なり「学習」という労働を子どもたちに強いる．そのため，子どもたちは本来の遊びの機会を失い余暇を必要とするようになった．

　また，電子機器の技術により作られた玩具は，コミュニケーションのとり方や対人技能を自然に身につける，ひととひとが遊びを通してかかわる機会を奪ってしまった．身体を使い身体感覚として体得していたものが，バーチャルなリアリティのないイメージ体験に取って代わられ，そのことが社会生活にも大きな歪みをもたらしている．

　[*8] **移行現象 transitional phenomenon**：Winnicott が精神分析的発達理論で位置づけ，移行対象とともに使用される．発達方向もしくはより現実的な方向にむけた，内的体験から現実世界への橋渡しの過程をさす．
　[*9] **自我理想 ego-ideal**：Freud が精神構造論でもちいた概念．理想化された模範としての両親などとの同一化によりつくられた，あるべき自己の姿やあり方をいう．

2) 青年期—性的変化と自分探し

　青年期は身体的・性的成熟により始まる心理的攪乱の時期である．その初期（いわゆる思春期のはじまり）は性に目覚める反乱と反抗の時期である．せまりくる身体の性的変化（二次性徴）とそのほとばしるエネルギーにとまどいながら，外界との相互的な関係から自己を見つめるようになる．自分とは何か（自己同一性）を問い，自己性の受けいれ（性的同一性）に大きく揺れる．比較的安泰のなかにあった乳児期〜学童期の時代から，一変して身体と精神，外界（世界）と精神内界（自己），ひたむきな向上心と劣等感，自己有能感と自己嫌悪，純粋さと邪悪な衝動など，相反する両極を大きく揺れ始める．

　乳児期から学童期というライフサイクルの始まりに，取り入れ，とりあえずつくられた，自分の土台（両親からの取り入れによる価値基準）や自分を支えてきたもの（取り入れられた大人社会の規範），それらのすべてに対して，抗い，否定することで，自分とは何かを模索し始める（同一性の揺らぎ）．それは，自分ではコントロール不可能な衝動として，奇抜な服装，乱暴なことば，騒がしい音楽，ときに社会規範をわざと破るような反社会的な言動となって表出されることもある．傷つきやすく，未熟で粗野な，防衛と創造の行為である．幼いとき風呂敷やスカーフをなびかせスーパーマンになり，イメージのなかで満たしていた有能感を，この時期になると現実的な道具で満たそうとするようになる．筆者自身や一緒に遊んだ仲間たちもそうであったように，男の子の多くは，この時期にはナイフやオートバイといった道具に強い興味をもつ．こうした自分の身体の機能を拡大するような道具は，男性の象徴，大人の象徴のようにこの時期の少年を魅了する．

　そうして青年期の半ばになり，性的特性もほぼ落ちついてくると（性同一性の獲得のはじまり），青年前期のエネルギーは，ときにあふれる身体的衝動を引きおこしながらも，自己の内面にむけられるようになる．自己愛を軸とした親友や異性への純粋な想い，その未熟で傷つきやすい自己愛と純粋な自我理想は，詩，音楽，絵画などの創作的活動により満たされることが多い．この時期にはだれもが詩人になる．スポーツが青年のあふれるエネルギーの適応的な発散と昇華に大きな役割を果たす．その創作活動やスポーツなどに昇華された表現行動は，しだいにその個人のくらし（生活）を豊かにする趣味活動に落ち着いたり，多くの人をも感動させる芸術活動や自己実現の目標へと発展する．学業は昇華の一形態であると同時に，生産的役割を担う現実社会の一員となる能力を身につける準備活動でもある．

　青年期の後半は，親と子の分離というひとつの通過儀礼 initiation を終え，成人社会へ参入する時期にあたる．未熟な自己愛を満たし青年期の自己同一性（Erikson, 1959）の苦悩の時期を支えた創造的エネルギーは，現実世界における生活の基盤となる生産的活動の選択と獲得にむけられるようになる．

　青年期におけるすべての作業は，成熟的変化の大きく異なる精神・身体・社会的側面を具体的で現実的なものへと統合し，ひとが「わたし」という個人としての自己を確立し，成人社会へ参入するための重要な役割を果たしている．もっとも，近年この課題が崩れてきていて，いつまでも青年期を抜けきれない者が多くなっている．

3) 成人期—自己をつくる

　波瀾万丈の青年期に続く成人期は，自己を形成し，社会的に認められるようになる時期である．ライフサイクルのなかでもっとも期間が長い．一昔前の社会的な秩序が比較的はっきりしていた時代に比べると，シングルライフ，晩婚，非婚，核家族化，自分たちの意志による離婚の増加，再婚など，現在の生活様式は多様な変化をみせている．しかし，個体の生涯と種の存続というライフサイクルからみた成人期の課題は，仕事，結婚，家庭，育児，と自分のライフスタイルをもち，人格の完成，家庭や社会における安定の確立にあり，その課題自体が変わることはない．

　成人期の前半は青年期のなごりを残し，夢を追いながらも職業が選択され，新しい家族を形成し現実生活を構築していく時期にあたる．男女の仕事については基本的な性的機能の違いはあるが，結婚，出産，育児，家事にともなう性的役割の違いは昔ほど明確ではなくなり，女性の社会進出とともに男女がそれぞれに役割を分担しあうことが求められるようになってきた．しかし，女性の社会的進出や価値観の変化などにともなう女性の晩婚化の進行，非正規雇用の増大による年収の低い男性の諦婚化，未婚化の上昇も影響し，非婚率は上昇している．その結果として，少子化がさらに生産人口の減少を引きおこすなど，新たな問題を生んでいる．

　成人期の後半は，不惑，安定の年齢といわれているように，人格的にも完成し，家庭や社会においては地位が確立し，安定，充実する時期にあたる．しかしそうした人生が充実する可能性のもっとも高い時期ではあるが，家庭的，社会的な安定を維持することはそれほどたやすいことではなくなってきている．産業構造の変化により年齢の高いことが決して優位ではなくなり，役割も一定したものではなくなっている．また，子どもの教育と自立にともなう物心両面の負担は，年々増加する．そして一方で，思春期に対して思秋期ともいわれるように，身体面には生理学的な老化の兆しがみてとれるようになる．

　成人期における作業は，経済的基盤を支える仕事が生活の大半を占め，わずかな遊び・余暇は，生活のゆとりやうるおいを生む作業というより，仕事にともなう心身の疲労により傷つき失われかける人間性の回復にその多くが費やされることになる．現在の社会構造においては，職業的活動と創作的な余暇活動やボランティアなどの社会的活動が両立しにくいのもこの年代である．

　アルコール依存，離婚，自殺など社会病理学的問題の増加は，ひと本来の生活における作業のバランスの崩れによるものではないだろうか．1970年代，経済戦争に勝つためになりふりかまわずに働く日本人に対し，「ウサギ小屋に住むワーカホリック[*10]」と書いた欧州共同体の文書のことばが紙面をにぎわしたことがあった．本来の遊びと余暇，回復と熟成の時間を取りもどすことで，真の人格の成熟，家庭や社会における安定が確立される．

[*10] ワーカホリック workaholic：アルコール中毒（alcoholic）をもじったもの．アメリカで生まれた用語で，「仕事に対するかかわり方が過度であるために，そのことが自分の肉体的健康，個人的幸福，対人関係，および社会的機能を妨害したり，あるいは損なう状態」と定義されている．

4) 老年期―衰えと統合

　成人期後半から老年期の初期にかけては，二つの大きな変化がある．一つは，老化という加齢にともなう生理学的な個体の変化である．そしてもう一つは，成人期に大きな役割を担っていた経済的役割からの退きである．

生老病死のくるしみは　人をきらはぬ事なれば
貴賤高下の隔なく　貧富共にのがれなし
（一遍上人語録）

　ひとにはだれも逃れることのできない老いがある．身体機能も精神機能も，肉体や脳の老化という生理的過程を背景にしながら，加齢とともにその衰え（老化）を避けることはできない．しかし，身体機能の低下に比べ，高次の精神機能は衰退低下する変化もあれば，『ファウスト』を82歳で完成させたゲーテ（Goethe JW，ドイツの詩人，1749～1832）のように，年とともに積み重ねられた人生の経験が，豊かに調和統合し，成熟発達をみせる変化もある．

　生得的要素の大きい流動性知能が，20～30歳代でピークを迎えて以後衰退するのに対し，学習・経験が蓄積される結晶性知能は40～50歳代まで発達し，その後低下するが，個人によってはまだ発達するばあいもあるとされる（柄澤，1985；新福，1989）．中年以後の知的活動が生活のなかでどのように続けられているかが大きな要素といわれている（清水他，1986）．言語の理解や言語で表現する能力，一般的な常識や物事の内面や本質を判断したり洞察する力，さまざまなことを統合して推理し客観的に判断する力などは，単なる知識の量ではなく，年を経てその個人の経験のなかで体得され，熟成され開かれた英知にあたる．そうした経験により積み重ねられたくらしの知恵や技術は，生物学的な繁殖の積み重ねにより，遺伝という形で引き継がれるものと，伝承により文化的に引き継がれるものとがある．

　一方で社会的役割からの退き，身体の衰え，近づく自らの死，親しい人たちとの死別，病いへの不安といった，いわゆる対象喪失[*11]は，老年期の日常的な本質である．その実存的状況に対してどのように適応しているか，その適応のありようが，老年期の個々の人格の変化とみられるものに深く関係している（折茂編，1992；新福，1992）．

　うまく適応し統合されると，あの人は歳をとって丸くなったといわれるように，角がとれ，寛容で，社会にも積極的に参加したり（円熟調和），現実を受け入れ（現実受容），明るく周囲を頼り安定したり（現実の肯定的受容），思慮深く周りへの優しさにあふれ（諦観愛他），多少頑固ではあるものの，自分のプライドを保つ枠を崩さないことで安定する（適応的防衛）．

　Eriksonは，自らが80代になり，ライフサイクル論の締めくくりの研究（Erikson et al, 1986；Erikson et al, 1997）において，老年期は今まで経てきたライフサイクルという織物を逆に織り

[*11] 対象喪失 object loss：①別離，失恋，死，親離れ，子離れなどにより愛情や依存対象を失う，②引っ越し，転勤，転校，退職などによりなじんだ環境，役割から別れる，③自分の所有物を失う，などをさす．対象喪失にともなうこころの変化の過程を，Freudは悲哀の仕事（mourning work）とよんだ．

戻してゆき，包括的な英知の感覚へと統合する最後の段階であると言った．老年期の作業活動は，心身の機能を維持し，それまでの経験を英知へと統合する役割を果たしている．わたしたち人類は「おばあさん仮説」[*12] (Hawkes et al, 1998；Hawkes, 2003；長谷川, 2002) にうかがえるように，高齢者が経験により蓄えたくらしの知恵に助けられ，その知恵を引き継いで文化をつくりあげてきた．老年期では，社会的役割としての生産活動が減少し，人生の余暇としての個人の趣味活動，成人期の経済的活動とは違う社会的活動としてボランティアなどがおこなわれるようになる．

5) 超高齢期—？？？

物質文明は今，努力という経験の積み重ねをしなくても，先達のくらしの知恵や技をあてにしなくても未熟なままで生活できるようにした．「おばあさん仮説」を必要としなくなったヒトの進化はどこにむかうのだろう．さらに第一次ベビーブーム[*13]の短期終了に加え，医療医学の発達が，Eriksonの時代の予想を超えた新たな課題をもたらしている．今，世界の多くの国が高齢化という人類初めての未知の社会に突入を始めている．

高齢化という用語は1956年（昭和31年）の国際連合 United Nations の報告書で，当時の欧米先進国を基準に，65歳以上の人口が総人口に占める割合（高齢化率）が7%以上を高齢化 aged とよんだことに由来するとされているが定かではない．一般的には，高齢化率により，7〜14%を高齢化社会，14〜21%を高齢社会，21%以上が超高齢社会とよばれている．わが国は，国勢調査では1970年（昭和45年）に7.1%で高齢化社会に入り，1995年（平成7年）に14.5%で高齢社会になった（総務省, 2005）．また人口推計の結果で，2007年（平成19年）に21.5%になり超高齢社会となった（総務省, 2011）．さらに2020年（平成32年）には29.1%，2035年（平成47年）には33.4%になると推計されており，3人に1人が高齢者になることになる．また厚生労働省が2013年に公表した「認知症有病率等の調査」では，65歳以上の高齢者のうち15%の人が認知症で，2012年時点で約439万人に及ぶと推計されている．

この高齢化にともなう認知症の増加により，老年期の課題である「統合性」は大きく崩れ，「絶望」が増大する．ひとはこの超高齢期の生活においてどのような作業が可能なのか，どのような作業をおこなえばいいのか，大きな課題である．

2・1・3 くらしと作業

朝起きてから夜眠りにつくまでに，ひとは何をして毎日暮らしているのだろう．ひとの一日の生活時間の配分は，その人の年齢やどういう仕事をしているか，どのような文化的背景，風

[*12] **おばあさん仮説**：人間の女性には，繁殖から解放された閉経後も長期に生き続ける他の動物には見られない現象がある．その進化的性質は，自分の娘や血縁の子育てをその知恵と経験で援助することにより，結果として繁殖成功度を高めたからではないかという仮説．

[*13] **第一次ベビーブーム**：特定の地域で一時的に新生児誕生率が急上昇する現象をベビーブームといい，日本では第二次大戦後の1947年から1949年に起き，これを第一次ベビーブームという．

土の中で暮らしているかにより異なる．筆者のある日の一日を素描してみよう．

　　子どもの頃から朝は早い．朝型に類する．目覚めるとともに窓を開け，白みはじめた空の模様を見る．東にうっすらと朝焼けの雲が霞のように一筋，今日は一日晴れそうだ．顔を洗い，冷たい水を一杯飲む．身体の芯にむかって冷たく透明な水がしみとおり，身体が目を覚ます．
　　パジャマを着替え，お湯をわかす．家族のなかで一番朝が早い私は，自分で入れたお茶やコーヒーを飲みながら，ゆっくりと考えたり，本を読んだり，原稿を書いたりする．何十年も続け習慣になっている．家族が起きだすまでにみそ汁を作り，みんなの朝餉の用意をしたこともある．子どもが独立し，夫婦二人になった今は，筆者はご飯，妻はパンとそれぞれ自分の好みの朝食をとることもあるが，食事の時間はいつも一緒である．
　　食事をすませて身づくろいをし，出かける前に，少し身だしなみを整え，鞄に必要な物を入れる．最近は忘れ物が多くなり，玄関を出ては思いだし，電車に乗ろうとしては思いだし，引き返すことが多くなった．いずれは迎えるだろう忘れたことを思いだせなくなる日は確実に訪れる．
　　コンビニ convenience store の酒類販売が始まって，駅前の酒屋がつぶれた．毎朝プランターに水まきをしていたおばあさんの姿を見なくなり，代わりにおじいさんが犬の毛づくろいをするようになった．今は酒屋をたたみ，数駅離れた場所で家族でフランチャイズの店舗を開いていると聞いた．
　　「おはようございます．暖かくなりましたね」
と声をかけ，電車に乗る．
　　濡れるほどの雨でなければ，夏も冬も，一駅前で降りて鴨川沿いを歩く．川の流れと河岸の草木が季節を映す．勤務先の大学に着くと，2～3日に一度は鉢植えの銀杏に水をやる．大学病院の院庭に大きな銀杏の木があり，その実を患者さんたちと拾って実生で育てたものだ．10粒植えて，7粒が芽吹いて育った．もう16年になる．
　　そうして一日が始まり，講義や自分の研究，会議，学生の相談，加えていろいろな人が集まる社会ではそれがなければ流れない日常的な社交を含む儀式的業務が続く．途中で来客があったり，病棟に出向いたり，前触れのないひっきりなしの電話に応対し，その合間の昼食と，さまざまな作業に追われて一日が過ぎる．
　　帰りは朝の通勤の逆をたどるが，時々本屋に寄ったり，のれんをくぐってみたり．一駅歩くのは，帰りはたまにしかしない．自宅に着くと少し休んで風呂に入り夕食をすませる．日によって就眠前に少し書きものをすることもある．そして一日が終わる．ただ，こうした一日もあと1年で大きく変わるのだろう．高齢期に入ったわたしの一日は退官によって大きく変わろうとしている．本書が世に出る頃には，わたしの新しい一日が始まるのだろう．

　　　　　　　　　　　　　　　　　　　　　　　　　　　　　（わたしのある一日）

　現在の産業構造においては，青年期や成人期の平均的な一日の時間配分は，睡眠を含む日常

生活，仕事，休養を含めた遊び・余暇が 10：8：6 という調査がある．

　しかし，時間配分の違いや何をして過ごすかという作業の内容の違いなどはあっても，筆者の一日を見てもわかるように，ひとの生活行為を分類したカテゴリーの項目からすれば，ひとは皆，日々同じ作業を営んでいる．身辺処理や生活の管理など，毎日の生活に必要な基本的な生活の維持に関連する作業（1・3・1「生活の維持―いきる・くらす」参照）を背景に，仕事と役割，遊びと余暇などの作業が繰り返されて一日が過ぎる．ひとのくらし（個々にとっての意味ある生活）は，それぞれが目的や意味をもっておこなう作業（生活行為）によって構成されている．時間配分や作業の内容の違いをのぞけば，ひとのくらしを構成する作業の要素は，国や人種が違っても大きな変わりはないのではないだろうか．

2・2　脳と作業

　地球上の生命は 35 億～45 億年前に始まったと，微生物の化石から推定されている．最古の生命はどのようなものだったのだろう．生物の一類としてのヒトは下肢（後ろ足）で直立歩行することで，上肢は体重を支えたり移動する前足の役割から解放され，手として機能を果たすようになった．そして地上生活を営み，道具を使用するようになったことで，大脳や小脳が著しく発達し，言語，思考，理性の能力，また文化的創造の能力を有するにいたった．手は脳が機能するための外界の情報を入手し，意思を表出する機能を果たす重要な器官になった．

　地球上に生命が生まれて以来，30 数億年かけて分裂を繰り返してきた歴史をもつ，卵子と精子という二つの細胞が出会う．30 数億年の進化の情報を 10 万個もの遺伝子として記録したDNA が，46 本の染色体となってそれぞれの細胞に含まれている．卵子と精子，この二つの細胞の DNA が出会い結合し（受精），胎内で太古の海水（羊水）に包まれて 38 週，細胞が分裂をしながら 30 数億年の生命の歴史（系統発生[*14]）を個体として繰り返し（個体発生[*14]），一人のヒトが誕生する．ヒトゲノム計画 Human Genome Project で明らかになったヒトの DNA に含まれる情報が，ショウジョウバエのわずか 2 倍であることには驚かされる．2 倍の DNA はプラモデルの設計図のようなものではなく，組み立ての方向性を示すものであり，それが学習の可能性とも深く関連している．

　自分の脳で自分の脳のことを考える．どこまで考えられるのだろう．昨今の脳科学のめざましい発展もあり，尽きることのない興味に誘われるが，それらは成書にゆずり，本書の目的にそってヒトの脳のしくみやはたらきから，脳と作業のかかわりをみることにしよう．ただしここで語られる脳は生態学的脳に関するもので，ひとが生きるために必要な社会的脳については，6 章で項をあらためて述べることにする．

[*14] **系統発生 phylogeny・個体発生 ontogeny**：系統発生は，ある生物種が進化とともに形態を変え，一つの発展系統をつくりだすことをいう．進化と同義に解されるが，形態変化の時間的系列だけをさす．個体発生は，生物が卵子から成熟個体にまで発育する形態変化の過程をさし，個体発生の初期過程では系統発生が現れる．

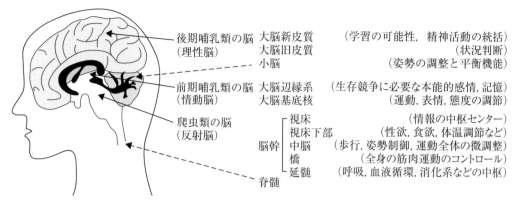

図 2-2-1　系統発生を階層構造としてもつ脳

2・2・1　ヒトの脳と作業

　胎内における系統発生の繰り返しで，呼吸や脈拍など生命を維持する脳幹（魚類などの中心的な脳）に，本能的な感情や記憶を支配する大脳辺縁系がその先端をおおうように現れる（爬虫類の脳）．そして大脳辺縁系の前方に本能的な行動に対して状況の判断をする古い皮質（大脳旧皮質）が発達する（前期哺乳類の脳）．さらにそれらを包み込むように新皮質（大脳新皮質）が発達したものが，人間など後期哺乳類の脳の構造である．この新皮質が人間に学習の可能性をもたらした．

　大脳新皮質の発達がひとの高度な学習の可能性をもたらしたが，脳は系統発生を階層構造としてもっている（**図 2-2-1**）．系統発生的に古い脳のもつ本能的な力を新しい脳が統制している．もっとも古い脳は，脳幹 brain stem で，延髄と橋，中脳と間脳（視床・視床上部・視床後部・視床下部）からなり，中枢神経系を構成する器官集合体の一つである．脳幹は5億年あまりかけて発達した脳で，心臓の拍動や呼吸，反射運動などをコントロールし，「いのち」の基本的な機能を調節している．脳幹の外側にあるのが，脳幹に引き続いて2〜3億年かけて発達した脳で，大脳辺縁系と大脳基底核からなるたくましく生きるための脳である．体温や血圧などを維持し，記憶，好き嫌い，やる気など情緒反応に関係している．そしてもっとも外側にあるのが大脳新皮質で，ものを考えたり，感じたり，体を動かしたりするはたらきをしている．

　このように人間の脳は，生物の長い進化の歴史をその構造と機能に内蔵している．脳の階層構造にそって，その系統発生的特質から「反射脳」「情動脳」「理性脳」ともよばれる（MacLean, 1990）．すなわち爬虫類から継承した脳を「反射脳」，前期哺乳類から受け継いだ脳を「情動脳」，後期哺乳類の新皮質を「理性脳」という．この「理性脳」といわれる大脳新皮質は，ヒトの前足（上肢）が足としての役割から解放され，手として道具を作り，作業をするようになったことで飛躍的に大きくなった．

　「反射脳」「情動脳」「理性脳」，これらの脳はヒトの脳においては系統発生を階層的に構造としてもちながら，それらは機能的には主観脳ともいえる一体化した相互機能を果たしている．

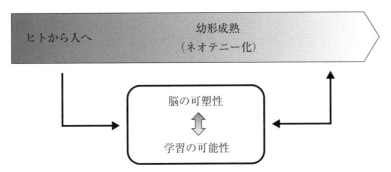

図 2-2-2 脳の可塑性と学習の可能性

自分の脳の生きるエネルギーが，ワニの脳と同じ力をもっていて，それを大脳皮質が理性としてコントロールしていると考えると，なんだか脳にたくましさを感じる．脳の系統発生と個体発生，構造，その機能については数多くの出版物がある．ぜひ，自分にとってわかりやすいものから読まれるとよい．わたしたちは，作業と脳の発達という観点から，脳の特性としくみについて覗いてみることにしよう．

2・2・2 脳のしくみと作業

新生児の脳の大きさは，成人の脳（約1,400 g）の約1/3である．これは二足歩行するようになった人間の骨盤の大きさによる制限と考えられる．脳は産道を通る最大の大きさまで，胎内で育てられる．生まれた新生児の脳重量は体重の約10％余で，平均370 gになる．その後半年足らずで誕生時の2倍になり，6〜7歳で大人の約90％になる．そして，およそ20歳半ばまでかかってヒトの脳は完成し，体重の2％強，約1,400 gになる．

その昔，私たちの先祖が進化の過程で別れたと考えられている霊長類，サルの脳は成体の約2/3の大きさで誕生し，生後半年で成体と同じ脳が完成する．チンパンジーでさえ1年で完成する．「ヒト」はその進化により脳の容量が増加し，完成するのに20年以上もかかる未熟な脳のまま誕生せざるをえない宿命をもって生まれる．それが脳の可塑性 cerebral plasticity で，大いなる学習の可能性の代価なのだろう（**図 2-2-2**）．

1）増えない脳細胞は作業が活かす

身体全体の細胞は約60兆，そのうち脳を構成する神経細胞（ニューロン）は1,000億，大脳皮質だけでも100〜140億余ある．脳実質はニューロンとそのニューロンの支持組織になるグリア細胞で形成される．身体の他の細胞は分裂再生しながら私たちの寿命を支えるが，ニューロンの大半は発生期に数回分裂した後は分裂しないため，その数は生まれる前に決まる．脳をコンピューターにたとえれば，ハードウエア，基本的なシステムファイル，何も書き込まれていない新しいファイルの準備が誕生前にセットされていて，誕生以後は部品の交換もハード

ディスクの容量アップもできないのが脳というコンピューターである．もちろんコンピューターのように外付けハードディスクによる機能アップも望めない．

　胎生期のはじめにかなり余分に脳細胞が準備され，誕生直後までに生存因子を取り込んだもの以外が細胞死 apoptosis することで，必要でうまくはたらく細胞だけが残る．残された細胞の数は，通常ひとが一生に使用する約3倍程度という．

　基本的な脳の成長が20歳くらいで完成した頃から，すでにニューロンには減少や廃用性萎縮が始まる．平均すると1日10万個死滅し，80歳くらいで4割程度は減るという．それでも生後細胞分裂せず90年あまり生き続けられるのは，神経連絡により細胞間で情報伝達がなされると，生理的活性作用が引きおこされ，神経栄養因子（生存因子）を出し合うからだという．神経栄養因子は，神経活動依存的に合成・分泌されるもので，ニューロンネットワークがはたらくことによって作られ，細胞の活動やシナプスの結合を強化する．すなわち，手を使って作業をすると脳が活発にはたらき，脳内の神経栄養因子が増えることで，ニューロンが生き続けると考えられる（久保田編，1995）．

　基本的に分裂増殖しないニューロンが私たちの寿命につきあうことができる長生きのコツは，脳をはたらかせることにある．脳をはたらかせるには，特別難解なことを考えたりする必要はない．自分の身体を使い，道具を使って工夫しながら，日々の生活における作業をおこなうことで脳をはたらかせればすむことである．

2）ニューロンのネットワーク

　誕生後，脳細胞自体は分裂増殖しないが，樹状突起が木の枝のように生い茂り，神経線維が伸びて枝をだし，情報を伝えるために他の細胞（標的細胞）とつながる（シナプス結合）ことで，ニューロンのネットワーク neural network ができる．一つのニューロンは，ときには1万個にも及ぶといわれる他のニューロンから情報を受けとるシナプスを表面にもち，自らも多くのシナプスを他のニューロンに結合させて情報を伝えている．ニューロン内の情報伝達は電気的な信号で，ニューロン間はシナプスを介して神経伝達物質により科学的に伝達される．

　このニューロンのネットワークが形成され，情報が適切に伝えられることで，私たちは自分が置かれた状況を判断し，適応的な行動をとることができる．ネットワークの枠組みを作る規則はDNAに記されており，基本的なネットワークはDNAの情報により作られる．発生途上で対象細胞に複数作られたシナプスのうち必要なものだけが残ったり，標的細胞に新たにシナプスを作ったり，ネットワークの修正がおこなわれたりする．その内容は，それぞれのネットワークが受ける刺激の頻度や大きさによる．条件反射の成立にみられるように，目的的行為を繰り返すうちに，必要に応じて新しいネットワークが形成される．

　生活のなかで必要な作業を，いろいろ試み繰り返す刺激がニューロンの活動を活性化し，標的細胞との間にシナプスの形成をうながす．「これでいいのか」「ああそうか」とわかったとき，シナプスが形成されネットワークとして機能し始めたことになる．このネットワークの形成と受け入れた入力に対し加わる制御の度合いの変化が，脳の可塑性すなわち学習にあたる．

シナプスに到達する刺激が頻回であればあるほど，すなわちそのネットワークがよく使用されるほど，シナプスは肥大化したり枝分かれして情報の伝達がよくなる．逆に使用しないと退化（廃用性萎縮）し情報の伝達が悪くなる．

ニューロンネットワークは，目的や意味をもっておこなわれる作業をすることで形成され，前述したように，作業する，すなわちニューロンネットワークがはたらくことによって神経栄養因子が作られ結合が強化される．

3）脳のなかにできる地図

脳にはニューロンによるネットワーク網が形成されているが，大脳皮質のニューロンはまるで脳のなかに地図があるかのように機能的に分布している．ドイツの脳解剖学者 Brodmann が，1909年に脳の地図に番地（1～52）をつけた．そしてカナダの神経外科医 Penfield（1891～1976）が，手術中の人の大脳皮質に刺激電極を刺入する方法で，身体の各部位を脳のどこが動かしているか，身体の各部位の感覚は脳のどこで感じるかを調べた．それにより，中心溝の前の部分（運動野，ブロードマンの4野）に運動を，後ろの部分（体性感覚野，ブロードマンの1，2，3，4野）に感覚を受けもつニューロンが並んでいることがわかった．いずれも手と指，顔のとくに口の部分に多くのニューロンが配置されている．脳のなかの地図は，ひとが手を使い道具を操作する作業が，広く脳をはたらかせることを示唆している．認知症予防に手作業といわれる所以がここにある．

この脳のなかのニューロンの分布地図の面積比率にそってひとを描くと**図2-2-3**のようになる．ギリシャ神話の知恵をもったこびとの名前からホムンクルス homunculus とよばれている．脳の科学はホムンクルスを否定することで発達し，今ではだれもそうした小人間が脳のなかにいるとは信じていない．しかし存在を否定されたホムンクルスは，意識を説明するにあたり，メタ認知的ホムンクルスという概念としてよみがえってきた（茂木，2004）．還元的には説明しきれない脳の機能が，否定されたホムンクルスを呼びもどしたのだろうか．

```
 ヒトの脳 
 ヒトの脳にワニの脳がある    → 系統発生的階層構造をもつ
 脳は，未熟なまま誕生する    → 学習の可能性との引き替え
 誕生後は増えないニューロン   → 脳の発達はシナプスの形成
 ニューロン減少，廃用性萎縮   → 使用すると生理的に活性化
 シナプスには可塑性がある    → 使うとよくなる情報の伝達
```

2・2・3　脳のはたらきと作業

自己内外の刺激を脳の中枢部に伝え，脳内で判断を下し，その判断を効果器（筋肉）に伝え

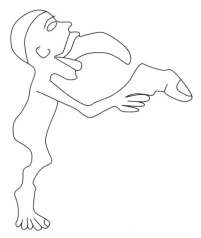

図 2-2-3　Penfieldの脳地図から描いたホムンクルス

ることがニューロンの役割である．そのニューロンのネットワークがシステムとして機能することにより，私たちは自分が置かれた状況を判断し，適応的な行動をとることができる．ニューロンのネットワークだけでは説明しきれない現象を解き明かす新しい理論も生まれているが（中田，2001；2002），まず基盤となるニューロンのネットワークと作業について概観することにしよう．

1990年代より研究が始まっている社会脳（Brothers, 1990）という脳のはたらきと作業の関係は，6・4「社会脳と作業療法」で述べる．

1）リンゴを描く―脳と身体のシステム

作業をする時，どのように脳がはたらいているか，ニューロンのネットワークシステムをリンゴを描くという作業で考えてみよう（**図 2-2-4**）．

目の前に一つの丸い物体（リンゴだとわかる前，もしくはリンゴを知らないばあい）がある．その物体に反射した光が網膜の受容器を刺激する．その光情報は網膜の視覚細胞により神経信号（電気信号）に変えられ，視神経を通して脳幹の上丘と外側膝状体に伝えられる．外側膝状体に届いた情報は，視床を通り脳の後頭葉第一次視覚野から視覚連合野に伝わり，そこで形と色の特徴が分析される．その情報が，『where（どこに）』という背側経路（dorsal pathway）と『what（何が）』という腹側経路（ventral pathway）に分かれ，それぞれ頭頂連合野と側頭連合野にいたる．背側経路では，その物体の空間知覚に関する情報が処理され，位置が知覚される．腹側経路では，色，形や大きさ，表面のツヤなど感覚的クオリア sensory qualia が示すものが，それまでに経験され大脳辺縁系に蓄えられた記憶と照合され，目の前にあるものがリンゴであると知覚される．

このように，外界にある物体の色や形，表面の質感，奥行き，そして動き，位置関係などの情報により，物体と外界の構造が推定される．このばあいは，その物体（リンゴ）を描くため

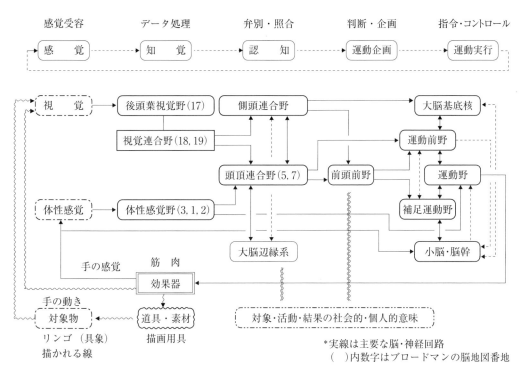

図 2-2-4　リンゴを描くシステム

の物体確認なので，鉛筆を手に取り，画用紙のどこにどのような大きさで描くのか，リンゴを描くための運動プログラムが前頭葉でつくられ始める（運動企画）．運動の企画がなされると，運動前野で絵を描く準備がなされ，運動野から遠心性神経により手の筋肉に指令が出される．

　描くにあたって，補足運動野や大脳基底核はスムーズな手の動きを，小脳は運動の調整をおこなう．鉛筆がリンゴを描き始めると画用紙に描かれる線や鉛筆の動きは，新たな視覚情報として，また手の動きや筆圧は，触覚，圧覚，深部覚などの体性感覚情報として脳にフィードバックされる．そうしてリンゴを見て描きながら，フィードバックされる情報により，次々と新たな運動企画がなされ，鉛筆の動きが修正される．その繰り返しにより，視覚情報から脳が描いたリンゴのイメージが，画用紙の上に表現される．

　リンゴを描くことに，いったいいくつのシナプスが刺激を受け，どのようなニューロンネットワークがはたらくのだろう．目的と意味のある一つの作業に，脳は総動員ではたらいている．

> ❓❓❓❓
> 「リンゴの絵を描いてください」といわれたとき，目の前にリンゴがあるばあいとないばあいでは，脳と身体のシステムのどこが同じでどこが違うのだろう？　とても重要なことです．

表 2-2-1 脳が育つには

分裂増殖しないニューロンを長生きさせる	→	神経栄養因子
シナプス結合により適切なネットワークを形成する	→	適正な刺激
シナプスの可塑性を生かし発達させる	→	頻回な刺激

2) 学習とニューロンのネットワーク

　私たちは自分が体験し記憶した過去のデータを基に，新しい知識や技術を学び，必要なデータが新しく記憶（新データのインプット）されたり従来のものが修正されたりする．この身体と脳の連携作業によりニューロンネットワークが形成され，一定期間その状態が保たれることを学習という．

　学習は，脳のしくみから考えると，シナプス結合をそのつど変えることでネットワークが試され，必要なネットワークが残されることといってよいだろう．すなわち，脳は情報を取り入れ，シナプスの自己組織化によりニューロンのネットワークをさまざまに組み替え（これが試行），確認し，必要なネットワークを残すことにより，脳自体の構造を機能的に変えていくことができる．そしてこの情報の取りいれの大半は，さまざまな作業を通しておこなわれる．すなわち脳が育つしくみ（**表 2-2-1**）や脳の機能分担（脳のなかの地図）からすれば，脳を育てその機能を維持するには，日々生きるために必要な生活行為として，考えて手を使い，道具を操作し，意味や目的のある作業をおこなうことがもっともよい方法であることがわかる．

　生活のため思考したこと（脳で考えたこと）を，手で道具を操作し具体的に実行する．「手は外部の脳」といわれるように，手は脳と直接結びついたはたらきをする．手を機能的に随意に使用するには大脳のはたらきが必要であり，逆に手が巧緻的な動きをすることで大脳の発達がうながされる．手の使用と大脳の発達には密接な相関関係がある．

3) ニューロン，シナプスと作業

　これまでに述べてきたニューロンやシナプスと作業の関係を図で示すと，**図 2-2-5** のようになる．ニューロンは誕生後はごく一部をのぞき分裂増殖せず，シナプスの可塑性（形成，再生，修復，効果の変換）による自己組織化によって，脳の機能は発達したりダメージから回復したりする．

　ひとがくらしのなかでさまざまな作業をおこなうことにより，生理的活性作用にともなう神経栄養因子がニューロンの生存を支え，シナプスは維持されたり新たに形成される．一方，使用されないニューロンは廃用性萎縮から死にいたり，シナプスは脱落する．このように脳の機能の維持・発達は適度な脳の使用，すなわち作業活動に依存しているといえる．

　そしてなんらかの病的変化（神経変性疾患，脳血管障害，頭部外傷，その他）が脳に生じたばあい，一度死んだニューロンは再生しないが，リハビリテーションをおこなわなければさらに廃用性の機能低下は進む．リハビリテーションをおこなえば，ニューロンは再生しないが，シナプスの再生・修復，十分に使用されていなかった周辺のニューロンのシナプス形成などが

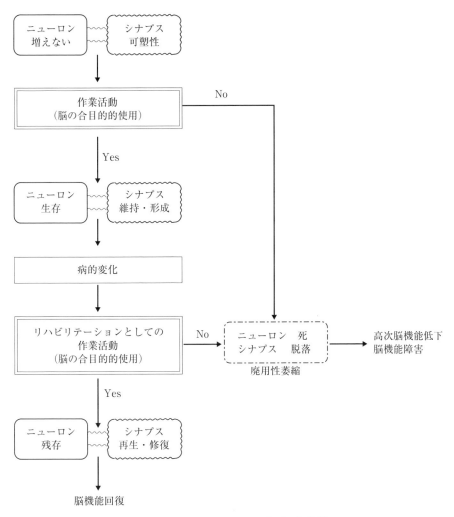

図 2-2-5　ニューロン，シナプスと作業

賦活され，機能しなくなったニューロンネットワークを代替するネットワークが形成される．それがリハビリテーションによる脳の機能回復と称されるものである．

　脳機能の発達や脳障害の予防・回復に，作業による脳の合目的的使用が重要な役割を果たしている．さらに，楽しいとか生きがいといった個人にとっての作業の意味や価値，取り組む気持ちが，脳の活性化に大きく影響する．

2・3　手と作業

　ヒトの前足（上肢）が足としての役割から解放され，手として使われるようになり，道具を作り，作った道具を使って作業をするようになった．他の動物にも前足を手として使う類はい

るが，つまむ，つかむ，もつ，にぎる，両手で道具を操作するといった細やかな手の使用ができるのはヒトだけである．特に拇指と他の指の対向性によりつまむ，つかむという巧緻的な動きができるのはヒトに特徴的なことである．そして手を使うことで，ヒトの脳は他の動物に比べて飛躍的に大きくなった．手の解放がヒトの進化の契機といえる．

ヒトは手を使って作業をすることで進化した．そして個としてのひとの発達は，手の機能の発達に大きく影響される．知的な作業や精神的な作業もあるが，ひとの生活における作業の大半は手を使用して，手の使用に支障があるばあいは手の代用手段により遂行される．ここでは，作業をする手と手で作業することの関係をみることにしよう．

2・3・1 ヒトの手と作業

ヒトの手が果たす役割は，一例をあげると**図 2-3-1** のように示すことができる．つかんだり，つまんだり，物の把持・把握，自分や物を支えるなどの運動器官，さわったり軽くたたいてみるなど対象を検知する感覚器官，対象との関係を確かめたり作りあげたりする対人行動器官，人や物を操作する操作器官，手話やジェスチャーのような表現器官と，実に多様な役割を果たす．

1）手は人間固有の道具

ヒトの手は，その細やかな動きと感覚，特に触れて確かめる触覚機能において，人間と他の動物を大きく隔てる人間固有の道具といえる（Charles, 1833）．そうした役割が担えるのは，触覚，圧覚，温覚，痛覚などの皮膚感覚だけでなく，対象の振動や動きなどを感知する深部感覚を含めた体性感覚全体のはたらきによるものである．視覚や嗅覚，聴覚などは，人間より鋭敏な感覚をもっている動物が多く存在するが，こと触覚に関しては，人間に勝るものはない．

ひとは手で道具を作り，その道具を手で操作することで，より効率的に作業をこなし，手で触れて対象の質感を感じとり，さらに細やかな作業をする．そして作業をすることで手の機能がさらに高まる．

2）手と脳

ヒトの脳は成人で約 1,400 g，その 1/2 は手を使うためにある．そのため手を使用すると，脳が機能するのに必要な栄養や酸素を供給するために血流量が増える．意図的な人差し指の屈伸だけでも，手の運動野で 30％，感覚野で 17％，左右の脳全体で 10％の血流量が増加するという．

また，手の使い方によって脳の機能する部位が異なり，順序のある運動は運動連合野，目的のある運動では前頭前野，器用な運動のばあいは小脳が機能する．たとえば，ピアノを弾くということを例にあげると，単に指で鍵盤を押すという段階（1本指奏の初期段階）は，大脳皮質運動野-手の筋肉-手の感覚受容器-大脳皮質感覚野-大脳皮質運動野という閉回路（**図 2-3-2** の

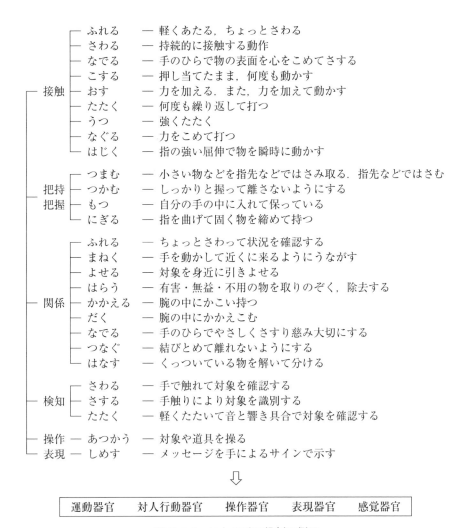

図 2-3-1　ヒトの手の役割の例示

A)のはたらきによる運動になる．そして，運動連合野-小脳-大脳皮質運動野-運動連合野の回路（**図 2-3-2** の B）がはたらくことで，記憶されている指の動きを再現できる．さらに，前頭前野が機能に加わる（**図 2-3-2** の C）ことで，動かしている手指の運動に基づいて，次の運動の修正ができ，リズムやテンポなど，自分の解釈を含んだ指の動きにいたる（山根，1991；1992；2007a）．

　こうした手と脳の関係を理解し，対象者にどのような声かけ（指示）をするかで，高次脳機能障害や感覚・運動系障害，中枢神経系の障害による運動機能の低下などの改善・回復を目的とするリハビリテーションを，作業を通して自然な形でおこなうことができる．

　手が機能するにはその動きを生みだす脳のはたらきが必要で，脳は手を使い作業することで発達する．

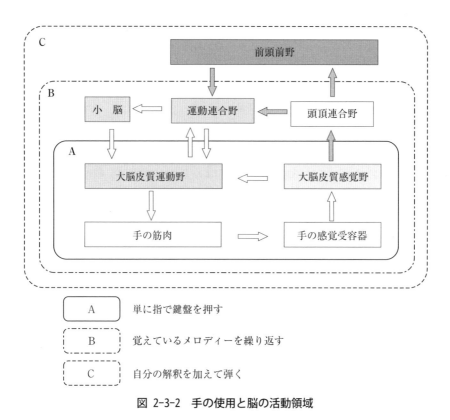

図 2-3-2 手の使用と脳の活動領域

人間の祖先の脳は約 450 g　　｝　脳の 1/2 は手を使うためにある
今の人間の脳は成人で約 1,400 g

手を使うと脳の血流量が増える
　　ex　人差し指の屈伸　→　手の運動野で 30% の血流量アップ
　　　　　　　　　　　　　感覚野で 17% の血流量アップ
　　　　　　　　　　　　　左右の脳全体で 10% の血流量アップ

手の使い方でちがう脳のはたらき
　　順序のある運動　→　運動連合野
　　目的のある運動　→　前頭前野
　　器用な運動　　　→　小脳

2・3・2　手のしくみと作業

　解剖学的な分類からすれば，手と身体の関係は，**図 2-3-3** のように示されるが，通常，私たちが「手を使う」というとき，肩から先のすべてをいうこともあれば，手首から指先，手のひら，指などをさすこともある．上腕のどの部位を手と表現しているかは，その状況に応じて使い分けられている．手は末端部ほど細やかな動きをし，手指の動きは手関節や前腕で，前腕は

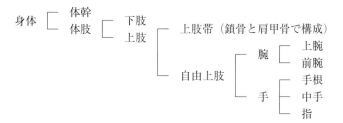

図 2-3-3 手と身体の関係

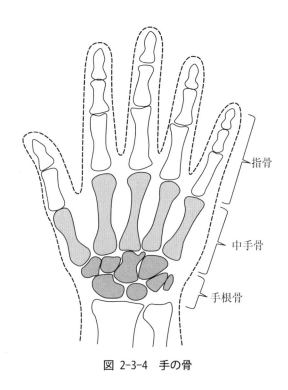

図 2-3-4 手の骨

肩関節で,上肢は体幹でというように,体幹を軸として身体の中心に近い部分が,そこから先の部分の動きを支えている.

1) 手首から先の手

上肢の先の部分にあたる手首から先方が8個の手根骨と5個の中手骨,そして14個の指骨の計27個の小さな骨が互いに関節で連結し協同して動くようになっている(**図2-3-4**).手指を曲げたり伸ばしたりする筋は25あり,大半は前腕部に,起始は前腕と上腕にあり,手背部は伸筋の腱だけ,手掌部(手のひら)には屈筋の腱と,指を開いたり(外転)閉じたり(内転),拇指や小指を対向させる手内筋がある.この骨と筋腱の構造が,図2-3-1に示すような運動器官としての細やかな動きを可能にしている.

手の皮膚は,手背部は手掌や足底以外のからだの皮膚と同じ特徴をもっているが,背側の指

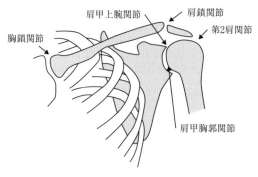

図 2-3-5 肩の関節

の先端には爪がある．手掌の皮膚はからだの他の部分の皮膚より厚く，指紋や掌紋とよばれる皮膚の隆線，そして手相を見るときに使われる溝や皺がある．紋は物をつまんだりつかんだりするときの滑り止めの役割をし，大きな皺や溝の下には関節があって手の曲げ伸ばしを助けている．

また手の皮膚は身体の他の皮膚に比べて感覚受容器の種類と数が圧倒的に多い．指先になるほど圧覚に対する閾値は高くなり触覚に対する閾値は低くなる．そして人差し指の先の感覚受容器は手のひらの約7倍，$1\,cm^2$に200余ある．手で触って対象の性質を把握する手触りの感覚器官として，ヒトの手は発達した．

2）前腕

前腕には橈骨と尺骨の2本の骨が肘関節から手関節まであり，橈骨は親指の根元に，尺骨は小指の根元につながっていて，さらに橈骨と尺骨は上端と下端で，上橈尺関節，下橈尺関節という関節を作っている．ドアのノブを回したり手のひらを上に向けたり（回外）下に向けたり（回内）といったことができるのは，この前腕の構造によるものといえる．

3）肩関節と上腕

肩関節は，肩甲骨と上腕骨からなり肩甲上腕関節という．肩甲上腕関節の周囲には鎖骨と肩甲骨で作られる肩鎖関節，鎖骨と胸骨で作られる胸鎖関節，上腕骨と肩峰の間の第2肩関節など，いくつもの関節がある．これらの関節（**図 2-3-5**）が，ヒトが手を挙げたり，頭の後ろで手を組んだり，頭上の物や前方の物に手を伸ばしつかむ，腕をぐるぐる回すなどあらゆる方向に手を動かすことを可能にしている．

2・3・3 手のはたらきと作業

手の基本的な機能は把握反射に始まり，5歳頃には，速度は遅いがほぼ目的にかなった使用が可能になり，15歳くらいで目的にそった使用ができるようになる（**表 2-3-1**）．

表 2-3-1 手の機能の発達

0〜2か月	把握反射（体重を支える）
	把握反応
5か月	5本の指すべてを使って物をつかむ（指の分離はまだ）
7〜8か月	親指，人差し指，中指の3指で物をつかむ
10〜12か月	親指と人差し指で物をつかむ
1〜2歳	つかんだり離したりはできるが，物との関係で時間的な遅れ
5歳	遅いがほぼ目的にかなった使用が可能
15歳	目的にそった使用ができる

```
速度 ：遅 → 速  ┐
運動 ：小 → 大  ├ 気持ちの強さに関係
力　 ：少 → 多  ┘
巧緻 ：緻 → 粗  ─ 気持ちの細やかさに関係
リズム：有 → 無  ─ 安心や快さに関係
```

図 2-3-6 手の動きと情動

　人間の手の動きは非常に細やかで，接触も触れ方により，図2-3-1で例示したように，「ふれる」「さわる」「なでる」「こする」「おす」「たたく」「うつ」「なぐる」「はじく」などがあり，把持把握も「つまむ」「つかむ」「もつ」「にぎる」，対象との関係性においては，「ふれる」「まねく」「よせる」「はらう」「かかえる」「だく」「なでる」「つなぐ」「はなす」，さらに対象を検知する「さわる」「さする」「たたく」，対象を操作する「あつかう」，思いを表現する「しめす」などのような多彩な使われ方がされる．

　そのため，手の使用は手の機能と同一化し，手の使い方が自分の気持ちを表現するとともに，気持ちのコントロールにもなるのである．速度，運動，力は「気持ちの強さ」，巧緻度は「気持ちの細やかさ」，リズムは「安心や快さ」に関係する（**図 2-3-6**）．

　2・3・2「手のしくみと作業」で述べたような構造を，ヒトはすべてもって生まれるが，2・3・1「ヒトの手と作業」で述べたように，手は脳機能やその発達と相関する．ヒトの手は作業をするために進化・発達し，作業することでより細やかなはたらきをするようになる．生得的にもって生まれた基本の機能と可能性を活かすには，誕生後の生育過程において手をどのように使うか，手を使う作業との関係に大きく影響される．

2・4　身体と作業

　ひとは自分の身体を対象化することがあるが，どこにいてもその自分である身体と離れることはできない．自分の身体を介して自分以外の世界と出合い，つねに存在としての身体を基盤

に外界と関わり，自己を実現する．見ること，聞くこと，触れること，すべての情報は自分の身体を通して得られ，それを知覚し，判断し，自分の意志を外界に表出することも身体を通してなされる．この自分と対象との関係を測る「ものさし」としての身体を育て，保ち，身体感覚を学習するうえで，作業が重要な役割を果たしている．ここでは，身体の発達，身体に対する意識，身体の機能と作業の関係を概観する．

2・4・1　身体の発達と作業

ひとは，立って歩き，手を自由に使い，考え，道具を作り，話すようになった．その結果，他の動物と比べて，特異的といえる発達をした脳をもつようになり，その大きくなった脳のために，哺乳類のなかでもっとも未成熟なまま誕生するようになった．ひとの子どもは生まれてから1年あまりかけて，やっと他の哺乳類の新生児に近づく．そのため進化の結果，生理的に早産をするようになった動物といわれている（Portmann, 1944）．進化にともなって生じたネオテニー化[*2]である．

この進化による早産の結果として，長い生物学的な幼児期をもつにいたったひとの神経系や筋・骨格系の基本的な構造と発達の方向は，個体と種族のいのちを守るようDNAにプログラムされている．そして未分化で大まかな自発的全身運動や反射運動を繰り返しながら，しだいに意図的な身体の使用がなされるようになる．

> 何気なく窓の外に投げたおもちゃが目の前から消えた．そのとき彼は，自分の手を使って物を投げる感じ，投げた物が窓の外に飛んでいって，その姿が見えなくなることに，新しい発見と驚き，不思議さ，うれしさを感じたようだった．
>
> それからしばらくの間，彼は手で持つことができる物は手当たり次第，窓の外に投げては，キャッキャッと大喜びする日が続いた．住んでいたのが集合住宅の4階だったので，下の階の皆さんから少しおしかりも…．私にとって，初めての子育てだったが，子どもの育つ姿に驚き，ふりまわされながら，自分が大人になることで忘れてしまった，自分の身体を使うことができる喜びを思いだしていた．
>
> 彼は少し前までは，つまんだり，つかんだり，パッと手を開いて持っている物を落としたりすることに夢中だった．そして投げることができるようになり，窓の外に投げると飛んでいって見えなくなることに夢中になっていたのだ．何かをクルクル回す，並べる，茶碗とコップの間で何度もお茶を移し替える．彼にとっては，その一つひとつが真剣な，しかも世のなかにこれほど不思議なことはないとでも思っているような作業だった．
>
> 　　　　　　　　　　　　　　　　　　　　　　　（わたしの子育ての経験から）

乳幼児期の心身の機能や構造の適切な成長と発達は，原初的遊び（という作業・作業活動）において，わくわくする，ちょっぴり怖いけどおもしろい，そんな好奇心をエネルギーに，身体が繰り返し使用されることで支えられている．そしてその生物学的な機能は成人してから

は，意図された運動，もしくは日々の生活を構成するさまざまな作業により維持される．身体を動かして何か作業を始めると，神経系に情報が流れ，筋肉が伸び，縮み，それによって関節が動き，心臓はその行為や動作に必要な酸素と栄養を含んだ血液を全身に送る．

ヒトに限らず動物の子どもは，成体になるまで，興味や関心，好奇心により，本書でいう原初的遊びという作業を通して，さまざまなことを学ぶ．そして，成体として生きるために必要な脳・神経系，筋・骨格系も，遊びを通して発達する．さらに成体になってからも，日々のくらし（生活）における作業が，成熟を助け，機能を維持し，衰えを防いでいる．

2・4・2　身体の意識と作業

1）身体図式と身体像

私たちは日常のくらし（生活）のなかで，安定した生活をおくっているときに，自分の身体を意識することはほとんどない．身体の位置や動きを意識しなくても衣服の着脱ができ，階段の高さを測らなくても上り下りができる．作業の目的が意識されれば，必要な肢位や動きがそれにともなう．これは自分の身体に関する空間知覚が無意識にはたらいているためである．この意識下で機能している身体の空間知覚を身体図式 body schema[*15]という．

身体図式は，過去の身体活動を通して脳内に形作られた「私である身体」の基本的な設計図にあたる．すなわち身体図式は，自分の身体を使うことによってフィードバックされた身体に関する感覚（主として体性感覚，第3章の図 3-1-1 を参照）から，手足などの身体の部位，その各部位のさまざまな姿勢や変位，さらに姿勢や変位をつくりだす自分の身体に関する表象である（Wallon, 1956）．それは決して他者の身体を見るときのように解剖学的な構造と一致しているものではないが，習慣的な恒常性をもっている．

同時に道具を使うときには，その道具を使ったしっかりとした体験があれば，道具は身体図式の延長として組み込まれる．その道具に延長する身体図式は，道具を扱い始めた瞬間から，その動かした結果を体性感覚を通して受けとることで，身体の空間感覚の広がりとして機能し始める．具体的には，運転し慣れた自動車のハンドルを握った瞬間から，車幅などを意識的に確認しなくても車両感覚がそのまま自分の身体図式に取り込まれ運転できたり，視覚障害者の白杖や職人が使い慣れた道具を手にしたときに，あたかも身体の一部のように道具が機能することを思いおこすとよい．

反対に朝の通勤・通学の時間帯の電車の中，学校に向かう小学1年生らしい一群とその子たちが背負っているピカピカのまだ新しいランドセルが，身体図式に取り込まれていない道具の例にあたる．お互いに話に夢中になって，あちこち話をする仲間の方を向いたり，話しかけるために電車の中を移動したり，本人が意識して身体を動かしても，そのたびに身体図式の外にある大きなランドセルは他人にぶつかり引っかかる．わたしたちの行動を支える身体図式は身

[*15] 身体図式 body schema・身体像 body image：序章の注[*3]を参照．

体のはたらきや大きさが変化する後を追って脳内に形成されるため，恒常性をもつとともに，使い慣れた道具を扱うときには，瞬時にその道具に身体図式が延長されるというリアルタイムな臨機応変さをもっている．しかし，小学生になったばかりの子どもたちにとって，背負ったランドセルは身体図式にうまく取り込まれないため，ランドセルを背負っていない身体像body image[*15]が立ち上がっているのだろう．身体像は意識して自分の身体を動かすときに，身体図式を基盤にしながら，今動かしている身体の体性感覚を通して受けとる情報により修正される．慣れないランドセルを背負ったとき身体を動かすたびに他人にぶつかったり引っかかったりする．乗り慣れた自動車からサイズの違う自動車に乗り換えたときに車庫入れ時や狭い路地でおこす接触事故，いずれも道具が身体像に反映されないために起きるものと考えられる．

身体図式と身体像の区別は英国の神経学者によるというが，入来らのサルに熊手を使わせたときのニューロン活動の変化の実験（Iriki et al, 1996）に対して，茂木が同一の結果を身体図式の延長（茂木，2001）や身体像の延長（茂木，2004）として説明にもちいたように，その神経機構は独立したものではなく意識のされ方によるものと考えられている．

2) 身体が意識されるとき

わたしたちが自分の身体の存在を強く意識するのは，通常は
・身体のはたらきや構造の変化が大きい思春期
・気持ちに身体がついてこないことを自覚する青年期後半から成人期にかけて
・鏡に映った老いを自分と気づいて寂しさを感じる成人期の終わりから老年期にかけて
など，発達の過程における実際の身体と自己の身体図式に差が生じるときである．それ以外には
・病気やけがなどで身体構造や機能に急激な変化が生じた
・なんらかの原因で自分の身体を受けいれることができない
ばあいなどであろう．

思春期の少年少女たちは，急激に変化する自分の身体に対して違和感があり，とまどい，もてあます．それは発達に追いつかない身体図式と現実の身体とのずれであったり，自分が抱いているこうありたい自己の身体像と現実の身体との差異への気づきによるものである．思春期の摂食障害 eating disorder の原因の一つでもある．少年少女たちは，自分が描いている自分の身体のイメージと他者の身体とを比較しながら，現実の身体の受け入れに抵抗したり，変わりゆく自分の身体を確認するかのように，叫んだり，踊ったり，激しい動きに身を任せる．ときには身体に化粧やタトゥー，ピアスなどによる加工を施したり，身体を隠すファッションやモードに夢中になる（鷲田，1995）．

青年期を過ぎて成人期を迎えるようになれば，いつの間にか気持ちについてこなくなった自分の身体にやむなく従うようになる．今ある自分の身体を受けいれるようになる．老いを迎えても，変わりゆく自分の身体にいつまでも加工を施し続ける者もいるが，多くは受け入れと同時にその機能を維持するための活動を始める．

病気やけがが原因の身体の異常の例に，事故による手足の切断などがある．切断事故においては，「脳の中の幽霊」(Ramachandran et al, 1998)と称されるように，実際に事故で手足を失った多くの人たちに，失った手足があるかのように身体を支えようとして転倒したり，水を飲もうとして実体のない手でコップをつかもうとしたりといったことがみられる．この習慣的恒常性として残っているイメージの手足は幻肢 phantom limb とよばれ，身体図式が再修正されるまでしばらくの間生活に支障をきたす．

そのため手足の切断事故に対するリハビリテーションでは，術後すぐに仮の義肢が装着されるようになった．そのねらいの一つは，手足を失うという身体形状の急激な変化による，現実の身体のはたらきや構造と脳が記憶している自分の身体図式との差異から生じる混乱を少なくすることにある．もちろん，時間の経過につれて身体図式が再修正されると，この幻の手足は消えていく．しかし，仮の義肢を術後早期に装着することで，この混乱も少なくてすむという．

身体のはたらきや構造に支障はないがなんらかの原因で自分の身体を受け入れることができない例に，顔面のアザや火傷によるケロイドなどがある．その「普通でない」見た目をもつ人々の揺らぎを描き出したルポルタージュ（石井，2001）は，自己の身体への違和感，コンプレックスなど自分の身体への過剰な意識と葛藤をそのまま表している．

発達・成長の過程で自分の身体に違和感があるとき，病いや事故により失われた身体の機能や構造の変化を受け入れるとき，外界への防衛として自分の身体の感覚から逃避しているとき，現実の自分を支える自我の基盤の回復は，「わたしである身体」を適切に意識し受けいれることから始まる．そのばあい，目的と意味をもつ作業をその人自身がおこない，自分の身体を意識することが，自己の受容や同一性，自己肯定感の確立を援助する．

こうした葛藤状態に対して，心の問題が大きいばあい，森田は気分本位にならないようにと説く（森田，1975）．具体的には，気分はともかくそのときしなければならない行動，すなわちそのときに目的と意味があり，しなければならない作業をすることが心を整えると説いている．

3) 身体が意識されないとき

自分が健康で大きな支障もなく暮らしているときには，生活における大半の行為・動作は，反射活動や習慣的なものとしておこなわれる自動的な活動で，自分の身体を強く意識することはない．そうした意識する必要がないばあいとは対極的な形で，身体が自分としてしっかりとした感じをもって意識されないばあいがある．

ひとつには自分の身体が受信している感覚から防衛的に逃避しているばあいである．たとえば統合失調症のように現実世界との意味ある関係が保てなくなるとき，ひとはその主観的身体を自分ではないと感じたり，自分の身体を使いながら自分がしているという実感がなくなったり（離人体験[*16]），自分の身体を人格を包む鎧のようなものに変じ (Minkowski, 1953)，外界からの刺激を遮断して，脆く侵襲されやすい自我を守ろうとする．

[*16] **離人体験**：序章の注*2を参照

また大きな精神的疲労や気がかりなことがあるときにも，自分の身体は意識されないことが多い．意識がむくほどゆとりがないためであろう．さらに意識されないというより，違和を感じた自己の身体への強い意識がその強さゆえに抑圧され，意識から遠ざけられ別な意識がもたれることがある．摂食障害 eating disorder にみられる極端なやせがその例である．身体のふくらみが消え，骨が浮き出るほどやせながら，自分の存在，命をかけて食欲を抑制しているかのような神経性無食欲症 anorexia nervosa（山根，2002；水島，2001）などがそれにあたる．

2・4・3 身体と作業，そして脳

身体の動きは，脳の情報処理システムから出される運動の指示によりコントロールされる．そして身体を動かせば，筋から感覚情報と関節の動きや肢位などの体性感覚情報が脳にフィードバックされる．さらに身体の動きの影響を受けた環境の変化は，視覚情報や聴覚情報として脳にフィードバックされる．

1）感覚情報のフィードバック

作業活動の多くは，身体を動かし，特に手で道具を操作して対象にはたらきかけるもので，その感覚情報フィードバックは**図 2-4-1** のようなモデルで示すことができる（山根，2008a）．この目的にむけた合目的的な身体の使用が，自ずと身体の機能を維持し改善する．身体を動かすことで，呼吸，心肺機能がはたらきを増し，循環器系がその機能を高める．代謝や自律神経系，内分泌機能も賦活される．機能維持のための特別なメニューをこなさなくても，私たちの日々のくらし（生活）が適度な運動の持続となり，身体の基本的な機能を保つ役割をしている．

そして，ひとは，自分である身体によって直接自分を取り巻く環境や対象物に触れる．触れることで対象を認識し，自分の身体を感覚し，自分の存在を認識する．

2）内部情報と外部情報

ひとが自分自身の心身の状態や自分が今おかれている状況（環境や対象物との関係）を知るための情報は二つある．一つは，自分の心身の状態や動きなど自分自身に関する情報で，内部情報という．内部情報には，心血管系や呼吸器系，消化器系，尿路性器系などから送られてくる内臓情報と，筋や腱，骨膜にある感覚受容器からの筋感覚情報（深部感覚と称される体性感覚情報）と，内耳から脳神経連絡で入力される前庭覚情報（特殊感覚情報）とがある．もう一つは，自分がおかれている環境や対象物の特性に関する情報で，外部情報という．

内部情報と外部情報は，すべて身体を介して脳に伝えられる．内部情報は，脳幹，視床下部，自律神経中枢に伝えられ，環境や対象に関する外部情報は，それぞれの感覚の一次皮質，二次皮質に伝えられる．伝えられた内部情報と外部情報の関係，それらがどのように伝えられ処理されるかを簡略に模式化すると，**図 2-4-2** のように示すことができる（山根，2008b）．

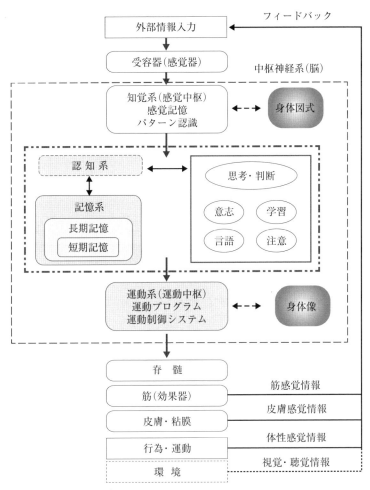

図 2-4-1　感覚情報フィードバックモデル

3) 知覚のカテゴリー化

　二つの情報は，中隔核・扁桃体・海馬などで，過去の体験情報と照合され，自分の状態とおかれている状況，見えているものが何かといった判断が可能になる．この自分が今ある状況や体験したことをどのように括るか，状況や体験の括りを「知覚のカテゴリー化[*17]」（Edelman, 2004；山根, 2005）という．

　内部情報と外部情報が正しく入力されない，情報を判断するこれまでの体験が歪んだものである，歪んだ認識による記憶，などのばあいには，適切な知覚のカテゴリー化がなされない．同じ状況下にあっても，知覚のカテゴリー化は個々によって異なり，それぞれの対処行動を大

[*17] **知覚のカテゴリー化**：知覚のカテゴリー化は，感覚系と運動系の相互作用で形成されるもので，環境からの感覚情報と身体の自己情報を意味あるものとして再構成することをいう．たとえば，ある物のさまざまな情報から，それをリンゴであるとか机であるといった意味ある物として認識すること，また自分はそのリンゴを食べようとしているといった自分と対象の関係などを認識することをいう．

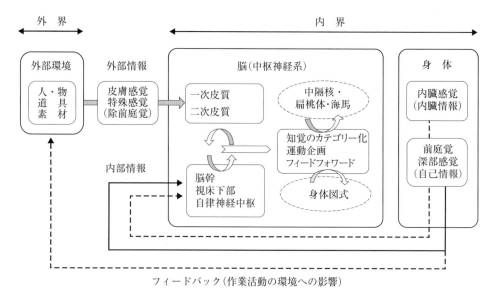

図 2-4-2　身体・作業・脳

きく左右する.

　内部情報と外部情報から自分の状態やおかれている状況を判断する尺度は，自分がこれまでの生活において，日常生活活動（ADL）や仕事，遊び，とさまざまな目的のある作業をおこなった経験により蓄えられたものである．

　自分自身の状態を知る内部情報も，自分がおかれている環境や対象との関係を知る外部情報も，いずれもわたしである身体を介して，わたしの身体の一部である脳に伝えられる．その二つの情報から自分の状態と自分がおかれている状況を判断し，どう対処するかが検討される．対処が決まると，身体を通して実行し，それにともなう自己の変化や外界の変化がフィードバックされ，適切な対処がおこなわれるように修正される．

　病気になり数日ベッドで過ごすと，日々，くらし（生活）のなかで身体を使っていることがどれほどその機能の維持に役立っているかがよくわかる．

2・4・4　「ともにある身体」の確かめ

　本書のはじまりの章で述べたように，予期せぬ「やまい」や「しょうがい」により，ひとは，現実生活との関係を閉ざされ，他の人たちや仕事など，生活世界のモノやできごととのかかわりを失う．ときには，自己の身体との関係まで危うくなることがある．

　ひとがふたたび，「やまい」や「しょうがい」により失った生活とのかかわりを取りもどす試みは，自分の身体が「我が（思う）まま」に動いてくれるかどうか「自己の身体の確かめ」から始まる．そして，我が身が「ともにある身体」としてリアルな存在になることで，あるべき生活の回復もしくは新たな生活の再構築が始まる．身体を通して，すなわち作業にともなう五

感を確かなものとして体感し，感知し，主観としての自己との相互関係として対象を認識することで，私たちは「いま，ここ」にある自分を確認する．それは，閉ざされていた自分以外のモノ，自然，周りの人々，コト，時間，生活との関係性の回復のプロセスといえる．

そのプロセスは，自己と身体の語らい，自己と生活との語らいといえよう．五感を通して自分の「からだの声」に耳を傾ける身体の確かめには，作業をすることが自己と身体の語らいを助け，現実生活との関係の取りもどしには，作業をする「ともにある身体」が自己と生活との語らいの助けとなる．

「わたしである身体」に違和感や異常が生じたときには，意識して身体を使い，自ら外界にはたらきかけ，そのはたらきかけに応じた外界からの反応を感覚・知覚することにより，「私」を取りもどすことができる．

　　中学生のとき，事故で意識を失い数週間の入院生活をおくったことがある．やっと意識が回復したとき，最初にしたことは，手指を曲げてみたり，自分の身体を触ってみたりだった．そしてコップを持ってみる，立ち上がってみる，外に出て頬に風を受けながら歩いてみる．自分の身体が思うように動いてくれるかどうかを確かめていた．
　　立てる，歩ける，その身体の動きからあふれ出す筋の運動感覚，自分の身体の動きに対する感覚的な喜びは，不安な思いを取り払い自分が生きていることを実感させてくれた．
　　　　　　　　　　　　　　　　　　　　　　　　　　　　　　（中学生のときの体験）

　　Nさんは，統合失調症で20歳過ぎから30年あまり入院していた．ありあまる時間のなかで，味わうこともなく飲み込むように食事をすませると，いつもの部屋の隅で，じっと座り込んで一日を過ごす．
　　暑さ寒さ，季節の移り変わりにもまるで気づかないように，じっと自閉の殻にこもっていたNさんに，私が声をかけに行くようになって3週間，ただ一緒に散歩に出て帰るだけのかかわりが続いていた．
　「今日は暖かい風が吹くね」
と歩きながら話しかける私が感じている感覚も，彼には知覚されていないかのようだった．
　　少し歩くと汗ばむようになったある日，畑の縁に植えてあるいちごが赤く色づいていた．もぎとったいちごを手渡し，自分も口にした．まだ熟れきっていないのか，さわやかないちごの酸味が口中にひろがった．Nさんも口をすぼめている．
　「すっぱかった？」
　　首を縦に振りながら，少し笑って「…家の…畑に…植えてありました」
　　それからの散歩は，道ばたの野花や空の雲が話題になった．Nさんの子ども時代の生活などがポツポツと話された．私も自分の子どもの頃の体験を思いだして話した．
　　そうして秋，私たちは小さな畑の隅を耕し，大根の種をまき，水をやり，その間引きをする頃にチューリップの球根を植えた．話すことをやめてしまったようにみえていたNさんに，ことばが戻り，失っていた日々のくらし（生活）が少し戻り，長年看護してきた人たちを驚かせた．
　　　　　　　　　　　　　　　　　　　　　　　　（無為・自閉といわれたNさんとの経験）

事故に関連した経験は，失われた自分と「わたし」の，五感による確認だった．Nさんとの経験は，五感を介した生理的共通性を基盤としたコミュニケーション（3・4・1「共有性―体験をともにする」参照）と，五感を介した現実生活とのかかわりの回復の経験であった．一人の人間が時間を共にしたことの意味もあるだろうが，共に歩き，風にふれたこと，いちごの甘くすっぱい味に閉ざされていた感覚が目覚め，五官にはたらきかける外界の刺激に安心して身を任せられるようになったことなど，双方のヒトとしての生理的共通性という身体性を介した共有体験がNさんに，閉ざした気持ちを開く気持ちにさせたのであろう．いずれも作業により身体をはたらかせたことで起きたことといえる．

2・5　こころと作業

　心身の病いや障害がありながら自らのくらし（生活）を取りもどそうとする人を支えるとき，その人の心のありよう，その個人の主観的主体の状態が，効果すなわち援助が役に立つかどうかに大きく影響する．心とは何か，作業との関係について少し考えてみたい．

2・5・1　こころと脳

　心とは何か？　脳の統合的なはたらきであることに疑問はない．きっとそうだろうと思う．しかし，心はどこにあるかと聞かれれば，頭より胸の奥深くを指さしている自分がある．ホムンクルスという非科学的な存在を否定しながら，意識をさぐる過程にメタ認知的ホムンクルスという概念が再びもちいられたように，こころの存在も，ニューロンネットワークという脳の機能・構造だけでは納得しにくいことが多い．

> 　　　山路（やまみち）を登りながら，こう考えた
> 　　　智に働けば角が立つ
> 　　　情に棹させば流される
> 　　　意地を通せば窮屈だ
> 　　　兎角に人の世は住みにくい
> 　　　　　　　　　（夏目漱石「草枕」より）

　夏目漱石（1867～1916）の『草枕』の冒頭である．初出は「新小説」で1906（明治39）年9月に出版された．ひとはいろいろなことに思いを馳せ，怒り，悲しみ，喜び，感じる．深い喪失の悲しみから立ち上がり，現実と相対し，ふたたび生きる喜びを取りもどす．そこには，脳の機能・構造という生理学的理解を超えた，ひとのこころのはたらきがある．
　こころはひとのあらゆる精神活動の基になるものとされ，精神活動は知・情・意に分けて示されることが多い．「知」は知識や知性，道理，分別などに相当する領域で，「情」は感情や人

情, 気持ち, 情緒などに相当する領域,「意」は意志や意図, 意地などに相当する領域とされる. こころの座やこころとは何かということについての科学的追究は哲学者と脳研究者にゆだねることにするが, わたしたちはひとのこころの発達, こころのしくみや作業とどのように関連があるのだろうか.

2・5・2　こころの発達

　生まれたばかりの赤ん坊は, 自他の区別や自分の心身も未分化な発達状態で, 本能的に命を守る行動をとっている. 感情がそのまま行動となり, 腹が空いたり, おしめがぬれれば泣き, 満たされればうつうつとした眠りにもどる. この未分化な状態で身の安全と安心が保障されるとき, ひとの心の奥深くに, 自分がいる世界を信じる, 世界との基本的な関係のありよう (Erikson がいう「基本的信頼と不信」) が芽生えるのだろう.

　本能によって命が守られながら, 神経系や筋・骨格系が発達するにつれ, 自分以外の対象を自覚するようになる. それは自己との出会いのはじまりでもある. そうして, 泣けば魔法のように希望がかなう魔術的な有能感に満たされた世界から, 一歩ずつ自律の世界へと踏みだす.

　心の芽生えの時期には, 具体的な作業を通してより, 絶対的依存関係のなかで体験されることのほうが優位にはたらいている. そして自分の意志により何かをおこなうようになると, 自分の意志と他人の意志のぶつかり合いにより, 自己の影響性の限界を自覚するようになる (現実原則の発達). それは自立のはじまりである. そして, 家族という保護的な枠の外で他の子どもと遊ぶようになり (社会的交流のはじまり), 小学校に入学すると, 仲間と共にいる喜びと同時に競う対象として他者を意識するようになる. さらに思春期になれば, 自分をよく見せたい, こうなりたいという自我の欲求が高まり, 揺れ動く自己の肯定と否定の狭間で有能感や劣等感を意識するようになる.

　こうありたいと思う自我理想とのせめぎ合いのエネルギーとして, 劣等感が自己に内在化されることで, 自己の確立や自己の肯定へとつながる. その間, ひとは物心つきはじめたときの「これなあに？」とは大きく違う第二の「これなあに？」をおこなう. 正義とは何か, 友情とは, 社会とはと問いながら, 自分が置かれている現実社会のなかでどのように生きていけるのかを考える. 自己肯定がうまくいけば, 自他の安定した関係が生まれ, うまくいかなければ, 自分の気に入らない欠点にばかりに目をむけ, 自分自身を卑下し, ときに他者との比較により生まれる妬みや羨みは合理化されたり,「だから私はだめ」と現実から逃避する言い訳にされたり, 神経症に陥ったりすることもある.

　このようにしてできた自分や世のなかに対するその人の受けとめ方, かかわり方が, 日々のくらし (生活) に影響している. 心の思春期の時期には,「自分とは」という自己同一性の揺らぎが, 具体的な作業を自分の身体をもちいて実行することによる現実見当を通して, 生活世界のなかで少しずつ形になってくる.

2・5・3　こころのしくみと作業

　心も身体の運動と同様にニューロンの発火により生じる．外部からの刺激による発火であろうと，内部に生じた自発的発火であろうと，ニューロンの発火がなければこころは生じない．しかし，脳のどこにも，ニューロンにも心はない．こころは脳という複雑系のシステムによって生みだされる脳内現象といえる．リンゴを見て「美味しそう」と思う．リンゴを思い描いて「食べたい」と思う．この「わたしが思う」という主観的な現象が心を表している．

　フロイト Freud が示したエス（イド），エゴ（自我），スーパーエゴ（超自我）という心的装置論（Freud, 1923）を脳のしくみや機能に照らしてみると，エス（イド）は視床下部から大脳辺縁系を中心とした情動脳のはたらきによると思われる．そのエス（イド）の本能的ともいえる情動を倫理観により抑えるスーパーエゴ（超自我）は，理性脳とよばれる大脳新皮質の大脳連合野のはたらきを表している．そして外界と調和して生きるはたらきをするエゴ（自我）の現実的な行動は，感覚運動野の機能といえる．

　一見関係なさそうにみえるひとの心と作業．しかし作業は，ひとの心が生まれる過程で，他者との関係の基盤や自己の確認，自己の確立などにおいて，欠かすことのできない具体的な体験の場をつくってきた．そして，萎え衰えかけたひとの心を支えるときに，作業はふたたび大きな助けとなる．主観的な「わたしが…と感じる」「わたしが…と思う」というこころは，作業による経験と深く関連する．経験する能力がこころの発達やはたらきにとって必要条件であり，その経験の基盤は作業にともなう身体性にある．作業をする身体に起きるさまざまな感覚から，ひとの「情」がわき起こり「意」となる．そうした経験の積み重ねがあって，「知」が育ち，いろいろなことが理解できるようになる．その「知」の育ちにより，不安や葛藤，苦しみ，怒りなどのネガティブな「情」に左右されず，物事を思慮深く洞察できるようになる．それがさらに「情」を豊かにする．

　また，心の通い合いがまだ生まれていない出会いやかかわりにおいては，作業に関連する物が，「ひと」と「ひと」との心の距離を適度に保ったり，ひとの心の内を表したり伝えたりといった大切な役割を果たす．

　　　　　　　　　　　ひとと作業活動

　　　　　なにも　したくないとき
　　　　　なにも　できないとき
　　　　　ひとは　ただ歩き
　　　　　ひとは　ただ土をこね
　　　　　ひとは　音に身をまかせる

なにをしているの　と聞かないで
　　紙を切る　サクサクと
　　アートナイフで　紙を切る

　　なにもしたくないから　できないから
　　歩き　土をこね　音に身をまかせ
　　ただ紙を切る

　　ひとは　活動を楽しみ
　　ものを創り　歌い　描き　表す

　　ひとは　自らがおこない
　　話し　伝え　いとなみ　日々を暮らす

　　ひとが　楽しみ　おこなうとき
　　萎えたこころとからだに　力がよみがえる

〔作業療法の詩（山根，2007b）より〕

2・6　学習と作業

　脳の発達（2・2「脳と作業」参照）でみてきたように，ひとは未成熟なまま誕生する．それはひとの学習の質と可能性を保障するネオテニー化という未熟さであった．記憶されている経験に基づいて新しい知識や技術を学び，必要なものを新たに記憶に加えていく．この精神・身体の発達を広く学習といい，ひとは学習することによって，より複雑で適応的な行動がとれるようになる．発達の初期にはその学習のすべてが，成人してからの学習もその多くは，具体的な作業を介した経験によりなされる．

　経験がなかったり，または興味がなくて，あることを知らない・わからないという状態から，知りたいと思い，見聞きして「しる」から「わかる」「できる」という実際に身につく（習熟する）までの過程と作業活動の関係について考えてみる（**図 2-6-1**）．

2・6・1　「しる」「ならう」「してみる」

　幼児期の原初的遊びによる自然な学びを終えた後の，何かを「知りたい」という学習の初期段階は，自分が興味や関心を抱くかそれを学ぶことが必要と思うことが学習のきっかけになる．その時点では，いかに好奇心があるか，知ろうとする意志や意欲があるか，といったことが学

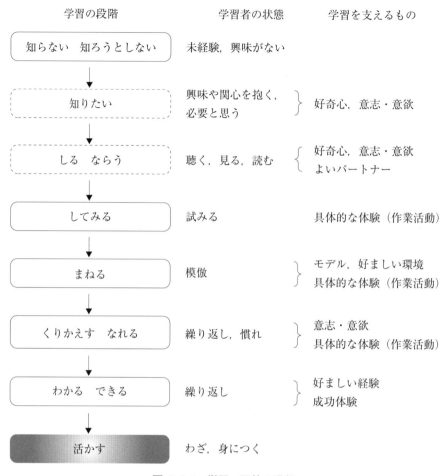

図 2-6-1 学習，習熟の過程

習を支える．そして，聴く，見る，読むことで知識を得ることから学習が始まる．この「しる」「ならう」という段階では，好奇心や意志・意欲に加えて，よいパートナー（教師や仲間）の存在と自分の内的環境（心身の健康など）や外的環境（物的環境，物理的環境）が適切であることが学習を助ける（効果的な学習の条件については7・1「作業が活きる条件」参照）．学習のはじめにあたり，知識を目や耳から取り入れることから始める人もいるだろうが，実際に「してみる」という作業体験によることが，「しる」「ならう」ことを飛躍的に助けてくれる．

2・6・2 「まねる」「くりかえす」「なれる」

「しる」「ならう」から「わかる」「できる」ようになるには，自分で実際に目的や意味がある作業を「してみる」ことから，適切なモデルを「まねる」（模倣）ことを「くりかえす」ことが必要である．その模倣による基本の繰り返しにより「なれる」，基本形ができるということは，ある身体の動きに対し，身体の空間知覚が適切に機能するようになることを意味する．模倣が

繰り返され「なれる」と，しだいに創意工夫が始まり自分なりの方法が生まれてくる．スポーツのイメージトレーニングを考えるとよい．イメージトレーニングは，具体的な経験を繰り返して，その運動における自分の身体の空間知覚が適切に機能するようになった者だけにできることである．

2・6・3 「わかる」「できる」ネットワーク

頭でわかったこと（知識）を身体で「わかる」（習得），「できる」（技術）ようになる過程においては，そのことに関連した実際の作業をおこなうことで，「ああ，そうか」とか「これでいいんだ」という体験がなされる．この体験は，脳内に「できる」ネットワークを形成する（2・2「脳と作業」参照）．

> 私が小学生の頃（1950年代半ば），自転車はそう簡単には買ってもらえない高価なものだった．田舎の町に一軒しかなかった自転車屋さんの前を通りながら，いつか乗ってみたいと，機械油で黒ずんだ床に組みたてて並べてある新しい自転車を見ていた．同級生だった自転車屋さんの女の子は赤い自転車に乗っていた．その子がうらやましかった．
>
> それは9歳の誕生日だった．母が「今日は帰ってきたらいいものがあるよ」と，学校の行きがけに言った．何があるのだろう，その日は時間が経つのがいつもより遅く思われた．いいものって何だろう．学校が終わるのももどかしく，急いで家に帰り玄関の戸を開けると，土間に自転車が置いてあった．中古の青い色の小さな自転車があった．結核で入院していた父に代わって働く母，その母がやっと買えたのが中古の自転車だったのだ．中古の子ども用の自転車といっても，当時は母の収入の1か月分あまりする買い物だったように思う．家の経済事情がわかっていたので，一度も，自転車が欲しいとねだったことはなかったのに．
>
> それから，毎日のように，大家さんだったたばこ屋のお姉さんに荷台を支えてもらって，何度も転びながら自転車に乗る練習をした．そしてだれでも体験したことだろうが，何度もうまく乗れずに足をついていたのが，ある瞬間から倒れずに走れるようになることがある．
>
> 「これでいいんだ」と身体が覚える．その後は，難なく乗れるようになり，一度乗れるようになると，何十年経っても自転車の乗り方を忘れるということはない．あの青い小さな自転車で覚えた乗り方を．
>
> （自転車に乗れるようになったときの経験）

自転車に乗りたいという思いに支えられ「してみる」「くりかえす」．ああこれだという確認ができたときに，脳と身体の開放システムのあるパターンが，ニューロンのネットワークとして脳にできあがる．特定の神経回路のパターンが，ニューロンのネットワーク形成により潜在的に保持され，同じ刺激があれば，同じ神経回路が興奮し機能するようになる．それが，身体

で「わかる」「できる」ようになることである．

　古い教育といわれた日本の伝統的な「わざ」の継承にも，この「ならう」「してみる」「まねる」「くりかえす」ということが重要な意味をもっている（生田，1987）．徒弟制度という古いしきたりがあるが，「形より入りて，形より出る」習熟の過程は，学習の基本といえよう．形より出るということは，模倣したものを超えて自分の新しい「わざ」を身につけ，「いかす」ことができるようになることである．

　技術者が何かを創るとき，本当に独創的な技術者は理論や数式やことばによらず，目的とするイメージをこころに描き，そのイメージによって創りあげる．その熟練者が蓄積してもつ直感的なセンスあるいは「勘」を，技術史家のファーガソン Ferguson は「技術屋の心眼（マインドアイ）」という表現をした（Ferguson, 1992）．こうした芸術的な職人技とみえるものは，基本的な才もなくはないが，その才の上にわかろうとする現象をじっと繰り返し眺め，「ならう」「してみる」「まねる」「くりかえす」を反芻しているうちに，その現象にある物事の真実が見え「身につく」ものである．そこには具体的な作業を通した感覚が重要なはたらきをしている．

2・6・4　「あらわす」「だす」—学習の確認

　「ならう」「してみる」「まねる」「くりかえす」「なれる」「わかる」「できる」という，具体的な作業を通した学習が，私たちの生活と新しい文化，進歩を生みだしている．「しる」「わかる」過程で見聞きし体験したことが本当に身についた「できる」になったかどうかの確認の過程においては，「してみる」という試行・探索よりさらに積極的な「あらわす」「だす」（出力）ということが必要である．「あらわす」「だす」という出力をともなうことで，学習が学習としての本来の意味をもつ．

　出力をともなわない学習は，真の学習にはあたらず，その出力とは学習した作業を具体的に遂行することをいう．そうした意味で学習は，その「しる」段階から「できる」「いかす」段階まで，作業の遂行ということが重要な意味をもつことがわかる．

2・7　コミュニケーションと作業

　自分の気持ちを伝え，対象の気持ちを知る．コミュニケーションはどのような要素によって成立するのか，そしてその手段としてのことばの成りたちと作業について概観する．ことばの補完機能としての作業に関しては，3・2・4「投影性—気持ちがあらわれる」，3・4・1「共有性—体験をともにする」，3・5「作業がつくる場の力」，7・2・4「五感の共通性，共有体験，類似体験」，7・2・5「物の扱いを通して気持ちを伝える」を，対話型治療における「ことば」と作業をもちいた治療における「作業」の対比と統合に関しては，6・3「ことばと作業」参照されたい．

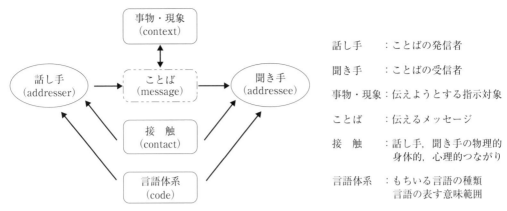

図 2-7-1 言語活動が成立する基本的要素 (鈴木, 1996 より改変引用)

2・7・1　コミュニケーションのしくみ

　ことばは，わたしたちが知覚したり経験していること，人間の意志やいとなみとは関係のない自然現象など，いずれも境界のない連続した事象や事物を，あるまとまり（意味範囲）ごとに区切ったり括る記号である（丸山，1994；鈴木，1996）．私たちが，感情，意志，考えなどを伝えあうためにもちいる意味記号としてのことばは，社会的黙契（鈴木，1996）と称されるように，ある社会（文化をもった集団）における社会的慣習である．

　その事物や現象を表す意味記号としてのことばが，お互いの気持ちや考えを伝えるコミュニケーションの道具としてその機能を果たすには，いくつかの条件がある（Jakobson, 1980；鈴木，1996）．話し手 addresser と聞き手 addressee がいて，伝えようとする事物・現象 context と伝える「ことば message」，これらが言語行動の成立に必要な要素である．

　そして，音声としての「ことば」をもちいるばあい，音が伝わる物理的つながりと聴覚や発語機能など身体的に大きな障害がないこと，さらに話し手と聞き手がお互いに聞く姿勢がなければコミュニケーションは成立しない．この物理的，身体的，心理的要素が接触（contact）である．またお互いがもちいている言語が同じであること，お互いの使用していることばの表す意味範囲に大きな違いがないことが必要である．それが言語体系 code にあたる．鈴木（1996）の図を参考にそれらの関係を示すと，**図 2-7-1**のようになる．これらの条件がそろうことで初めて，交わされる「ことば」がお互いの気持ちや考えを伝える機能を果たす．

　日々のくらし（生活）の事象や事物を表すことばも，ことばで区切られる範囲，区切り方も，そのことばが使われる社会の文化や歴史，さらに個人の生活史の影響により異なる．時代の移り変わりにより，新しい事象や事物が生まれ，その新しい事象や事物を表す共有の意味が必要になったとき，また事象が変化しそれまでのことばではその意味を十分に表すことができなくなったとき，新しい意味記号（ことば）が生まれる．

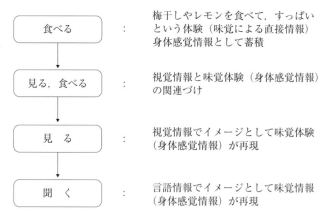

図 2-7-2　直接情報がイメージ情報となる過程

2・7・2　言語機能と作業

　ヒトはことばや文字などの言語を使うことで大きく進化した．言語がお互いの思いを伝えることができるようになるには，どのような過程があるのだろうか．

1）直接情報がイメージ情報になる過程（図2-7-2）

　初めて梅干しやレモンをかじり，すっぱいという味覚が直接情報として記憶される．そしてそれが視覚情報と関連づけられることで，見る（視覚刺激）だけで，すっぱいという感覚がイメージとして再現されるようになる．さらに梅干しやレモンという具体的な対象，すっぱいという性質がことばによって分節されると，「青いレモンをカリッと噛んだとき…」と聞くだけで，まるで自分がすっぱいレモンを噛んだかのように，思わず耳の下あたりがぞくっとして顔をしかめる．

　このようにわたしたちの意思伝達（コミュニケーション）は，五官（感覚受容器官）と感受される五感（図 3-1-1 参照）の，ヒトとしての生理的共通性を基に成りたっている．メルロ・ポンティ Merleau-Ponty がいう間身体性 intercorporéité[*18]による類似体験である（Merleau-Ponty, 1960）．作業療法では，このことばの基である身体感覚レベルの共通性を活かしたコミュニケーションが大きな役割をもつ．

2）胎児期から蓄積される直接情報

　この直接情報はすでに胎児の時期から機能する．現実から非現実への移行の狭間でむずかる入眠時の乳児に，わたしたち大人には雑音にしか聞こえない胎内音のテープを聞かせると，静

[*18] 間身体性 intercorporéité：他の人がレモンをかじっているのを見て，思わず自分も耳の下あたりがぞくっとして顔をしかめるといった体験がある．ひとの身体感覚（五官によって感受される五感）の生理的な共通性に基づいて感受される一体感で，そのような二者間の身体性を通した関係性を表す Merleau-Ponty の概念．

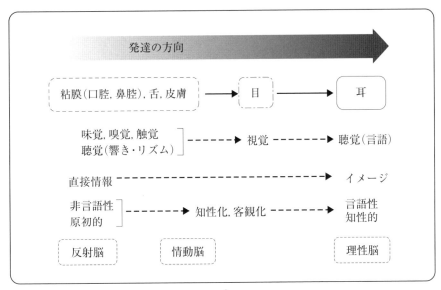

図 2-7-3　情報入手器官と情報の種類

かに眠り始める．

　温かい羊水に包まれ，すべての栄養と安全を母体にゆだね，自他の未分化な時期を過ごす胎児期．母親の心臓の鼓動などの胎内音，リズム，体温といったものが，もっともプリミティブなコミュニケーションの共通情報として，私たちの深い記憶の底に蓄積される．その安定していた胎児期のなじみの感覚（直接情報）である胎内音が，乳児に安心感を与えるためと考えられる（3・3・2「身体性―からだを使う」参照）．

3）伝達手段の基礎情報

　乳児が何でもなめたりかじったりするように，身体感覚を通した基礎情報の蓄積は，生命に直接関係が深い味覚や嗅覚といった近感覚（劣等感覚）に始まる（**図 2-7-3**）．そして運動機能や神経系の発達にともなって，味わい，嗅ぎ，触り，聞き，見るという五感を通した具体的な身体感覚情報の入力が増える．口唇，舌，口腔粘膜，鼻腔粘膜を介した味覚・嗅覚情報は，触ることによる触覚情報とともに直接情報として蓄積され，知覚・認知の基礎情報となる．その基礎情報が視覚情報と結びつくことで，見る（視覚情報）だけで目にしたものがどのような味わいや手触りなのかといった身体的感覚がイメージとして再現されるようになる．

　そうして，これらの具体的な体験，身体的感覚を通した基礎情報（直接情報）が整理され，意味記号としての言語（イメージ情報）と結びつけられることで，言語を媒介とした意思伝達（コミュニケーション）が可能になる．

2・7　コミュニケーションと作業

◆引用文献◆

Bartholomew GA, Birdsell JB（1953）. Ecology and the protohominids. American Anthropologist. 55. 481-498.

Brothers L（1990）. The social brain：a project for integrating primate behavior and neurophysiology in a new domain. Concepts in Neuroscience. 1. 27-51.

Charles B（1837）. The hand：its mechanism and vital endowments, as evincing design. William Pickering. London（岡本　保訳, 2005. 神経心理学コレクション「手」医学書院）.

Edelman GM（2004）. Wider than the sky：the phenomenal gift of consciousness. Yale University Press. London.

Ellis MJ（1973）. Why people play. Prentice-Hall. New Jersey（森　楙, 他訳. 1977.「人間はなぜ遊ぶか―遊びの総合理論」黎明書房）.

Erikson EH（1959）. Identity and life cycle. Psychological issues monograh, 1. International Universities Press. New York（小此木啓吾訳編. 1973.「自我同一性―アイデンティティとライフサイクル」誠信書房）.

Erikson EH（1982）. The life cycle completed. WW Norton & Company. New York（村瀬孝雄, 他訳. 1989.「ライフサイクル, その完結」みすず書房）.

Erikson EH, et al（1986）. Vital involvement in old age. WW Norton & Company. New York（朝長正徳, 他訳. 1990.「老年期：生き生きしたかかわりあい」みすず書房）.

Erikson EH, Erikson JM（1997）. The life cycle completed：a review expanded edition. WW Norton & Company. New York（村瀬孝雄, 他訳. 2001.「ライフサイクル, その完結〈増補版〉」みすず書房）.

Ferguson ES（1992）. Engineering and the mind's eye. The MIT Press. Cambridge（藤原良樹, 砂川久吉訳. 1995.「技術者の心眼」平凡社）.

Freud S（1923）. 小此木啓吾訳. 自我とエス（井村恒郎監訳. 1970.「フロイト著作集第6巻自我論/不安本能論」所収. 人文書院）

深谷昌志, 深谷和子（1976）. 遊びと勉強―子どもはどう変わったか. 中央公論社.

長谷川眞理子（2002）. ヒト, この不思議な生き物はどこから来たのか. ヴェッジ.

Hawkes K, O'Connell JF, Jones NG, Alvarez H, Charnov EL（1998）. Grandmothering, menopause, and the evolution of human life histories. Proc Nat Acad Sci USA. 95. 1336-1339.

Hawkes K（2003）. Grandmothers and the evolution of human longevity. Am J Hum Biol. 15. 380-400.

生田久美子（1987）.「わざ」から知る. 東京大学出版会.

Iriki A, Tanaka M, Iwamura Y（1996）. Coding of modified body schema during tool use by macaque postcentral neurones. Neuroreport. 7. 2325-2330.

石井政之（2001）. 迷いの体―ボディイメージの揺らぎと生きる. 三輪書店.

Jakobson R（1980）. The framework of language（Michigan studies in the humanities）. The University of Michigan（池上嘉彦, 山中桂一訳. 1984.「言語とメタ言語」勁草書房）.

柄澤昭秀（1985）. 健常老人の知的機能衰退について. 神経進歩. 29. 536-546.

河合雅雄（1992）．人間の由来［上］．小学館．

子安増生，大平英樹編著（2011）．ミラーニューロンと〈心の理論〉．新曜社

久保田競編（1995）．脳の働きを支える物質の働き．「脳の謎を解く 1」pp94-155．朝日新聞社．

折茂　肇編（1992）．老化の心理学的アプローチ．「新老年学」pp1043-1056．東京大学出版会．

MacLean PD（1990）．Triune brain in evolution：role in paleocerebral functions. Plenum Press. New York（法橋　登編訳．1994．「三つの脳の進化─反射脳・情動脳・理性脳と「人生らしさ」の起源」工作舎）．

Marco I（2008）．The new science of how we connect with others. Farrar, Straus & Giroux（塩原通緒訳．2011．「ミラーニューロンの発見─『物まね細胞』が明かす驚きの脳科学」ハヤカワ・ノンフィクション文庫）．

丸山圭三郎（1994）．ことばとは何か．夏目書房．

松井孝典（2000）．1万年目の「人間圏」．ワック．

松井孝典（2003）．宇宙人としての生き方─アストロバイオロジーへの招待．岩波書店．

Merleau-Ponty M（1960）．SIGNES. Gallimard. Paris（竹内芳郎訳．1969-1970．「シーニュ 1，2」みすず書房）．

Minkowski E（1953）．La Schizophrénie 2ed. Desclée de Brouwer. Paris.（村上　仁訳．1954．「精神分裂病─分裂性性格者及び精神分裂病者の精神病理学」みすず書房）．

水島広子（2001）．「やせ願望」の精神病理─摂食障害からのメッセージ．PHP研究所．

茂木健一郎（2001）．心を生みだす脳のシステム─「私」というミステリー．日本放送出版協会．

茂木健一郎（2004）．脳内現象─〈私〉はいかに創られるか．日本放送出版協会．

森田正馬（1975）．森田正馬全集 第5巻．白揚社．

中田　力（2001）．いち・たす・いち─脳の方程式．紀伊國屋書店．

中田　力（2002）．脳の方程式 ぷらす・あるふぁ．紀伊國屋書店．

Portmann A（1944）．Biologische Fragmente zu einer Lehre vom Menschen. Bono Schwabe. Basel（高木正孝訳．1961．「人間はどこまで動物か」岩波書店）．

Premack DG, Woodruff G（1978）．Does the chimpanzee have a theory of mind?. Behavioral and Brain Sciences. 1. 515-526.

Ramachandran VS, Sandra B（1998）．Phantoms in the brain：probing the mysteries of the human mind. William Morrow & Co. New York（山下篤子訳．1999「脳のなかの幽霊」角川書店）．

佐藤友香，小林茂樹（1997）．化石燃料の現状と石油の将来．豊中中央研究所R＆Dレビュー 32．pp3-11．

澤口俊之，南　伸坊（2000）．平然と車内で化粧する脳．扶桑社．

清水　信，田中勝也（1986）．老年期痴呆の社会・心理的要因．現代のエスプリ．224．60-77．

新福尚武（1989）．老年期の精神機能─衰えるものと衰えないもの．看護MOOK．32．47-53．

新福尚武（1992）．化の精神的・心理的側面．「老人医療への新しいアプローチ」pp13-

24. 医学書院.

総務省（2005）．平成17年国勢調査 最終報告書「日本の人口」統計表（時系列表，都道府県一覧表）．

総務省（2010）．人口推計（平成21年10月1日現在）年齢別人口．

Spindler K（1993）．Der Mann im Eis. University Innsbruck. Austria（畔上 司訳．1998「5000年前の男」文藝春秋）．

鈴木孝夫（1996）．記号としてのことば．教養としての言語学．pp2-63．岩波書店．

Wallon H（1956）．（浜田寿美男訳編．1983）．身体・自我・社会—子どものうけとる世界と子どもの働きかける世界．ミネルヴァ書房．

鷲田清一（1995）．ちぐはぐな身体—ファッションって何？筑摩書房．

Winnicott DW（1971）．Playing and Reality. Tavistock Publications. London（橋本雅雄訳．1979．「遊ぶことと現実」岩崎学術出版社）．

山根 寛（1991）．記憶を呼び戻したピアノの役割—自殺未遂後記憶を失った分裂病患者の場合．作業療法．10. 327-335.

山根 寛（1992）．記憶を呼び戻したピアノの役割—作業活動に関する仮説とピアノの機能．音楽療法．2. 97-106.

山根 寛（2002）．精神障害に伴う食の異常・障害へのアプローチ．山根 寛，他編「食べることの障害とアプローチ」pp20-35．三輪書店．

山根 寛（2005）．脳と作業活動．鎌倉矩子，他編「ひとと作業・作業活動 第2版—ひとにとって作業とは？ どのように使うのか？」pp. 36-44．三輪書店．

山根 寛（2007a）．音楽をもちいる療法の構造．「ひとと音・音楽—療法として音楽を使う」pp37-65．青海社，

山根 寛（2007b）．作業療法．「作業療法の詩」pp42-43．青海社．

山根 寛（2008a）．作業という脳内現象．「治療・援助における二つのコミュニケーション」pp32-35．三輪書店．

山根 寛（2008b）．作業をもちいる療法と身体・作業．「治療・援助における二つのコミュニケーション」pp37-67．三輪書店．

3 作業の知

84	3・1	作業のクオリア	3・1・1	作業がアフォードするもの	

87	3・2	作業と結果の特性	3・2・1	意味性—価値，意味をともなう	
			3・2・2	目的性—目的に導かれる	
			3・2・3	具体性—過程，結果があきらか	
			3・2・4	投影性—気持ちがあらわれる	

95	3・3	ひとが作業すること	3・3・1	能動性—意志がはたらく	
			3・3・2	身体性—からだを使う	
			3・3・3	操作性—素材，道具をもちいる	
			3・3・4	没我性—我をわすれる	

105	3・4	ともに作業すること	3・4・1	共有性—体験をともにする	

107	3・5	作業がつくる場の力	
107	3・6	作業の知	

3 作業の知

「作業をすることは，自然のもっとも優れた医師であり，それが人間の幸福についての条件である」とギリシャの医師 Galen（130〜201AD）が言ったと伝え聞く．作業の何に，ひとが作業をすることの何に，そのような思いを抱いたのだろうか．その時代や文化において，作業がどのような意味あいをもっていたかということも大きく影響しているだろう．しかし古代ギリシャの医師は，そうした影響を超えた作業の本質としてのクオリア[*1]を，何か感知していたのではないだろうか．

この章では，作業そのものの特性や意味，ひとが作業をすること，ひととひとが作業を共にすることとそれらの効用など，「作業の知」について考えてみる．自分自身の日々のくらしにおける経験，感覚という身体性に語りかけながら進めてみたい．

> 作業をすることは，自然のもっとも優れた医師であり，
> それが人間の幸福についての条件である
> 　　　　　　　　　　　　　　（Galen ギリシア 130〜201AD）

3・1　作業のクオリア

ヒトは手で土を掘り，食物を採取し，物を運ぶ．ヒトからひとへ，その進化の過程において，ひとは日々のくらしのなかでさまざまな作業を通して，自らの心身の構造や仕組み，機能の限界を補い高めることを考えたのだろう．そして，試行錯誤しながら道具を作り，道具が道具を生み，工作人ホモ・ファーベル homofaber とよばれるようになった．

道具は，人間の身体の各器官のはたらきを助けるために，ひとが知恵と工夫で心身の構造や仕組みと機能を延長・発展させたものである．作業療法では，作業を道具として使って，治療や援助をおこなう．作業を道具として使うということは，ひとと作業の関係に含まれるさまざまな要素を，道具を使うように意識してもちいるということを意味する．ひとが作った道具をはるかに超える特性を秘めている作業，それを道具のように意識して使いこなすには，作業がアフォード[*2]しているクオリア（木質としての意味・機能）をどのようにとらえることができるか，作業遂行にともなうひとと作業の相互性をどのように活かすことができるかが問われる．

5 章の「作業を分析する」は，まさに「作業のクオリア」ともいえる，作業の意味や機能と作

[*1] **クオリア qualia**：哲学の領域で伝統的にもちいられてきた概念で，ある対象や現象が示している質感を意味する．たとえば今見ている夕日の美しさをことばで伝えることはむずかしいが，共にその場にある者はその美しさを感覚して共有することができる．それはそのときの夕日がもつ「美しさ」と私たちが感じる原始的クオリアを共に感覚しているからである．

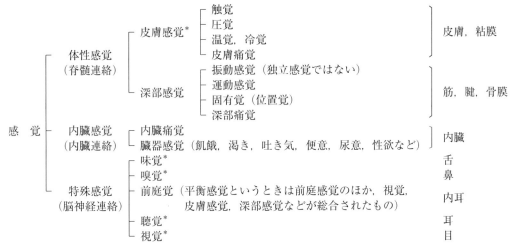

図 3-1-1 感覚の種類・連絡路・受容部位

業遂行にともなうひとと作業の相互性をどのように分析するかを示す章といえる．さて本章のねらいは，そうした道具としての作業のクオリアを感覚するためのブレーンストーミングにある．

3・1・1 作業がアフォードするもの

作業そのものとその過程や結果がもつ意味・特性，作業遂行がひとに求める心身の諸機能，作業遂行により心身に生じること，そしてひととひとが作業を通して体験を共有するときに生まれるもの，それらすべてが「道具として」の作業がアフォードしている作業のクオリアである．

道具としての作業や作業遂行過程がアフォードしている作業のクオリアは，大きく分類すると，作業やその結果に関する作業の意味性，目的性，具体性，投影性，ひとが作業することに関する能動性，身体性，操作性，没我性，そして共に作業することに関する共有性，といったものにまとめることができる．もちろん，それらが作業のクオリアのすべてを表わすものでは

[*2] アフォード afford：米国の知覚心理学者ギブソン Gibson が 1960 年代に提唱したアフォーダンス（ギブソンの造語）理論の原義を示す用語で，環境にある実在物の意味や価値は，知覚する側の主観のなかに情報があるのではなく，環境のなかに実在しすべて提示しているという意味で使われる．アフォードされているものは，同時に知覚する者の行為や反応を直接引きだす．

ない.また,それぞれが単独の特性というより,相互に関連しあっている.複雑系を呈している作業がアフォードするそのクオリアすべてを十分に示す手だてはない.それほど,作業は平凡でありながら,複雑で豊かな要素を秘めている.

　作業とは何だろう.ひとが作業をするとき,どのような心身の機能が必要なのだろう.それらはどのようにはたらくのだろう.そして,ひととひとが共に作業をするということはどういうことなのだろう.そこに何が生じるのだろう.「作業の力」は,言語的,視覚的に示されるものではなく,五官[*3]を開き,五感[*3]に聴き,身体性を開放し,感知されたことを論理的に整理しながら,自らの身体性に裏づけられた確かなイメージとして,感覚として,自分のなかで組み立てられるものである.「作業の力」をどうもちいるか,それが作業を治療や援助にもちいる者の,OTセンス,臨床の力といえるものであろう.

作業と結果

- 価値,意味をともなう　　―　意味性　→　モチベーション,自己愛,拡張自我
- 目的に導かれる　　　　　―　目的性　→　注意,集中,自動
- 過程,結果があきらか　　―　具体性　→　現実検討,表現,具現化,積極的自閉
- 気持ちがあらわれる　　　―　投影性　→　非言語的メッセージ,共感,カタルシス
　　　　　　　　　　　　　　　　　　　　自己洞察

ひとが作業する

- 意志がはたらく　　　　　―　能動性　→　主体性,中枢神経系の使用
- からだを使う　　　　　　―　身体性　→　心身諸機能の賦活,快の情動,感覚入力
　　　　　　　　　　　　　　　　　　　　リズム,身体エネルギー
- 素材,道具をもちいる　　―　操作性　→　現実検討,有能感
- 我を忘れる　　　　　　　―　没我性　→　没頭,フロー体験

ともに作業する

- 体験をともにする　　　　―　共有性　→　二者関係,集団内相互作用,間身体性[*3]

[*3] 五官,五感:ここでいう五官,五感は伝統的な「視覚,聴覚,嗅覚,味覚,触覚」といった五感をさしているのではなく,身体のさまざまな感覚受容器とそれらによって感覚されるもの(**図3-1-1**参照)の象徴的な意味として使用している.

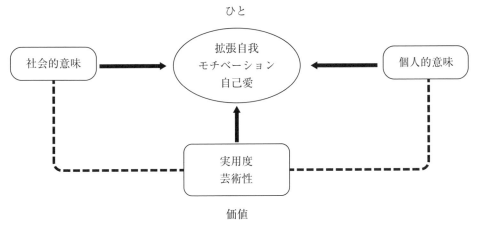

図 3-2-1 作業の価値,意味

3・2 作業と結果の特性

　作業や作業すること,その結果はさまざまな意味をもっている.そして,作業はそれぞれ目的をもっているため,その目的に導かれて必要な心身の機能がはたらき,具体的な行為となり結果が現れる.そのためそこには,作業をした者の精神内界が映しだされる.

3・2・1　意味性―価値,意味をともなう

　作業はそのものが固有の目的をもっているため,作業をする過程や結果が社会的にも個人的にも,固有の価値や意味をともなう.本人が主体的に取り組むことで効果がある作業療法にとって,そうした作業のもつ意味は,その効果を左右する重要な要素の一つである.作業の社会的・個人的な価値や意味は,ひとのモチベーション,自己愛などに影響する.そしてそれが対象者の主体性にも大きく影響する(**図 3-2-1**).また作業の結果としての作品はその人の拡張された自我として,その扱いが作業する者に大きく影響する.すなわち,作業行為や結果に作業した者の精神内界が投影されたり,その作業や結果に対する社会的価値や意味などにより,作業行為やその結果を,作業した者の人格のありようとして周囲が理解し,扱うため,作業した者が影響を受ける.

　さらに作業が新たに価値や意味を生みだし,その新たな価値や意味が作業をする人にさまざまな影響を与える.

1) 社会的価値や意味

　作業は,男性のすることとか,女性のすることだとか,子どもの遊び,大人の活動,高齢者むき,くらし(生活)に役に立つ実用性の高いもの,芸術的に価値が高いとみられるものといっ

たように，その作業がなされる時代や文化・風土などの要因によって，固有の社会的な価値や意味が付加される．

　　まだ働き盛りの50代男性．脳血管性障害で右片麻痺になったMさん．麻痺して動きにくい右手のリハビリテーションにと，担当の作業療法士からいくつかの作業を紹介された．思うように動かない手でできることは限られている．
　　簡単なぬり絵のようなものやペグという棒状の小さな木片を指でつまんで別な場所に移動するものなど，「どれも稚拙な子どもの遊びのようで，訓練の理由と効果の説明も聞きましたが，これをするのかと思うと惨めになりました」とずいぶん後になって聞かされた．
　　いろいろ見学して，これならとMさんが選んだのは，パソコンのワープロ操作だった．最初はキーを指先で打つことができずに，手の重みで操作していたが，しばらくすると指で押すことができるようになり，「妻に手紙でも書いてみようかと思っています」と笑って言うようになった．
　　　　　　　　　　　　　　　　　　　　　　　　　　（稚拙な活動を紹介されたMさん）

　　Kさん，分裂病（2002年に統合失調症に変更）と診断されて7年，26歳の女性．「最近ですよ，ほんとに．自分は病気なんだなぁ，この病気とつきあうしかないなぁ，と少し思えるようになったのは」と言う．
　　精神症状が直接生活に影響することはないが，薬の副作用もあるのか疲れやすいし，働くには自信がないKさん．リハビリテーション科のスタッフから働く準備にと作業所や授産施設などを紹介された．最初に見学した作業所では，みんなが黙々と箱折りの内職仕事をしているのを見て，なんだか暗い気持ちになったという．
　　最後に見学した授産施設では，パンを焼いて近所のスーパーマーケットに商品として納めたり，パソコンを使って宛名印刷と発送作業をしていた．見学した帰り道，「普通の人のように働くのは無理だが，あそこならなんだかほんとに働いている感じがするし，私でも通えそうな気がします」とスタッフに話した．
　　　　　　　　　　　　　　　　　　　　　　　　　　（下請け仕事を見学したKさん）

　簡単な仕事がよくないということではない．MさんやKさんの例にみられるように，作業の社会的な価値や意味は，ひとの意欲を高めたり，やる気を失わせたり，作業をおこなう者のモチベーションに大きく影響する．作業の社会的価値や意味は，その作業の結果である作品の実用度，価値，芸術性，性的役割などによるものであるが，文化や社会構造などによっても異なり，その作業をする者の社会的動機に影響する．

2）個人的価値や意味
　作業やその結果には，社会的価値や意味のほかに，その人の生活史に関連した個人的な価値が含まれたり意味づけもなされている．

高校で社会科の教師をしていたＴさん，60歳の男性．日曜大工で自宅の屋根の補修をしていて屋根から落ちて大腿骨を骨折した．
　　その骨折治療で入院中に脳梗塞を併発した．右手は空のコップならどうにか持てる程度で，口元に麻痺が残り，ことばも少しわかりにくくなった．そのショックでうつ状態になり，ふさぎ込み，骨折の手術の後の歩行訓練をおこなっていた理学療法にも行かなくなり，ベッドで寝たきりになった．リハビリテーションの再開にむけた心理的サポートをと作業療法が処方されたが，面接に行った作業療法士の誘いにも，かまわないでほしいと言う．
　　そのＴさんに，もう一度何かしてみようという気をおこさせたのは，Ｔさんのライフワークでもあり趣味でもあった石器の矢尻のレプリカ作りと模写，そして孫との遊びだった．黒板に字も書けないこの身体で，もう教壇にも戻れないというＴさんの話を聞いた作業療法士が，石膏による矢尻のレプリカ作りを，麻痺した手でもできるように工夫した．把持力のない手でも鉛筆が持てるように鉛筆ホルダーも工夫し，矢尻の模写のための手の機能訓練を始めた．
　　見舞いにやってくるお孫さんが好きなオセロでも覚えてみませんかという勧めに，コマを指でつまみ裏返す動作を練習した．レプリカ作りと模写は，縄文時代の土器の破片から陶芸による復元作業にまで発展した．「おじいちゃん弱いなぁ，ほらここんとこ，こうするんやで」と孫に教わる右手のオセロが楽しみになった．

　　　　　　　　　　　　　　　（孫とオセロを楽しむようになったＴさん）

　Ｔさんにとっての石器の矢尻のレプリカ作りがそうであるように，個人的な価値や意味が大きい作業は，ひとの人生という物語を構成する重要な要素にあたる．高校で社会科の教師をしていたＴさんにとって，仕事に関連した趣味は，「私が在る」という個人の存在，「私である」という個人の同一性を支えてきたものである．

　また，私が出会った，余命を宣告された人の幾人かから最後にしてみたいこととして聞かされたことは，

　「もう一度釣りがしてみたい」
　「もう一度あの山（名山ではなくその人の故郷の山）に登りたい」
　「あの日の出が見たい」

など，いずれも「えっ，こんなことが」と思うほど普通のことであった．しかし，その人にとっては，人生最後の望みである．

　その個人にとっての作業の価値や意味は，ときに社会的な価値や意味を超えて，治療や援助の効果に大きく影響する．病気によって失った生きがい，あきらめかけた人生に，もう一度生きる力を引きもどす力となることがある．

3）作業の結果はその人自身

　作業の結果には，それをおこなった人にとっての価値や意味が付加される．その価値や意味が，モチベーションを高めたり，自己愛を満たしたりする．作品を作った本人が，自分の作品

をどのように扱うか，作品の扱いという自己と作品の関係に，対象者の自分に対する思い，作業療法士との関係，他者の評価に対する気持ちといったものがみてとれる．

　　　退院して仕事に就くが対人関係で疲れては繰り返し入院してくる．関西弁でノラ（怠け者の意味）とよばれるIさん．診断は「？」付きの分裂病（統合失調症）．主治医に勧められ，退院したいばかりに参加した作業療法．物を作るのは苦手だけど，小学校のとき絵をほめられたことがあると言って，水彩で小さな絵を描いた．のらりくらりと，これといった治療的関係も生まれないまま，
「この絵あまりうまくないので捨ててください」
と言い退院していった．
　　2年後，作業療法室に姿を見せ，
「覚えてる？　また入院してしもた．この前のときなんもせんで絵ぇだけ描いたな」
と，力なく笑いながら話す顔には，疲労の色が濃い影を落としていた．「あのときの絵，捨ててくれって渡されたけど，初めて描いた絵だからね．まだ置いてあるよ」と作品庫から2年前の作品をだして見せると，
「あぁ…これやぁ…．置いてもろてたんやなぁ…」
と手にとってなつかしそうに眺める．
………
「ちょっと休んだら主治医に頼んでここに来させてもらうわ．今度は真面目にするから」
と言う．
　　2度目の出会いでは，仕事に行けなくなったときのことなどを自分から話し，もう少し人疲れしないようになりたいとグループにも参加した．本当のノラなら病気にはならないだろう．几帳面さと気の弱さをノラという道化の仮面でも隠しきれずに入退院を繰り返していたのではないだろうか．

　　　　　　　　　　　　　　　　　　　　　　　　　　（ノラとよばれたIさん）

　病気のためなのか仕事が続かずノラといわれて入退院を繰り返していたIさん．自分の病気の苦しみをわかってもらえたことがあったのだろうか．捨ててくださいと言った作品を捨てていたらどうだったのだろう．作品が大切に残されていたのを知ったから，Iさんは気持ちを開いたのではないだろうか．作った人にとっての意味や価値が付加された作品は，その人の拡張された自我にあたる．作品の扱い方が治療や援助の関係，作業療法の効果に大きく影響する．
　作業をかかわりの手だてとする作業療法の治療や援助においては，ひとの行為の結果である作品の扱いが，その人自身に対する扱いと同様な意味をもつ．治療や援助にあたる者は，作業の結果とその扱いの影響ぐあいを配慮して，作品を通した訓練としての指導援助といったかかわり以外に，作品を展示するとか処分するといったようなばあいにも，必ず本人の同意を得ておく配慮が必要である（山根，1989）．

> **？？？？**
> 次のような作品の扱いにおいて，どのようなことが予測され，それに対してどのような配慮をしますか？
> ・作品を作った人自身が使用する場合 ┐
> ・作品をだれかにプレゼントする場合 │　発生することの予測
> ・作品を施設内や何かの場で展示する場合 ┤
> ・作品を販売する場合　　　　　　　　│　確認と対処の同意
> ・作品を処分する場合 ┘

3・2・2　目的性—目的に導かれる

　作業は本来それ自体が目的をもっている．そのため，作業遂行に必要な行為や行動，動作はその目的に導かれた合目的的なものである．作業をおこなうということは，脳の機能からすれば後述するように能動的な行為（3・3・1「能動性—意志がはたらく」参照）である．同時にその能動的な行為には，中村（1992）がポランニーのX線技師の話[*4]（Polanyi, 1962）を例に暗黙知[*5]（Polanyi, 1966）について示したことと同様な意味で，つねに作業の意味性と目的性に導かれる（従う）という受動性の要素が含まれている．

　　70歳にもうすぐ手が届くMさん．脳梗塞で倒れて3か月，歩行にも支障をきたし，右手も麻痺があって思うように動かない．
　　痛いし，もうしたくないと機能訓練にも出なくなった．一日中ベッドで寝て過ごすようになり，このままでは廃用性の萎縮もおこしかねないからと作業療法の処方が出された．
　　「嫌なリハビリは無理にしなくていいよ」
　　「せんでええやろ，この年でな，かなんわ」
　　「リハビリはしなくていいけど，寝てばっかりもなんやし，お孫さんにマフラーでも編んでみたら？」
　　「そんなんかなんわ，手ぇ動かんし，ようせん」
　　織り機を使えば手が思うように動かなくてもできるからと，一緒にマフラーを編むことにする．糸を通し，おさを引く．少し持ち方を指示したり，おさに多少の抵抗もかけた．マフラーが仕上がる頃，Mさんの右手は以前より動くようになり，多少不自由だが，右手で食事もできるようになり，杖を使って歩けるようにもなった．
　　「あれもリハビリやな」と，マフラーを孫にプレゼントした後で，Mさんが笑いながら

[*4] X線技師の話：ポランニーが「個人的知識」のなかで彼の経験を示していると思われる例．肺のX線写真を見ても最初はシミにしか見えないが，見る訓練を続ければ，同じ写真から肺の生理的な違い，病状の変化，疾患の兆しなどさまざまな意味深い細部のパノラマが見えるようになるというもの．
[*5] 暗黙知：「我々は語ることができるより多くのことを知ることができる」という事実を起点とした，言語で語ることができず，しかも言語化された知の背景となる，科学的な知や言語で表現できる知を超えた暗黙的な知をいう．

言った.

(リハビリをしたくなかったMさん)

　Mさんは毎日ベッドから車いすに移乗し,作業療法室まで移動し,織り機の前に行き,横糸を通し,おさを引いた.マフラーの仕上がりまでに,何百回,何千回,右手の屈伸をしただろう.手を使おうとして,どれほど座位や立位を保つ機能がはたらいただろう.手足を動かす角度や速さ,加える力,頻度など,運動療法で適切な運動をしてもらうために必要とされるような指示はなくてもよい.作業療法室に移動し,織り機でマフラーを織る.その過程に含まれるいくつもの行為や行動,動作,マフラーを織る作業が,それぞれの目的を果たすために必要な心身機能をMさんに求める.孫のためにマフラーを織るというMさんにとって新たな意味と目的をもった作業,それにともなって必然的におこなわれる行為や行動,動作が,脳梗塞で障害された機能の回復を促す結果となったといえよう.そして何より,Mさん自身がもう一度生きるということや,生活に気持ちをむけるようになったことが一番大きな効果であった.

　Mさんとマフラーを織る作業の関係にみられるように,作業の目的性[*6]により,ひとは意識することなくその目的に導かれ,作業を遂行するのに必要な行為や行動,動作(合目的的行為や行動,動作)をおこなう.その合目的的行為や行動,動作をおこなうために必要な機能として,注意力は高められ,その行為や行動,動作に集中することになる.このように,作業をするという能動的なはたらきのなかに,つねに作業に従うという受動性の要素が含まれている.このひとと作業の相互性は,作業の意味性と目的性という特性とも関係するものである.

　また小集団でおこなう作業療法では,治療目的に応じてさまざまな作業を活動手段としてもちいる.言語を中心とした集団精神療法に比べ,作業の目的性によりグループや個人の課題や役割を明確にすることができるためである.

3・2・3　具体性―過程,結果があきらか

　作業は,その過程における行為や行動とその結果(表3-2-1)が具体的に現れることが特徴である.過程や結果が具体的であるため,自分が「できる」という確からしさをつかみやすく,達成感や満足感を得やすい.もちろん,うまくできなかった場合には自信の喪失,やっぱりだめかというあきらめにつながることもある.いずれにせよ,道具の使用(3・3・3「操作性―素材,道具をもちいる」参照)と同様に,その作業をおこなった本人に,自分の力に対する現実検討をもたらす.自らの具体的な行為や行動がともなうことで,「ああ,そうか」「ああ,これでいいのか」「これでいいんだ」といったような理解や納得がなされる.身体感覚をともなった経験の繰り返しによる刺激が脳のシナプス結合を強化し,記憶や学習を助けていることを思い出す

[*6] 目的性:作業の行為や行動,動作に視点をおけば,目的性は作業をおこなうことの特性にあたるため,本書の初版では作業遂行にともなう行為や行動,動作の特性に分類していたが,今回の改訂にあたり,行為や行動,動作も作業の目的により引きだされるという点に視点をおき,作業そのものの特性としてあげた.

表 3-2-1 作業と結果の形

作業		結果			
		作品	勝敗	成否	快不快
生活維持	身辺処理	×	×	○	△
	生活管理	×	×	○	×
仕事・役割	職業的活動	○	×	○	×
	学業	×	×	○	×
	家事,育児	△	×	○	×
遊び・余暇	原初的遊び	△	△	○	○
	余暇活動　趣味・娯楽	△	△	△	△
	スポーツ	×	○	△	○
	創作・表現	○	×	△	×
	知的活動	△	×	○	×
	社会的活動	×	×	○	×
参加・交流	生活拡大	×	×	○	×
	情報伝達	×	×	○	×

○:通常よくみられる結果
△:作業の種目による
×:通常の結果ではない

とよい(2・2・2「脳のしくみと作業」参照).

　　16歳,統合失調症.12歳頃から人目が気になるようになったU君.今回入院して2週間,日中は起きて過ごすことはできるようになったが,何かをするほどには落ち着かない.「何もできないけど,何かしないと落ち着かない」,デイルームに出ても「ひとの目が気になって」と言う.
　　何をしてみてもいいということで,だれもいない時間を見計らって作業療法室で過ごす時間を作った.そのうち一人でできるし,好きなようにできる,病室でじっとしているより落ち着くからとパラレルな場[*7]に出てきて革細工でコースターをつくって過ごすようになった.
　　U君が創るユニークなコースターに他の患者さんたちが興味をもって声をかけるようになり,最近では,「…な感じを出そうと思ってつくったけど,ここがむずかしかった」などと問いかけにも応じる姿が見られるようになった.
　　　　　　　　　　　　　　　　　　　　　　　　　　　　　　　(人目が気になるU君)

　何をしているのかわからない人がいると,ひとはその人のことが気になり,不審という視線を向ける.ひとが人のなかで何もしないでいると,他人の目が気になる.特に見られているわけでもないのに何か見られているような気がする.実際に不審の視線がむけられることもある

[*7] パラレルな場:場を共有しながら,人と同じことをしなくてもよい,集団としての課題や制約を受けず,自分の状態や目的に応じた利用ができ,いつだれかが訪れても,断続的な参加であっても,わけへだてなく受け容れられる場(山根,2007a).

が，多くはどう見られているのだろうと思う．自分が自分にむけている自己の不安の投影である．いずれも他の人に予測のつかない状態にあるばあいにおきることである．

　作業の具体性は，ある作業をおこなっている者を，その作業をしている人として具現化する．たとえば，電車のなかで本を開いて見ている人は，実際に読んでいるかどうかはわからなくても，他者の目には本を読んでいる人として映り，不審の視線は減少する．本を読んでいる者はその行為に意識がむき，他者の存在に気を取られにくくなる．このように，作業をおこなっている者には作業依存による安心感を与え，作業をおこなっている者を目にする人には，何をしているのか予測がつかないことによる不安感を減少させる．

　U君はコースター作りという個人作業に身をゆだねたことで，周囲からの不審の視線は和らぎ，減少し，作業が視線を含むさまざまな刺激に対するシェルターとなり，人のなかで過ごすことができるようになったのだろう．作業への閉じこもり（小林他，2000；2001）というかかわりは，この作業の具現性や没我性（3・3・4「没我性―我をわすれる」参照）といった特性を利用したかかわりの例にあたる．

　また，治療や援助として関わる側にとっては，役割分担や相互の位置関係の設定が容易であり，個々の力動，集団力動の変化や過程がわかりやすい．そして，「いまここで」[*8]のはたらきかけが容易になる．そのため言語を主な媒介とした療法では不安定になりやすい対象にもはたらきかけが可能になる．

3・2・4　投影性―気持ちがあらわれる

　道具の使い方など作業遂行にともなう行為や行動，動作，作業の結果に，作業をおこなう人の精神内界や心理状態，性格などが現れ，行為や行動，動作の変化にその人のこころのうちが映しだされる．

> 　3か月前，摂食障害で入院してきた短大生のS子さん．小枝のように細かった手足も少し膨らみを取りもどし，1か月前から革細工を始めた．作品が一つ二つとできるにつれ，問わず語りに自分のことを話すようになっていた．
> 　しかし今日は，革細工のスタンピングをしている木づちの音が，なんだか気持ちがそこにないように響く．先週末，
> 「外泊です．うまくいけば退院できるの」
> と少し緊張しながらうれしそうに帰っていった姿を思いだした．
> 　2泊して週明けに帰院してから，初めての作業療法への参加である．作業療法士がそばで一緒に革細工をしながら，
> 「少し疲れているみたいだね」
> と声をかけると，

[*8] いまここで here and now：現在に焦点を合わせ，その場でおきていることに注目する．個々の過去や生育歴などを問題にしない現実原則にそったはたらきかけ．

「…退院が延びそう…」
と,外泊がうまくいかなかったことをポツポツと話し始めた.

(作業に気持ちが入らないS子さん)

　共に作業をおこなっているから見える,いつものその人の行為や行動,動作との違いに何がおきているのだろうと思いはかりながら,それに基づいたかかわりをしているから感じる,わかることである.また行為や行動,動作と同じように作業の結果(表3-2-1)にも,作った人の性格や精神内界が投影される.しかもその多くは,本人も十分自覚していないものである.

　作業療法では,そうした作業にともなう行為や行動,動作,作品に投影される非言語的なメッセージを読みとり,感じとることで,その人の気持ちを推し量りながらかかわる.このことばを超えたメッセージを生かしたかかわりは,ひとのこころの痛みに直接ふれることなく,病む者のこころを包み安心感を与える.

　作業一般にいえることであるが,描画などのように創作性・表現性の高いものは,それにともなう行為や行動,動作,その結果としての作品が感情を表出し,解き放つはたらきをもっている.そして,解き放されたものを客体として目にすることで,今まで気がつかなかった自分が見えてくる.その意識されない,ことばとしても表しにくい,こころのうちの自然な表出がカタルシスや自己の現実検討,自己洞察となる.自己の現れが作品の価値や意味とも関連し,自己愛を満たす要素となる.もちろん,無意識に精神内界が表出してしまうことの危険性も含んでいる.観る側の主観的なものの影響も考慮しなければならない.芸術療法はそうした創作性・表現性の高い作業の投影性を利用した広義の精神療法としておこなわれるものである.また創作性・表現性の高い作業ほど,その個人の性格特性が作業の結果に現れやすいため,人格検査では描画など投影性が高い表現・創作作業がもちいられる.

3・3　ひとが作業すること

　ひとが何かの作業をするということは,脳機能からすれば能動的なもので,精神的な作業もあるが,多くは道具や素材を身体により操作することでなされる.そして,作業をする行為はときとしてその作業の目的を超えてひとを無我の状態にすることがある.

3・3・1　能動性─意志がはたらく

　ひとが作業をするということは,だれかから指示されそれに従ってその作業をおこなうばあい,日常的には受動的で主体性がないと見なされる.しかし,そうしたばあいであっても,脳の機能からすれば本人の意志の表出が作業行為や行動,動作として能動的な意志のはたらきによる行為や行動,動作である.

「おじいちゃん弱いなぁ，ほらここんとこ，こうするんやで」と孫に言われながら，麻痺して動きにくい右手でオセロをする．コマを置く位置を考え，ひっくり返すことができる相手のコマを判断し，ゆっくりと目的のコマに手を伸ばす．何度もつまみ損ねながら，コマを裏返す．最初は勝ち負けよりも，自分の手が思うように動かないいらだちが先にたった．

孫と遊べるようにとこのゲームを教えてもらってから，初めて勝ったある日，気がつくと，指はまだ不自由ながらオセロのコマを落とさずにつまみひっくり返せるようになっていた．そういえば，食事も少し速く食べられるようになっていた．オセロを始めて何度目の勝負だろう．

一つコマを置くたびに何枚もひっくり返す．いったい一度の勝負で何枚コマをつまみ，裏返したのだろう．

2か月前，骨折で外科に入院中に脳梗塞を併発し，右半身が麻痺した．

「あのときは，自分の人生はもうこれで終わりだと思いました」

とオセロのコマを裏返してみせながら話すTさん，60歳，男性．

　　　　　　　　　　（前出：孫とオセロを楽しむようになったTさん）

　行為や行動，動作の対象が感知され，過去の経験や記憶と照らし合わされ，その現象がある意味をもったものとして，知覚・認知*9される．知覚・認知された対象に対して，何をおこなうかが判断され，脳において運動の企画がなされる．その運動企画に基づいて，さまざまな筋に収縮や弛緩の指示（錐体路支配による随意運動の指示）が出される．そして，具体的な行為や行動，動作にともなう体性感覚情報，視覚・聴覚情報などがフィードバックされ，行為や行動，動作の修正がなされる（**図**3-3-1，図2-4-1，2・2・3「脳のはたらきと作業」参照）．

　目的にそった行為や行動，動作が実行されるということは，こうした一連のはたらきがなされていることを意味する．脳が判断し指示を出すからからだは動く．他の人から指示されておこなったり，自分が十分意識せずにおこなったばあいでも，自らの行為や行動，動作が見られた以上，脳の機能からすれば，それは個人の意志による能動的なはたらきにあたる．

　作業をすること自体，脳の機能からみて意志がはたらく能動的な行為や行動，動作であるということが，他動的な運動や反射的な運動と決定的に異なる点である．からだを動かすには，

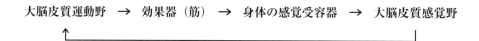

の回路がはたらき，その動きをプログラムし器用に動かすには，

---

*9 **認知** cognition：認知は多様な精神活動を含んでいるため，その概念はさまざまな視点から語られているが，情報を収集し処理する活動の総称といえる．すなわち，感覚器官により感受されたいくつかの感覚（sensation）が過去の経験，記憶と照らし合わされ，なんらかの意味が加えられたとき知覚が成立する．そしてその知覚されたものに基づいて判断や推理がなされ，感受された刺激が具体的な意味のあるものとして把握されることを認知という．

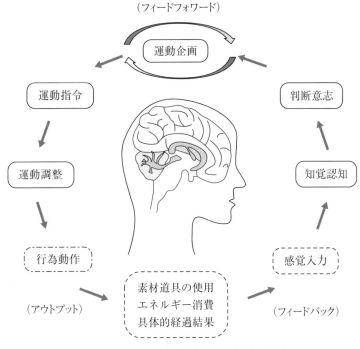

図 3-3-1 ひとの能動的行為・行動・動作

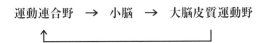

の回路が積極的にはたらくことが必要である．こうした回路のはたらきに，前頭前野のはたらきが加わることで，ひととして目的をもった主体的な行為や行動，動作がなされる（**図 3-3-2**）．

　価値や意味，目的をもった行為（意志による能動的な行為）や行動，動作は，神経細胞の活動を活発にし，新しいニューロンネットワークの形成や壊れたニューロンネットワークの再生・修復に必要な刺激となる．その刺激を受けて標的細胞との間にシナプスが形成され，ネットワークの新たな形成や再生・修復が促進される（2・2・2「脳のしくみと作業」，2・2・3「脳のはたらきと作業」参照）．このように，ただ何か作業をするだけでも，神経細胞に生じる刺激は，他動的な運動とはまったく異なる．そして，より積極的な意志や意欲がともなう（随意の度合いが高い，すなわち主体としての能動性が高い）ほど，神経細胞に生じる刺激も強くなる．したがって，ひとが熱心に，また興味を抱いて作業に取り組むことが，中枢神経系の障害に対するリハビリテーションにとって重要な意味をもつことがわかるだろう．

3・3・2　身体性—からだを使う

　精神的な一部の活動をのぞけば，多くの作業の遂行は身体によりおこなわれる．遠い，近い，

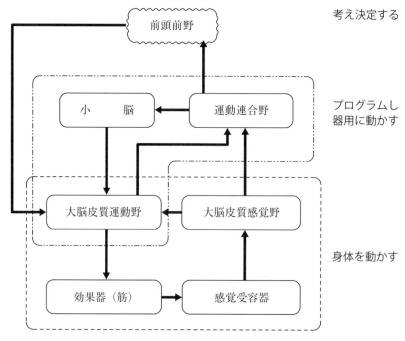

図 3-3-2　能動的動作と神経回路

　大きい，小さい，重い，軽い，速い，遅い，そうした自己と対象との関係の把握は，すべて自分の身体の構造と機能との相対的な関係としてとらえられる．その自分と対象との関係を測る「ものさし」としての身体図式は，くらしのなかで身体を目的にそって動かすことで，自然につくられ日々修正される．通常，私たちはその「ものさし」から得られる情報に特に意識を払うことなく生活している（2・4「身体と作業」参照）．

　近年，特に 20 世紀末からの身体論は，心身二元論などの哲学の古典的な論争を大きく超え，心理学，教育学，社会学，都市工学，情報科学，その他広く学際的に取りあげられるようになった（湯浅，1990；中村，1992；本吉，1995；菅原他，1996；李，1997；市川，1997；斎藤他，2002；根ヶ山他，2003）．関連文献はあげればきりがないほどあり，この現象は身体に対する認識が深まったという楽観的なものではない．そうした認識の深まりも一方にはあるが，自分と対象との関係を測る身体の「ものさし」そのものが危うくなっている，もしくはその「ものさし」では計測できない状況が「今」という時代におきているからと思われる．

　作業を治療や援助の手だてとする者にとっても，自分の身体の「ものさし」が重要な手がかりとなる．そのため，手がかりとしての自分の身体とその機能の確認は欠かせない．自分の身体の「ものさし」がずれていたり，自分の身体に関する認識に乖離があれば，他者の行為や行動，動作などに対する適切な判断ができなくなる．ここではひとが作業を遂行するときの，身体の動きと精神機能への影響，身体と精神の相互性などについて考えてみる．

> **作業の身体性**
>
> からだをほぐして　こころをほぐす
> 衝動を身体エネルギーで発散
> 繰り返しがもたらすこころの安らぎ
> 五官を開き　五感に聴く
> 「からだで覚える」表象形成

1）からだをほぐしてこころをほぐす

　ある目的をもってからだを動かし道具を使うとき，心身の機能の維持や改善はそれにともなって自然になされる．からだの動きに対し，必要な酸素を取り入れるために，呼吸・心肺機能のはたらきが活発になり，循環器系がその機能を高める．代謝や自律神経系，内分泌機能が賦活される．動き続ける機械に故障が少ないように，適度な作業はからだの基本的な機能を保つ．

　からだを動かし新しい酸素を取り入れ，新陳代謝を高めることで身体的な条件がより適切な状態へと導かれる．そのことが，身体機能の賦活だけでなく，心理的状態の安定や活性化にも関係する．からだの表現（からだのほぐし）は，そのままこころの表現（こころのほぐし）にもつながる．このからだとこころの関係は，DNA に組み込まれ伝えられている原初的遊びに含まれる機能と同様に，ひとの発達や生命現象のホメオスターシスと深いかかわりをもつものである（1·3·3「遊びと余暇—あそぶ・たのしむ」参照）．

　このからだから気持ちを変えることは，次に述べる「衝動を身体エネルギーで発散」とも関連し，森田は彼が臨床経験から開発した森田療法の基軸としている（森田, 1975）．気分本位にならない，すなわち気分にとらわれることなく，そのときしなければならない生活行為をすることが，こころを整えると説いている．

2）衝動を身体エネルギーで発散

　作業でからだを動かすと，身体的にエネルギーが消費される．散歩や軽い運動による身体エネルギーの消費（発散）は，抑圧され歪んだ衝動（心的エネルギー）を身体エネルギーに換えて解放することであり，衝動の発散や気分の転換をもたらす．また，身体エネルギーの消費（発散）により生まれる適度な疲労は，夜間の睡眠を助け，生活のリズムを取りもどすはたらきをする．

　鬱々と気持ちが晴れず，からだを動かすのも億劫なとき，だれかに誘われて散歩に出る．からだを動かす気分でもなかったのに，しばらく一緒に歩いているうちに，鬱々としていた気持ちが少し晴れてくるような経験がないだろうか．思いきってからだを動かしてみて気持ちが変わることがあるように，適度な運動は心身の諸機能を賦活し，衝動（心的エネルギー）の発散とともに，ひとに快の情動を引きおこす．

この身体エネルギーの使用にともなう快の情動のメカニズムは，子どもの発達過程においても重要な役割を果たしている．たとえば，階段など段差のあるところを降りることができるようになった子どもが，まるで運動機能の訓練でもするように，跳んで降りて，また上って跳んで降りる，その動作を飽きることなく繰り返すのを目にする．そのときの子どもは，けっして自分の身体機能の発達に対して，その繰り返しが必要だと自覚して意識的におこなっているわけはない．この子どもの繰り返し動作は，運動により引きおこされる快の情動と深く関係している．種の命を繋ぎ保つために，そして個体の成長を助けるために，私たちの祖先からDNAにより引き継がれたものである．

　この引き継がれる力が弱いばあいや歪んでいるばあいには，外界に対する身体を通したはたらきかけが減少したり，不適切なものとなったりして，発達に必要な情報の入力に支障が生じる．そのことが発達の障害となることもある．

3) 繰り返しがもたらすこころの安らぎ

　多くの作業はさまざまなリズムや繰り返し動作を含んでいる．ある程度の揺らぎを含んだ一定のリズム，時間的・空間的な繰り返しをともなった身体の動きは，私たちに安らぎをもたらす．まだ十分な解明がなされてはいないが，このからだの動きにともなう安らぎは，繰り返される身体の動きに，ある整合性を感じるとき，脳内のエンドルフィン系がもたらす作用と考えられている．それは，リズムという現象が生命現象と深くかかわりをもち，生命の進化の過程で組み立てられてきた秩序と深くつながるものだろう（柳澤，1994）．リズムは，その強弱や速さにより，心身両面に鎮静や賦活をもたらす．

　子守歌を歌いながら赤ん坊を抱いてゆっくりからだを前後に揺する母親，その腕のなかで，赤ん坊は安心しきった至福の笑みを浮かべ，とろとろと心地よいまどろみの世界へと引き込まれていく．母に抱かれる，母の匂いと感触，それは基本的信頼という名のブランケットに包まれているような安心感と母親がからだを揺するリズムがもたらす安らぎといえよう．

　筆者は，初めて精神科病院に勤務したとき，鍵のかかった病棟の廊下で同じ場所をただ黙々と往復している人を何人も目にした．徘徊[*10]といわれる行動で，古い精神医学の講義では慢性の統合失調症に観られる症状だと教わっていた．しかし，その行動も病棟の鍵が開けられ開放化されてからは目にすることがなくなった．徘徊をしている人から，「こうしていると，気持ちが落ちつく，やってみたらわかる」と言われて，一緒に歩いたことがある．確かに，繰り返される歩行によるリズムに身をゆだねると，まわりのざわつきが気にならなくなり，自分が受ける刺激は単純化される．あちこちうろうろする徘徊は認知の障害によるものであろうが，この同じところを往復する徘徊は，自らの身体がつくるリズムに身を任せることによる，病いと病いにより鍵がかかっていて自由に外に出ることができない人たちの，ストレスへの対処行動 coping behavior[*11]の一つと思われる．作業をシェルターとする具現化（3・2・3「具体性―過程，

[*10] 徘徊：認知症などにおける見当識障害による当てもない放浪のような徘徊と違い，この徘徊は同じ場所を繰り返し往復する．

結果があきらか」参照）とも違う．3・3・4「没我性―我をわすれる」とも関連する現象である．

　動物生態学の卓越した観察眼で人間の行動を浮き彫りにしてみせた Morris が，私たちの記憶の底に蓄積された胎児期のなじみの感覚である胎内音[*12]，とくに鼓動のリズムの成人への影響について次のような観察をしている（Morris, 1967）．

> 　われわれは苦しいとからだをゆする．葛藤状態にあるときには，脚を前後にゆする．講演する人や，食後のテーブル・スピーチをする人がからだをリズミカルに左右にゆすっているのを見かけたら，その人の動きを心臓拍動の時間と比べてみるがよい．聴衆と対面することからくる不安が，こういうかなり限定された状況のなかで彼のからだにできるもっとも慰安的な動きを導きだす．そうすることによって，彼は子宮内でのかつてのなつかしいひびきにひたることができるのだ．
> 　いかなる場合でも，不安を感じるとき，われわれは快い心拍のリズムを一種の気晴らしと感じることが多い．多くの民族音楽や民族舞踊が切分音技法によるリズムをもっている事実は，けっして偶然ではない．この場合にもまた，演奏者はこのような音や動作によって，子宮のなかの安全な世界に戻ることができる．10代の若者たちの音楽がロック（ゆする）とよばれるのも偶然ではない．
>
> （Morris「裸のサル」より）

　作業のもつリズムや繰り返しは，その規則的な動きが身体を安定させることで少し不安定な状態に安らぎをもたらしたり，方向喪失 disorientation になりかけた自分を取りもどすはたらきをしたりして，心身を賦活する．

4）五官を開き，五感に聴く

　幼児は，歩くとき転ばないように，自分の身体感覚をしっかりと使って，状況を確かめながら歩く．しかし大人になると，いちいち自分の身体と物理的環境との関係を確かめることなく歩けるようになる．効率よく生きるために，私たちの脳は，必要のないかぎり，身体感覚による入力をつねに意識したり，判断しなくても，反射的に行動できる仕組みになっているからである．

　このような，ひとが無駄なく生きるための無意識の仕組みもあるが，意識されたほうがよい身体感覚からの入力が意識されないために，生活面でさまざまな支障が生じることがある．それは，こころの病いにみられるように，ひとが外界から自分を守ろうとするとき，防衛として感覚からの刺激の入力への気づきを閉ざしているばあい（2・4・2「身体の意識と作業」参照）や神経系に障害があるばあいなどである．

[*11] **対処行動 coping behavior**：病気や死別，破産など日常からかけ離れた比較的困難な状況で，普通の人がとる解決方法．無意識におこなわれる病的防衛とは異なり正常範囲のものとされているが，すべてがよい適応ではなく，心身の健康を害するばあいもある．
[*12] **胎内音**：母親の呼吸，鼓動，消化音，血流の音，筋・骨格系の動きにともなう音，胎内に伝わる外部世界の音などで，主には鼓動．

身体感覚が意識されない，閉ざされている，いずれのばあいであっても，環境からの情報が感知されなければ，適切な判断がなされず，思いこみで行動したり，状況の変化に気づかないといったことが生じる．状況に対する適切な判断が必要なときには，健康なときには効率よく生きるために閉ざしている五官を開き，五感に聴いてみることが必要になる．

　「五官を開き，五感に聴く」ということは，それほどむずかしいことではない．対象を確かめるときに手で触れてさすってみるように，対象を把握する感覚は，対象と身体との相対的な接触と相互の間に適度な接触の変化があって機能する．「五官を開き，五感に聴く」ことの例として不謹慎かもしれないが，「きき酒」を例に説明する．香水の調合などもそうであるが，酒の品質を最終的に決めるのは人間の感覚による官能検査（きき酒）しかないといわれる．

　「きき酒」は，まず

　①「きき猪口」に8分目ほど酒を注ぎ，目で色やさえなどを観る（視覚）
　②猪口を軽く揺らして鼻に近づけ，小刻みに香りをかぎ，香りの性質や強さをみる（嗅覚）
　③少し（5cc程度）口に含んで，舌の上ですするようにころがし，舌全面で味をみる（味覚）
　④吸った空気を鼻から抜きながら口のなかに残る香り（ふくみ香）をみる（嗅覚）
　⑤酒は飲み込まずにはき出し，後味をみる（味覚）

　機械にはできない人間の感覚にたよる検査であるが，酒という対象と身体との接触・動きの相対的な状況がよくわかる．

　私たちの身体感覚のトレーニングには，「きき酒」のような繊細な行為をしなくてもよい．何かを食べたり飲んだりするとき，舌触りや味に少し意識をむけるだけでもよい．朝起きて窓を開け外気に触れるとき，暑さ，寒さやさわやかさなどに意識をむけてみるといったように，対象や環境から自分の身体が受けとっている感覚刺激に意識をむけるだけのことである．作業は，自覚の有無にかかわらず，つねに対象（素材や道具）との相互性により生じる身体感覚（**図3-1-1**）をともなっている．

　この作業遂行にともなう身体の使用と，感覚されるものの自覚は，身体図式 body schema（2・4・2「身体の意識と作業」参照）の形成を助け，身体自我[*13]を強化する．それは，2・4・2「身体の意識と作業」で述べたように，「私である身体」の意識化による自己同一性の確立や，混乱から自分を取りもどすばあいの糸口となる．

5）「からだで覚える」表象形成

　記憶や学習の面からは，自らが身体を動かし，道具を使って対象にはたらきかける，具体的な行為や行動，動作をともなうとき，新たな経験は，身体感覚を通したいわゆるからだでわかる体験となる（2・6「学習と作業」参照）．「からだで覚える」ということは，能動的な身体の活動による表象形成である（種村，1998）．表象形成は，非宣言的記憶 non-declarative memory[*14]として脳が覚えるもので，目的のある作業とからだを使うことにともなっておきる

[*13] **身体自我 bodily ego**：精神自我 mental ego と対比する自分の身体を通した自我の認識．身体的に自分を感じるばあいの主観的な現象をさす．精神病などでは離人体験や体感異常など身体自我の障害が体験される．

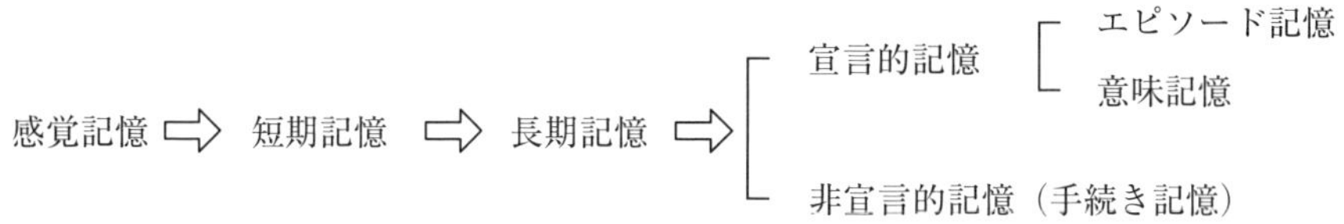

```
感覚記憶 ⇒ 短期記憶 ⇒ 長期記憶 ⇒ ┬ 宣言的記憶 ┬ エピソード記憶
                                    │          └ 意味記憶
                                    └ 非宣言的記憶（手続き記憶）
```

図 3-3-3　記憶の区分

さまざまな身体感覚が，そうした記憶のより効果的な検証と強化につながる（渡辺，1978）．

もちろんこうした非宣言的記憶だけでなく，宣言的記憶 declarative memory など記憶全般（**図 3-3-3**）にからだを使うことが重要な意味をもつ．たとえば漢字を覚える意味記憶における空書実験[*15]の例にもみられるように，学習にかかわりの深いイメージ形成は，自らがからだを能動的に使うことが大きな役割を果たしている．単に頭で思い描くより，指を使って「なぞり」をすることでイメージ形成が確実になる（佐々木，1987）．子どもがことばを覚えるばあいの手がかりも身体にある（正高，2001）．杜氏が酒を仕込み，その酒を「きく」，そこにも近年理論や数式といった科学的手法を取り入れているが，決め手となるのは熟練者が蓄積してもつ直感的なセンスあるいは「勘」である．技術史家の Ferguson はこうしたこころに描かれたイメージによってより高度なものを創りあげる能力を「技術屋の心眼（mind eye）」と表現した（Ferguson, 1992）．これらは，それぞれの作業体験を通して学習されたことが包括的に機能する状態をさしている．

学習とは，私たちが知覚経験したことを選択してイメージとして定着させることであるが，「からだで覚える」ということばに示されるように，イメージの定着には知覚経験に身体感覚と関連したある目的と方向性をもった行為や行動，動作が大きく関与する．次節の操作性とも関連する，具体的にからだを能動的に使うことによるイメージ形成が，からだで覚えるということにあたる．

3・3・3　操作性—素材，道具をもちいる

チンパンジーはシロアリの塚に草の茎や小枝をつっこんでそっと引き抜き，くっついてきたシロアリを食べるという行為をする．そのシロアリを釣る道具に，自然の小枝をそのまま使うこともあれば，加工して使うこともあるという（河合，1992）．動物も，このように食物を獲得したり，そのほかに身を守る武器として，また身体の汚れをとるといった自分の身体の世話などにも道具を使うことがある．

ひとは，こうした動物にも見られる道具の使用のほかに，移動やコミュニケーションの手段

[*14] 非宣言的記憶 non-declarative memory：文字や言葉で十分表現し，伝えることがむずかしい記憶．たとえば，自転車に乗ることができるようになったり，テニスのボールをうまく打ち返すタイミングをつかめるようになる．そのときの乗り方やタイミングに関する記憶などをさす．手続き記憶ともいう．

[*15] 空書実験：漢字の要素を組み合わせて，新しいイメージの漢字を構成する課題で，指でイメージを宙に書きながらおこなった場合とその他の場合の，新しいイメージの想起率を調べた実験．

表 3-3-1 ひとの道具と用途

機能		例
身体機能の延長	威嚇，攻撃する（武器） 食物を獲得する 物を運搬する 物を保存する 移動する	棒，槍，刃物，弓矢，鉄砲など 武器に類する道具，釣り具，網など ふろしき，かご，手押し車，トラック，船など 土器，器，冷蔵庫，倉庫など 自転車，自動車，船，飛行機など（運搬を兼ねる）
身体の保護	個の身体を直接くるむ 個や家族を覆い囲う	衣服など身にまとうもの テント，家屋など
象徴的意味	ディスプレイ コミュニケーション	装飾品，衣類，持ち物など 文字，言葉，筆記具，通信機器など
身体機能の代償	補助具，自助具	めがね，杖，車いす，補聴器，補装具など

として，身体をくるみ保護するだけでなく，自分をディスプレイする象徴的な意味あいをもった衣服の着用など，さまざまな手段や目的で道具を使用する（**表3-3-1**）．これは，ひとが進化した社会的動物であることにも大きく関連がある．

ひとにとって道具は，運動，知覚，認知など身体機能，精神機能を育て，補い，拡大延長したり，自分や自分の家族を保護するために，また社会的動物として他者とかかわりながら生活するために，欠かすことのできないものといえる．Bartholomewら（Bartholomew et al, 1953）がいうように，ひとは道具なしには生きていくことができないほど，道具に囲まれ道具に依存している．

作業療法では，自分の身体機能の延長としてさまざまな道具を使うことで，有能感を満たしながら自信を取りもどしたり，新たなくらし（生活）の技能を身につける．そして，失われたり低下した心身の機能に対し，補助具や自助具などの道具をもちいることで，生活上の障害（能力障害）の軽減をはかる．

また道具には，ひとの機能を補い育てるはたらきのほかに，リハビリテーションの過程においては，自己能力の現実検討という重要なはたらきがある．道具が具体的な使用法と機能をもっているため，その道具を使いこなせるかどうかで，ひとは，自分の能力の現実を認識することができる．道具を使い具体的な結果が生まれる過程で，思ったように道具を扱うことができれば，イメージとしての有能感を現実的に実現することになり，自信につながる．もちろん，うまく使いこなせないばあいには，自分の能力の限界を自覚させられる結果にもなる．道具は，その使用にともなう有能感の充足と現実検討という二面性が生かされるとき，ひとが外界に対する自己の影響性を知り，現実世界に適応する過程を助ける．

3・3・4　没我性―我をわすれる

筆者が小学生の頃の話であるが，お使いの途中にちょっとだけと思って加わったメンコに夢中になって，頼まれたことをすっかり忘れて叱られたことがある．渓流釣りでポイントにフラ

イ（毛針）を繰り返し流しているときもそれに似た経験をした．いずれもいつの間にか時を忘れ，我を忘れて無我のなかにいた．また作業に没頭したり身をゆだねるのは楽しいときばかりではない．気がかりなことや心配なことがあって落ち着かないため，何を作るともなく土練りに身をゆだねるというようなこともある．そのようなばあいであっても，ひたすら粘土を練っているうちにからだの芯からほかほかとしてきて，うっすらと汗ばみ，ほっと一息ついて汗を拭うときには，あれほど気になっていたことを一時忘れていたことに気づいたという経験もある．

年齢，性別，人種をとわず，ひとはだれでも何かをしていると，夢中になり我を忘れてしまう（しまえる）ことがある．はっと気がつくと，いつの間にか我を忘れてその作業に夢中になっているということがある．

山に興味のない人からすれば，毎年遭難記事が掲載され騒ぎになるのを見て，どうしてあんな危険な所に出かけるのだろうと不思議に思われる．このどうしてに対して，登山する人で明確な理由を述べることができる人は少ないが，語りきれないすばらしい瞬間，代えがたい体験に魅せられてのことという．非日常的ななかでのこのような経験を「流れている（floating）ような感じ」とある登山家が表現したことから，Csikszentmihalyiが「フロー」と名付けた（Csikszentmihalyi, 2000）．このある活動に没入しているときに含まれる状態も作業の没我性に含まれる特性と関係が深い．

作業に必要な目的にそった行為をおこなうことによる選択的な意識の集中，作業にともなって身体に生じる心地よいリズムや感覚刺激，自分の行為により何かがなされていく達成感，自分が道具や素材をうまく扱うことによる有能感，その他にも作業にともなうさまざまな要素が絡み合ってのことだろう．没我性は，ひとが生まれ，育ち，日々の生活をおくるなかで，どうにもならない悲しみや痛みを超える力を秘め，ひとを癒す．遊び余暇的なものに限らずすべての作業に含まれている力である．

3・4　ともに作業すること

作業をもちいることの大きな特徴の一つに，作業を共にすることの効用がある．

3・4・1　共有性―体験をともにする

作業は一人でおこなうものもあるが，個別の治療や援助であっても，作業の遂行過程を通して機能評価や学習，訓練の指導をおこなうため，大半は作業療法士との二者関係のなかでおこなう．他者と協同でおこなう場合には，協力，競争，協調，拒絶など集団内のさまざまな相互作用に基づく他者との関係において遂行される．

いずれのばあいも，作業そのものが目的をもっているため，お互いの役割，相互の関係の設

定が容易で，個々の力動，行動特性，対人特性が作業にともなう行為や行動，動作，作業の結果に具体的に現れる．そのため，「いまここで here and now」のはたらきかけが容易になる．Yalom の集団治療因子（Yalom et al, 1989）でみれば，普遍的体験[*16]，情報の提供，愛他的体験[*17]，社会適応技術の学習，模倣学習などが作業を共におこなうことに期待できる効果といえよう．

そうした作業をおこなう者の力動，行動特性，対人特性が把握されるということに加え，作業を共におこなうもう一つの大きな要素に，五感の共通性を基盤とした共有体験を生かすコミュニケーションがある．日々の生活の現象が，どのように知覚され認知されるかは，その個人の生活史における経験による違いはあるが，外部刺激を感知する人の五官や感知された五感は，ひととしての生理的レベルではほぼ共通している．私たちが使うことばは，メタファーなしには十分機能しないが，感性的メタファーは，すべて私たちの身体感覚と知覚に基づいている（瀬戸，1995）．さまざまなメタファーのなかで，感性的メタファーがもっとも普遍的要素が大きい理由がそこにある．

寡黙で自閉がちな人と一緒に園芸をする．種をまき，芽が出て育っていく畑の野菜を見ていると，緑の葉の動きで風が見える．互いに顔を見合わせてうなずく．春の川原を共に歩く．病いの苦しみのなかにあっても，春の日のあたたかさ，まぶしさは，その同じ環境のなかにある者に共通に感じられる事実である．そこには土や水，空気，植物という自然な環境に，身体感覚を通して触れる一体感がある．

そのときの気持ちのありようの影響もあるが，ひとの身体感覚（五官によって感知される五感）の生理的な共通性と，共に活動を体験した共有体験に支えられた一体感である（山根，1995；2010）．春の陽の「あたたかい」「まぶしい」という感じを，ことばだけで伝達することはできないが，共に陽を浴びて「あたたかい」「まぶしい」と言うとき，初めてことばは知識体験の総体として共有する意味をもつ．

それは Merleau-Ponty が間身体性 intercorporéité[*18]（Merleau-Ponty, 1960）と表現した概念に類するもので，共有体験や類似体験によるコミュニケーションといえる．この五感の共通性とそれを基盤とした共有体験や類似体験を生かすコミュニケーションは，作業療法士が対象者の気持ちを感じとり，また対象者に自分の気持ちを伝えるとき，ことばを超えた助け（メタコミュニケーションに類する）となる．

コミュニケーションの道具としての作業の利用に関しては 8・4「伝えるコツ—つたえ・つたわり」で詳述する．

[*16] **普遍的体験 universality**：大きな孤独や悲哀のなかにある者は，自分だけが特別に受容できない問題や衝動を抱えていると思いこんでいる．そうした人が他者とのかかわりで，自分の問題は自分だけではなく，他の人も同じような苦しみや問題をもっているということを認識し，安心感を体験すること．
[*17] **愛他的体験 altruistic experience**：相手の身になって考え，相手本意で行動すること．他者のために役立つという体験により，自分を受け容れる感情をもてたり，自尊心を尊重したり，自己評価が高まる．
[*18] **間身体性 intercorporéité**：第2章の注[*18]を参照．

3・5　作業がつくる場の力

　作業をどのような場でおこなうかということもあるが，作業がなされることで生まれる場がある．それはどういう人たちが，何を目的にそこで作業をするのかということも関係するが，そうしたことも，具体性，目的性，意味性といった作業そのものの特性の影響を受けてのことである．そういう意味において，作業によって場が生まれるといえよう．

　たとえば，そこでおこなわれている作業が，仕事に類するものであるのか，余暇に類するものであるのか，その作業の目的や意味，作業をおこなうために必要な環境や，作業遂行がひとに求める機能や役割などにより，ある意味をもった場（トポス）（山根，2007b）が生まれる．そして作業によって生まれた場が，その場を利用する一人ひとりにさまざまな心理的作用を引きおこす．作業がつくる場の力である．

　場が成立する要素や条件はいろいろあるが，作業の種類や作業方法を変えることで場の力（特性）を変えることができる．作業を治療・援助にもちいる場合には，このような作業がつくる場という概念と，何が今の場をつくっているか，そしてそれがどのように影響するか，その要素の相互性をとらえておくことが必要である．

> **場（トポス）**
> ある文化が成熟し，そこにある状況や現象を生み，その場を利用する者に，なんらかの心理的な作用をもつ開かれた空間

3・6　作業の知

　さまざまな切り口から，作業そのものの特性やひとと作業の関係をみてきた．作業は，前章「ひとと作業」で概観したように，ひとの発達や成長，学習，生活すべての根幹となるもので，その効用は包括的なものである．還元的手法により作業の効用をとらえることができるわけではないが，身体的機能，精神的機能，社会的機能といったそれぞれの側面からみれば，ひとの基本的心身機能に対する効用は，**表3-6-1**のように示すことができる．

　こうした作業にともなうひとの心身に対する効用は，道徳療法を源流としておこなわれてきたわが国の伝統的な作業療法においても，すでにその一部は当時の実践者によって気づかれていた．自らの経験から菅（1975）がまとめた作業療法の奏効機転（**表3-6-2**）も，その経験と観察から作業がひとにもたらす基本的な効用を整理したもので，わが国の作業療法にとっては歴史的な意味をもつものといえよう．

　わが国の作業療法は，ドイツで学んだ精神科医，呉秀三が1901年に東京府癲狂院医長に就任

表 3-6-1 作業にともなう効用の例

	効　果
身体的機能	自律神経系の適度な賦活 呼吸，心肺機能の維持改善 循環器系の機能の維持改善 血圧の安定 感覚系の賦活 運動器官，機能の維持改善 　　筋骨格，関節可動域 　　基本的体力，身体的持久力，耐性 　　移動機能，姿勢保持，バランス，巧緻動作，目的動作の協応性 代謝機能の維持改善 内分泌機能の賦活 身体図式 body schema の形成
精神的機能	リラクセーション，発散，解放，カタルシス 鎮静と賦活 不安の軽減 気力の回復 感情のコントロール 注意力，集中力，ストレス耐性の改善 記憶・学習の補助 知覚・認知機能，感覚統合機能などの賦活 達成感，有能感の充足，自信の回復 自己能力の現実検討 身体自我（bodily ego）の強化 普遍的体験，有用感，愛他的体験 実存的受容 時間の概念，管理，季節感の回復 自己認識，自己概念の育成
社会的機能	共有体験を通したコミュニケーションの成立 二者関係技能，集団内関係技能（参加，協調，協同，その他）の育成 くらし（生活）の構成 生活技能，対処技能の獲得 生（一生）の構成

し，work therapy としての狭義の作業療法とレクリエーション療法を併せて，移導療法（呉，1916）という形で導入したのがはじまりである．この伝統的な作業療法は，人道主義に基づく道徳療法を基盤としたもので，加藤普佐次郎や森田正馬らによって引き継がれた．加藤はわが国で初めて作業療法の効用と必要性を説く論文（加藤，1925）で学位を得，森田は，その作業療法の経験を森田療法理論（森田，1974-75）にまとめた．

また昭和初期には，安静と療養以外に治療法のなかった結核や肢体不自由児の療育などでも作業の包括的な効用がもちいられていた（新井，1937；高木，1953；加賀谷，2003）．包括的であるがゆえに，治療や教育の現場においては，その効用の科学的根拠，客観性といった問題がつねに問われていた．

しかし，菅がその伝統的作業療法の経験のなかからつかんだ作業療法の奏効機転は，本章の

表 3-6-2　作業療法の奏効機転

1. 作業欲は本来人間の基本的欲求の一つであるから，それを満足さすか，させないかは，心身の健康や障害に大きな影響がある．
2. 作業は，それが適度であれば，心身諸機能の活動を促進し，作業がないことから生ずる機能低下を防止する．
3. 作業は新陳代謝を増進し，食欲，便通，睡眠その他の体調をととのえ，基礎気分を快適に維持することができる．
4. 作業は，生活のリズム化をはかるのに有効である．
5. 作業は，それによって病的概念より正常概念に注意をむけることができる．
6. 作業は，病的な意志行為にむけられるエネルギーを，正常行為におきかえることができる．
7. 作業は，支離滅裂な行動を正常な軌道にのせることができる．
8. 作業は，意志減退した患者をして，徐々に，その活動性を恢復させる．
9. 作業は，患者をして，その成果をみることで，満足感を味わわせ，自信をとりもどさせ，劣等感を弱めさせることができる．
10. 作業は，それによって，患者に他人との連帯感を養わせ，社会性をとりもどさせ，さらに積極的に，他人への寄与的生活を可能にさせる．
11. 作業は，一般に，感染症やその他の疾病に対する抵抗力をたかめる．

＊「作業療法の奏効機転．精神神経学雑誌 77. 770-772」(菅, 1975) より抜粋

冒頭で紹介した古代ギリシャの医師 Galen がみいだしていたことに相通じるものではなかろうか．こうした奏効機転の多くは，あまりにもひとの生活のなかで自然に生じるものであるため，作業をおこなうことの効用とは気づかれないことが多い．きれいな水や空気がふんだんにあるとき，水や空気が意識されないように，作業があまりにもひとの日常の生活にかかわりが深いため，日常的にはその機能が意識されずにおこなわれる．

　この作業がアフォードするクオリアとの相互性を生かして，意図して作業をもちいるのが作業療法である．作業療法は科学の知が置き去りにした関係の相互性，臨床の知（中村，1992）の実践という意味からすれば，「作業の知」の実践といえる．

◆引用文献◆

新井英夫（1937）．肺結核患者の作業療法．秋元波留夫，他編．1991.「新作業療法の源流」pp207-227．三輪書店．

Bartholomew GA Jr, Birdsell JB (1953). Ecology and the protohominids. American Anthropologist. 55. 481-498.

Csikszentmihalyi M (2000). Beyond boredom and anxiety：experiencing flow in work and play, 25 anniversary edition. Jossey-Bass Publishers. San Francisco（今村浩明訳．2000．「楽しみの社会学」新思索社）．

Ferguson ES (1992). Engineering and the mind's eye. The MIT Press. Cambridge（藤原良樹・砂田久吉訳．1995．「技術屋の心眼」平凡社）．

市川　浩（1997）．「身」の構造―身体論を超えて．青土社．

加賀谷一（2003）．結核作業療法とその時代―甦る作業療法の原点．協同医書出版社．

菅　　修（1975）．作業療法の奏効機転．精神経誌．77. 770-772.

加藤普佐次郎（1925）．精神病者に対する作業治療ならびに開放治療の精神病院におけるこれが実施の意義および方法．秋元波留夫，他編．1991.「新作業療法の源流」pp171-204．三輪書店．

河合雅雄（1992）．道具を使うサル．「人間の由来（上）」pp173-213．小学館．

小林正義，冨岡詔子（2000）．開かれた自閉空間の治療的利用―分裂病患者の休息体験をめぐって．作業療法．19. 101-111.

小林正義，冨岡詔子（2001）．「作業への閉じこもり」の治療的利用―分裂病回復期初期の治療構造について．作業療法．20. 472-482.

呉　秀三（1916）．移導療法．秋元波留夫，他編．1991.「新作業療法の源流」pp128-145．三輪書店．

正高信男（2001）．子どもはことばをからだで覚える―メロディから意味の世界へ．中央公論新社．

Merleau-Ponty M (1960). Signes. Librairie Gallimard. Paris（竹内芳郎監訳．1969．「シーニュ1」．竹内芳郎監訳．1970.「シーニュ2」みすず書房）．

森田正馬（1974-75）．森田正馬全集 1-7巻（高良武久，他編）．白揚社．

森田正馬（1975）．森田正馬全集 第5巻．白揚社．

Morris D (1967). The naked ape. Jonathan Cape Ltd. London（日高敏隆訳．1969.「裸のサル―動物学的人間像」河出書房新社）．

本吉良治編（1995）．心と道具―知的行動からみた比較心理学．培風館．

中村雄二郎（1992）．臨床の知とは何か．岩波書店．

根ヶ山光一，川野健治編著（2003）．身体から発達を問う―衣食住のなかのからだとこころ．新曜社．

Polanyi M (1962). Personal knowledge：towards a post critical philosophy. The University of Chicago Press. Chicago（長尾史郎訳．1985.「個人的知識―脱批判哲学をめざして」ハーベスト社）．

Polanyi M (1966). The tacit dimension. Routledge & Kegan Paul Ltd. London（佐藤敬三訳．1980.「暗黙知の次元―言語知から非言語知へ」紀伊國屋書店）．

李　敏子（1997）．心理療法における言葉と身体．ミネルヴァ書房．

斎藤　孝, 山下柚実 (2002). 「五感力」を育てる. 中央公論新社.

佐々木正人 (1987). からだ—認識の原点. 東京大学出版会.

瀬戸賢一 (1995). メタファー思考—意味と認識の仕組み. pp1-210. 講談社.

菅原和孝, 野村雅一編 (1996). コミュニケーションとしての身体. 大修館書店.

高木憲次 (1953). 肢体不自由児の療育のあり方. 秋元波留夫, 他編. 1991. 「新作業療法の源流」pp285-302. 三輪書店.

種村完司 (1998). こころ—身のリアリズム. 青木書店.

渡辺　慧 (1978). 認識とパタン. 岩波書店.

Yalom ID, Vinogradov S (1989). Concise guide to group psychotherapy. American Psychiatric Press. New York (川室　優訳. 1991. 「グループサイコセラピー—ヤーロムの集団精神療法の手引き」金剛出版).

山根　寛 (1989). 完成作品の活用法. OTジャーナル. 23. 372-373.

山根　寛 (1995). 作業療法と園芸—現象学的作業分析. 作業療法. 4. 17-23.

山根　寛 (2007a). パラレルな場とその利用. 鎌倉矩子, 他編「ひとと集団・場 第2版」pp73-88. 三輪書店.

山根　寛 (2007b). 場（トポス）と場所. 鎌倉矩子, 他編「ひとと集団・場」pp64-67. 三輪書店.

山根　寛 (2010). 作業・作業活動—生活のいとなみ.「精神障害と作業療法 第3版」pp78-97. 三輪書店.

柳澤桂子 (1994). いのちとリズム—無限の繰り返しの中で. 中央公論社.

湯浅泰雄 (1990). 身体論：東洋的心身論と現代. 講談社.

4 作業と生活機能

114	4・1	生活機能の構成	4・1・1	国際生活機能分類 ICF
			4・1・2	生活機能の臨床的枠組み
118	4・2	作業遂行と統合生活機能	4・2・1	作業遂行と心身機能および身体構造
			4・2・2	作業遂行と活動機能
			4・2・3	作業遂行と参加機能
			4・2・4	作業遂行と背景因子
126	4・3	作業遂行と統合認知機能	4・3・1	統合認知機能と感覚の発達

4　作業と生活機能

　作業は，その作業が遂行される環境から受ける感覚情報（外部情報）や自分自身の身体の状態を知らせる感覚情報（内部情報）が統合的に判断され（2・4・3「身体と作業，そして脳」の図2-4-1参照），目的にそって遂行される．作業が遂行されれば，それに応じて対象物や環境が変化し，その変化は随時感覚情報として身体を通して脳にフィードバックされる．そして，通常は特に意識することなくその変化に対応して運動企画が修正され，身体の動きが調整され，より適応的な作業遂行へと導かれる．

　その無意識的ともいえる状況に応じた作業遂行（行為，行動，動作）は，ひとのどのような機能が基盤となっているのだろうか．ひとの生活に必要なさまざまな心身機能，その機能を包括するものが「国際生活機能分類 International Classification of Functioning, Disability and Health：ICF」[*1]（WHO, 2001）の生活機能にほぼ相当する．この章では，ICFの基本概念を活かして，臨床的な視点から，作業遂行の基盤となる作業と生活機能の関係について考えてみることにする．

4・1　生活機能の構成

　ICFにそって生活機能の構成と臨床的な枠組みを整理する．

4・1・1　国際生活機能分類 ICF

　ICFは，人間と環境との相互作用を枠組みとして，ある個人の健康状態を系統的に分類するものである．ICFには，大きく「生活機能と障害」と「背景因子」の2分野がある．生活機能 functioning は「心身機能・身体構造 body functions and structures」「活動 activities」「参加 participation」の3つの要素からなり，背景因子 contextual factors は「環境因子 environmental factors」と「個人因子 personal factors」の2つの要素からなる．障害 disability は，構造の障害を含む「機能障害 impairments」「活動の制限 activity limitation」「参加の制約 participation restriction」のすべてを含む包括的な生活機能の障害を表す用語としてもちいられている．そしてICFでは，これらすべての構成要素が相互に作用してひとの健康状態があるという見方をしている．その構成要素間の相互の関係を示したものが**図4-1-1**である．

[*1] 国際生活機能分類 International Classification of Functioning, Disability and Health：ICF：1980年にWHO（世界保健機関）が試案として発行した国際障害分類 ICIDH の改訂版．約5年間にわたる系統的なフィールドトライアルと国際的な議論をへて開発され，2001年5月22日に第54回世界保健会議（WHO総会）によって承認された．人の健康と障害に関して共通言語と概念的枠組みを提供したもの．

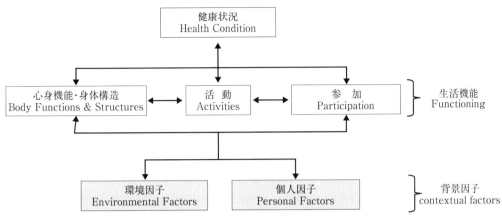

図 4-1-1　ICF の構成要素間の相互作用

　ICF の下位分類は，活動と参加の関係や個人因子に関するものなど，まだ未解決なものもあり完成されたものではない．しかし，その概念的枠組みは，国際的に承認された唯一の道具であり，作業遂行に必要な生活機能を環境との相互作用としてとらえる視点は重要である．心身の機能やその障害の状態が環境によって変化する．また，心身機能が同じ状態であっても，その人がどのような背景（個人因子）をもち，どこでだれと（環境因子）生活するかによって，生活を構成するさまざまな作業の遂行状態（活動），日常生活や社会生活への参加状態（参加）は異なる，といった視点である．

　たとえば，統合失調症の幻聴や被害的な関係妄想，認知症高齢者の見当識障害など，疾患に起因する基本的な精神認知機能の障害は，どこで，だれと，どのような状態で過ごすかによって異なる．健康状態に大きな問題がなくても，なじんだ環境ではできることが，場所が変わり環境が変われば思うようにできなくなるなど，日々の生活行為も環境の影響を受ける．こうした，心身機能や障害が個人固有のものではなく，環境など背景因子の影響を受ける，機能障害，活動の制限，参加の制約が相互に影響しあう，さらにそれぞれの因子が促進因子にも阻害因子にもなりうるという基本的な概念が示されたことは，今後の保健，医療，福祉，教育，行政などすべての領域に大きな意味をもたらすと思われる．

4・1・2　生活機能の臨床的枠組み

　本書では，ICF の活用として期待されているように，その共通の概念的枠組みをマザーモデルとした臨床的応用という視点から，生活機能の構成要素と背景因子を**表 4-1-1** のように整理した．

　作業遂行に必要な生活機能の主な構成は，ICF の枠組みにそって心身機能（身体構造を含む），活動機能，参加機能とし，その下位分類は作業療法における作業をもちいた援助の視点から，生活維持機能，作業遂行機能，対人機能，コミュニケーション機能，移動機能，その他という

4・1　生活機能の構成

表 4-1-1 生活機能の構成要素と背景因子

分類			基本的な内容
生活機能	心身機能・身体構造		感覚運動機能・身体構造 精神認知機能
	社会機能	活動機能	
		生活維持機能　身辺処理	食事，排泄，睡眠，整容，衛生，更衣，入浴，基本的起居移動 身辺処理関連器具の操作
		生活管理	金銭，時間，物品，安全・健康などの管理
		作業遂行機能　仕事 　　　　　　　学業 　　　　　　　家事 　　　　　　　育児	ワークパーソナリティに関する基本機能 学習の基本となる読み，書き，計算など 掃除，洗濯，整理整頓，調理，買い物など 子どもの成長に必要な栄養，養護，養育活動など
		対人機能　　　二者関係 　　　　　　　集団関係 　　　　　　　基本交流	対象の違いに応じた親愛関係や社会的な関係をもつ 場の規範や他者の欲求を理解した相互交流 近隣や職場などにおける挨拶や日常的な受け答え
		コミュニケーション機能	意思表示，相手の話を理解した応答
		移動機能	交通機関などを活用した必要な場所への移動
		その他	公共サービス，法や制度を必要に応じて利用する 楽しみや趣味など余暇をうまく利用する
		参加機能	個人が日常生活や社会生活に関与する意志・意欲
背景因子	環境因子		交通機関，公共機関，住居など生活環境，家族，友人，知人などの人的環境，生活に関連するサービス，法律，社会制度など社会的・文化的環境
	個人因子		性別，年齢，生育歴，教育歴，職歴，経験，性格，使用言語，習慣，役割，趣味，特技などその個人の特徴

構成にした．

　生活機能を構成する要素と背景因子の関係を，臨床的な視点から示すと**図 4-1-2** のようになる．この図では，図表の視覚的な観点から，脳を含む身体構造とその機能にあたる感覚運動機能および精神認知機能を心身機能という用語で表している．この心身機能は活動機能と深い相互の関係にある．図の点線枠内を包括的に示す生活機能については，内と外が相互に作用する入れ子構造を思い浮かべるとよいが，心身機能や活動機能と相互に作用しながら，それらの機能を合わせもつものとして参加機能がある．そしてそれら生活機能は，環境因子や個人因子など背景因子の相互的影響を受けているという関係を示したものがこの図である．ICF の 3 次元 2 因子が並列的に相互に作用するイメージに対し，その相互性に図と地のイメージを加えた試みである．もちろんこの入れ子構造における図と地は，どちらが図になるか地になるかは，その状況によって入れ替わる．

　今後さまざまな領域で，こうした ICF の概念的枠組みをマザーモデルとした生活機能の応用がなされるようになることが望まれる．ちなみに，診断により疾患名が明らかになることによる誤解や偏見が社会参加に影響することへの対処を考慮した臨床モデルの一つとして IMMD（Interactional Model of Mental Disability and Health）（**図 4-1-3**）を紹介する．IMMD は，リハ

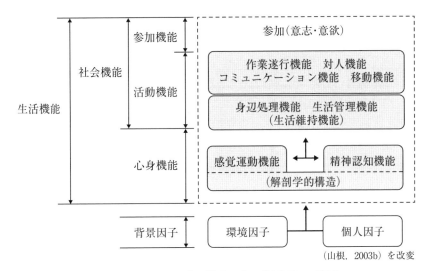

図 4-1-2　生活機能の構成要素・背景因子の関係

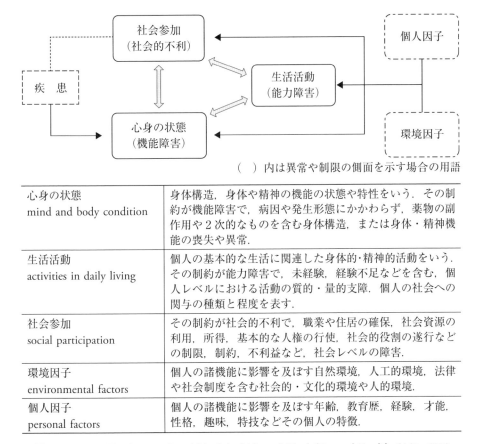

図 4-1-3　IMMD：Interactional Model of Mental Disability and Health（山根，2001）

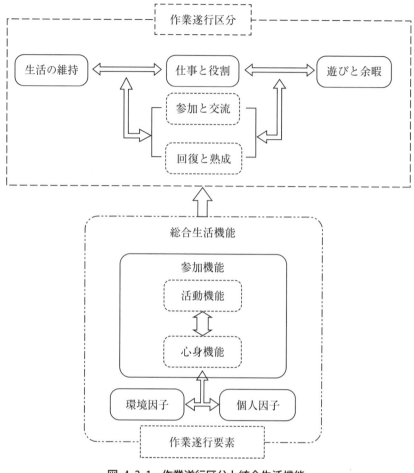

図 4-2-1 作業遂行区分と統合生活機能

ビリテーションに関連するすべての職種と職域を超えた共通の利用を目的とした臨床モデルの一つで，国際障害分類（international classification of functioning and disability：ICIDH）の基本概念と ICF をマザーモデルとする実践的なモデルとして開発したものである（山根，2001；2003a；Yamane et al, 2001）．

4・2　作業遂行と統合生活機能

　ひとの生活における作業の遂行区分は，「ひとと生活行為」の視点から分類した表 1-3-1「作業の分類例─生活行為の視点」が相当する．こうした日々のいとなみは，ある人の生活機能のありようによって異なる．その作業遂行区分と生活機能の関係を示したものが**図 4-2-1** である．この図には，生活機能を基盤として作業が遂行されるという関係の重要な要として「統合生活機能」という概念を取り入れた．ある環境において作業を遂行するばあい，その個人の基

ENGAGEMENT IN OCCUPATION TO SUPPORT PARTICIPATION IN CONTEXT OR CONTEXTS

Performance in Areas of Occupation 作業遂行区分
Activities of Daily Living　日常生活活動
Instrumental ADL　手段的日常生活活動
Education　教育
Work　仕事
Play　遊び
Leisure　余暇
Social Participation　社会参加

Performance Skills 遂行技能	Performance Patterns 遂行パターン
Motor Skills　運動技能	Habits　習慣
Process Skills　処理技能	Routines　日課
Communication/Interaction Skills　コミュニケーション/交流技能	Roles　役割

Context 背景（文脈）	Activity Demands 作業要件	Client Factors 個人因子
Cultural　文化的背景	Objects Used and Their Properties　使用物と特性	Body Functions　心身機能
Physical　物理的背景	Space Demands　空間的要件	Body Structures　身体構造
Social　社会的背景	Social Demands　社会的要件	
Personal　個人的背景	Sequence and Timing　順序とタイミング	
Spiritual　精神的背景	Required Actions　必要な動作	
Temporal　時間的背景	Required Body Functions　必要な心身機能	
Virtual　仮想的背景	Required Body Structures　必要な身体構造	

図 4-2-2　AOTAの作業療法の領域（AOTA, 2002）より

　本的な生活機能が，その環境との相互作用としてどのように機能するかということを考えなければならない．そうした環境との相互性において発揮される実際的な生活機能を「統合生活機能」とする．「統合生活機能」は社会脳（Brothers, 1990）のはたらきによる機能にあたる．社会脳と作業については6・4「社会脳と作業」で述べるので，そちらを参照されたい．

　米国作業療法協会AOTAも，その統一用語集の初版を1979年に出して以来，1989年，1994年，2002年と改訂してきた（AOTA, 1989；1994；2002）．2002年の改訂では，作業遂行区分（表1-2-3）と作業の遂行要素との関連を図4-2-2のように示している．AOTAの「背景（文脈）context」は，個人をめぐる社会・文化的背景や物理的環境などのことで，部分的にICFの個人因子に関するものが含まれるが，大半は「作業要件 activity demands」と併せて，ICFの環境因子に相当するものといえよう．米国作業療法協会の「個人因子 client factors」は，本文中に明記されているようにICFの心身機能・身体構造に相当するものである．WHOの健康概念（たとえばcontextのなかのspiritualなど）やICF，人間作業モデルの要素を組み込むなど，これまでの米国作業療法協会の文脈に新しい共通概念を組み込もうとする試みがうかがえるが，まだやや煩雑である．

　こうした作業遂行とそれに必要な要件については，いずれのモデルや枠組みにおいても，その内容に大きな差はなく，区切り方の相違によるもので，還元的な要素分析から新たに統合にむかう過程における現象といえよう．ただ，新たな統合にむけて，職種や職域，専門・非専門を超えて広く共通の概念，共通の枠組みでとらえるということが大切な要件である．

表 4-2-1 ICF 第1レベルの心身機能・身体構造の分類

心身機能	身体構造
精神機能	神経系の構造
感覚機能と痛み	目・耳および関連部位の構造
音声と発話の機能	音声と発話に関わる構造
心血管系・血液系・免疫系・呼吸器系の機能	心血管系・免疫系・呼吸器系の構造
消化器系・代謝系・内分泌系の機能	消化器系・代謝系・内分泌系に関連した構造
尿路・性・生殖の機能	尿路性器系および生殖系に関連した構造
神経筋骨格と運動に関連する機能	運動に関連した構造
皮膚および関連する構造の機能	皮膚および関連部位の構造

4・2・1　作業遂行と心身機能および身体構造

「心身機能 body functions」は，活動機能や参加機能の基盤となる個人の身体系の生理的・心理的な機能をいい，「身体構造 body structures」とは，脳を含む器官・肢体とその構成部分などの，身体の解剖学的状態をいう．その心身機能および身体構造の著しい変異や喪失などといった心身機能または身体構造上の問題が「機能障害 impairments」にあたる．ICFでは，心身機能および身体構造の分類として**表 4-2-1** のような解剖学的構成にそった示し方をしている．そうした要素の統合されたものであるが，作業遂行に必要な心身機能・身体構造としては，感覚運動機能と精神認知機能にまとめることができる．

[感覚運動機能]

運動機能は感覚との相互性を抜きには成りたたないため，ここでは単に運動機能という側面ではなく，感覚運動機能とする．感覚運動機能とは次のような一連の機能をいう．
・自己内外からのさまざまな感覚刺激が感覚受容器（図 3-1-1）から適切に脳に伝わり
・それぞれの感覚情報が，過去の経験により蓄えられた情報と照合，弁別され
・感受されたものが具体的な意味をもったものとして把握され
・その感知された対象や現象に対して，どのように対処するかが判断され
・対処に必要な運動の企画がなされ
・中枢から効果器（筋）に指示が出され
・その指示により効果器が動くことで対象や現象に対する対処がなされる

作業療法では，そうした照合，弁別に必要な自分の身体の構造や機能に対する認識である身体図式と身体像（2・4・2「身体の意識と作業」参照），左右判別，自己身体部位の同定，手指認知，身体の両側認識，身体の位置認識，触覚統合，弁別（図―地，空間関係，対象の恒常性，立体覚，形態の恒常性，視知覚，聴知覚，触知覚，他）などが適切に機能するように，作業の種類や内容を考慮し，異なる感覚刺激や必要とされる弁別機能の違いを利用して訓練をおこなう．

作業それ自体が目的をもっている（3・2・2「目的性―目的に導かれる」参照）ため，作業遂行

に必要な姿勢を保ち，必要とする運動を開始したり，止めたり，変化させたりする適切な筋と関節のはたらき（筋力，筋緊張，関節運動）が，普通の生活においては特に意識することなく機能している．運動を企画し効果器（筋）に指示を出すのは中枢神経系（運動中枢）の役割であるが，脳からの指示を伝えるのは末梢神経系（運動神経）のはたらきによる．さらに，作業療法では，この作業によってそれぞれ異なる目的指向性を有する運動機能に関連した一連の機能（図2-2-4「リンゴを描くシステム」参照）を，末梢の筋・骨格系の訓練だけでなく，高次脳機能（高次神経）障害に対するリハビリテーションの手段としてもちいる．

[精神認知機能]

認知ということばの定義や範囲は，専門領域によっても違いがあるが，一般的には，生得的または経験的に学習・獲得された情報（記憶）に基づいて，外界からの情報を選択的に取り入れ，処理し，新たな情報を蓄積し，これを利用して外界に適切なはたらきかけをおこなうための情報処理の機能を精神認知機能という．この精神認知機能に関連する要素としては，感覚，知覚，理解，判断，記憶，推論，課題の発見と解決（問題解決能力），言語理解と使用（コミュニケーション能力），などがある．作業の遂行は認知のプロセスそのものである．

認知機能は精神機能の重要な機能であるが，ここでは心身機能の感覚運動機能との関連で，認知機能を中心とした全般的・個別的な精神機能である，意識，気質・人格，意欲，精神運動，情動といったものまで含む機能として精神認知機能と称している．

精神認知機能の障害は，記憶，思考，見当識，理解，計算，学習能力，言語，判断を含む高次皮質機能の障害である．感覚運動機能と同様に，作業活動の種類や内容により，必要とされる精神認知機能が異なる．作業療法ではその作業活動による違いを利用して，治療や訓練をおこなう．

4・2・2　作業遂行と活動機能

活動機能は，課題や行為の個人による遂行機能のことである．ICFでは，個人的な日常生活に関するものと社会的な活動とが明確に区分しにくいという理由で，活動機能は**表4-2-2**のように「活動と参加」として示している．しかし諸概念の定義で示されているように，活動は課題や行為の個人による遂行をさし，参加が「生活・人生場面 life situation」へのかかわりをさすのであれば，作業を介した援助という臨床においては，活動と参加の機能は分けて考えるほうがよい．

活動機能は，どのような側面からとらえるかにより分類も種々できるが，ここでは作業療法における生活を構成する作業とその作業に必要な機能の把握という臨床的視点（山根，1999；2003a）から，生活維持機能，作業遂行機能，対人機能，コミュニケーション機能，移動機能，その他，に分けて考えることにする（表4-1-1）．いずれも独立した機能ではなく，それぞれの基本となる下位機能は重なり合い，各機能は相互に深いつながりをもっている．活動機能が制

表 4-2-2 ICF 第1レベルの活動と参加, 環境因子の分類

活動と参加	環境因子
学習と知識の応用 一般的な課題と要求 コミュニケーション 運動・移動 セルフケア 家庭生活 対人関係 主要な生活領域 コミュニティライフ・社会生活・市民生活	生産品と用具 自然環境と人間がもたらした環境変化 支援と関係 態度 サービス・制度・政策

限されることを「活動制限 activity limitation」といい，従来の「能力障害 disability」にあたる．ICF では disability は活動の制限だけでなく，生活機能全体のネガティブな状態を示す包括的用語として使用されている．

[生活維持機能]

　生活維持機能は，いわゆる日常生活活動・手段的日常生活活動（ADL, IADL）（日本作業療法士協会，1999）に関する機能で，身辺処理機能と生活管理機能に分けられる．

　身辺処理機能は，基本的日常生活動作・行為（BADL：Basic ADL）に関するもので，ひとが生活を維持するために基本的に必要な身のまわりのことをおこなう機能をいう．具体的には，食事，排泄（トイレ），睡眠，整容，衛生，更衣，入浴などに関するものである．なお身辺処理機能には，食事や排泄など身のまわりのことをおこなうときに必要な，歩いたり，身を移したりといった起居移動機能や身辺処理に関連する生活器具や物の操作機能を含む．起居移動や物の操作自体は，目的動作・行為ではないが，生活維持活動の基礎となるもので，その機能は生活維持機能の重要な要素である．

　生活管理機能は，手段的日常生活活動（IADL）に関するもので，身のまわりに関する基本的な動作・行為に引き続いて，生活に必要な物や事を管理する機能をいう．具体的には，自分の小遣いや生活費をやりくりできる金銭管理，1日，1週間といった時間単位のなかで，必要な活動に応じて時間を見計らい，作業の見通しをつけたり，順序立てをしたりといった時間の管理，物品や財産など自分にとって貴重な物の管理，自分の安全や健康の管理に関する機能をいう．健康管理は食事や睡眠，休養などとも関連するが，自分の心身の状態を把握し，何か異常があれば早めに医療機関にかかったり，相談することができ，治療を受けていれば定期的に通院したり，服薬の管理をしたりといったことが含まれる．

　心身機能になんらかの障害があり，自分一人で食事ができない，排泄やその処理ができない，身繕いをすることができない，入浴に他の人の手助けが必要といったように，生活維持機能に問題があれば，つねに誰か援助する人がいなければ，日々の生活が大きく制限されることになる．発達という観点からみれば，幼児が一人で食事をし，服を着替え，トイレに行くようにな

表 4-2-3 作業遂行に関する要素分類例

分 類		内 容
認知・遂行要素	指示の理解	作業課題を理解し，作業を開始する
	予測・実行	結果を予測し，計画し，順序立てて課題活動を進める
	フィードバック	結果を見ながら行為や動作を調整する
	集中・持続	作業に必要な時間，課題活動に集中して取り組む
	正確さ，丁寧さ	結果として求められる基準を満たす
	作業速度	作業進行に支障のない速度で作業をする
	問題に対する対処	自分で工夫する，必要に応じて指示を仰ぐなど対処する
	変更に対する対処	内容や手順に変更があっても，大きな支障なく対処する
身体的要素	持久・耐性	体力面で大きな支障なく作業を続けることができる
	目的動作の協応性	身体，特に両手が協応し目的的に機能する
心理的要素	ストレス耐性	作業にともなうストレスへの耐性がある
	感情のコントロール	作業に支障をきたさない程度に感情をコントロールする
	活動への興味関心	対象の作業に興味や関心を抱いて取り組む
	意志・意欲	自分の役割を理解し，自主的に取り組む
集団関係要素	参加，交流 基本的配慮 主張，意思表示 協調性	(職業活動の種類，家事，育児，学業などによって必要とされるものは異なるが，対人機能，コミュニケーション機能に関する基本機能)

ることが，家族や社会の一員になる自立のはじまりである．そうした意味からも生活維持機能は，生活の自立もしくは自律における重要な基本的機能にあたる．

[作業遂行機能]

　作業遂行機能は課題遂行機能ともいい，仕事や学業，炊事・洗濯・掃除・裁縫・整理整頓・献立・買い物・家族の世話といった家庭内の仕事にあたる家事，育児など，何か作業をおこなうときに必要な機能をいう．

　仕事（何かを生産する活動）は，自分にとって必要なものを直接生産する，もしくは他者が必要とする有形，無形のものを生産し提供することで，引き替えに得られる収益や報酬を目的におこなわれる活動である．生活維持機能の獲得が自立のはじまりであるとすれば，作業遂行機能は，自立を経済的，精神的に支える機能といえる．

　仕事機能は，特定の仕事に関するものではなく，なんらかの職業生活をするうえで必要なワークパーソナリティにあたる共通機能で，生活維持機能がある程度整っていないと支障がある．対人機能やコミュニケーション機能など，他の機能とも関係する包括的な機能の一つである．

　学業は，将来仕事に就くために必要な準備作業にあたる．

　家事や育児は，主に家庭内での仕事にあたり，だれにも必要なものではないが，単身生活や家族が働き自分が家事をするばあいなどでは毎日繰り返される活動で，その対象と内容は個別的で幅が広い．生活維持機能と同様，家事・育児機能に問題があれば，ホームヘルプサービスなどの援助が必要になる．

　仕事，学業，家事，育児などの作業遂行には，**表4-2-3**に示すような共通した要素がある．

その課題を理解し実行する認知・遂行要素，課題を目的的に実行する際の身体的要素と心理的要素，他者との協力が必要な課題を実行するばあいの集団関係要素である．持続や耐性に関しては，一つの作業に対する機能だけでなく，毎日繰り返すことが必要な仕事に関するものなどでは，必要な時間に起きて，決められた時間や回数で出勤するといった繰り返しに対する機能も含んでいる．

[対人機能]

対人機能は，二者関係機能，集団関係機能，基本交流機能に分けられる．二者関係機能は，年齢（年輩，同年齢，年下）や性（同性，異性），役割（職務や社会的な役割，なんらかの階級など），本人との関係（友人，職場の上司，家族，親戚など），対象人物の性格といった対象の違いに応じて，親愛関係や社会的な関係など適切な関係をもつことができる機能をいう．それぞれの異なる対象に対する関心の示し方や程度，関係のもち方，対象へのかかわりの恒常性，対象の認知のしかたなどに関連する．

集団関係機能は，地域生活や職業生活において，複数の人たちすなわちさまざまな社会集団に加わり，共通の課題遂行に対して大きな支障なく協業できる機能をいう．具体的には，その場の規範や他の人たちがどのような思いや希望をもっているかを理解し，その状況に応じた役割をとりながら相互に交流したり，連携したりすることができる機能といえる．

基本交流機能は，コミュニケーション機能とも深く関連し，近隣の人や職場の人などと日常的に挨拶を交わしたり，必要な応対を過度な緊張なくおこなうことができる機能をいう．

[コミュニケーション機能]

コミュニケーション機能は，自分が知りたいことや教わりたいことを他者に聞く，自分の気持ちを相手に伝える，相手の言いたいことを理解して応答する，しっかりと自己主張をするといった要素からなる．具体的には，挨拶，日常会話，作業遂行上必要な会話，意思表示など，基本的なことから複雑なことまでコミュニケーションが必要な状況において，適切に判断して必要なやりとりができることがコミュニケーション機能にあたる．伝えるということからすれば，言葉だけでなく電話やパソコン，手紙など情報伝達器具を使用することも含めてよいだろう．

[移動機能]

ここでいう移動機能は，生活維持機能のなかの家庭内における起居移動ではなく，生活のつながりや広がりをもたらす機能の一つで，バスや電車などの公共の交通機関，自転車や自動車などの移動手段を利用して目的の場所に行く機能をいう．移動機能は生活圏に大きく影響し，特に就労などの社会参加にとっては重要な機能である．

[その他]

その他の活動機能として，生活のつながりや広がりをもたらすものとして，職業安定所や福祉事務所，保健所，銀行，郵便局，図書館などさまざまな公共機関などの社会資源や，生活・医療・福祉に関するさまざまな制度の利用に関するものがある．制度に関しては，精神保健福祉士など専門家に相談すればよい．しかし，保健福祉手帳で利用できること，生活を支えたり税金を安くするといった金銭面のこと，医療費の制度に関すること，就労の準備や支援制度に関すること，住宅の確保に関すること，財産の保護や権利の擁護に関することなど，自分に必要もしくは有用な制度に関しては，毎回ひとに頼るより，自分で活用できるようになるにこしたことはない．

また，生活の安定や広がりといった視点からは，趣味活動などのように興味のあることを楽しむことができることも大切である．

4・2・3　作業遂行と参加機能

参加は，「生活・人生場面 life situation」へのかかわりのことで，参加機能は，個人の健康状態や心身機能・身体構造，活動状態，背景因子などとの関連のなかで，個人が自己の生活状況に関与する意志や意欲にあたるものである．この参加機能が制約を受けることを「参加制約 participation restriction」といい，従来の「社会的不利 handicap」に相当する．

4・2・4　作業遂行と背景因子

背景因子は，作業遂行に必要な機能の要素ではないが，個人の人生と生活に関する背景全体を表し生活機能に大きな影響を及ぼすもので，環境因子と個人因子に分けられる．ICFでは，社会的・文化的に大きな相違があるという理由で，個人因子については詳細な分類はされていないが，ICFの構成要素間の相互作用を示す図式（図4-1-1）には，「ある特定の領域における個人の生活機能は健康状態と背景因子（すなわち，環境因子と個人因子）との間の，相互作用あるいは複合的な関係とみなされる」（WHO，2001）として示されている．

活動と参加を分けて扱ったのと同様に，臨床的には，個人因子は非常に重要な要素なので，背景因子として，環境因子とともに分類に入れる．

[環境因子]

環境因子は，ある個人が生活する場における，交通機関，公共機関，住居など生活環境，家族，友人，知人など人的環境，生活に関連するサービス，法律，社会制度など社会的・文化的環境をさす．環境因子は個人を取り巻くもので，個人が社会の一員としてその基本的な人権を行使し，社会的役割を遂行するときに，肯定的または否定的な影響を及ぼす．

また環境因子は，家庭や職場，学校など個人にとって身近な個人的環境因子と，コミュニ

ティーや社会における社会的環境因子に分けられる．前者は，居宅を中心とした物理的な環境，家族，知人，仲間といった日常的に交流がある人たち，既知ではないがそうした日常生活の場で出会う人たちを含めた人的な環境があげられる．後者は，コミュニティーや社会における物理的な環境，公共交通機関など一般的に利用可能なサービスや規則・法律・制度，人々の態度やイデオロギーなどに関連する組織などがあげられる．

[個人因子]

個人因子は，その個人の生活史や今の生活における特別な背景で，心身機能・身体構造以外のその人の特徴をさす．たとえば，性別，年齢，生育歴，教育歴，職歴，経験，性格，使用言語，習慣，役割，趣味，特技など．人的環境因子の影響を受け，日常生活より就労や就学など積極的な社会参加に対して大きく影響する要素である．

4・3　作業遂行と統合認知機能

表 4-1-1 の生活機能の構成要素や表 4-2-3 の作業遂行に関する要素に示される各機能は，それぞれ作業を遂行するうえで必要な機能である．それら生活における作業の遂行に必要な機能の全体を生活機能，ある環境下で実際に機能する生活機能を統合生活機能として扱ってきた（図 4-2-1「作業遂行区分と統合生活機能」参照）．この統合生活機能は，実際にある個人が生活する状況において，環境から入力されるさまざまな情報が統括して判断されて生まれる機能である．ここではその統合生活機能の基盤となる，環境から入力されるさまざまな情報を統括して判断する脳の機能（総合的な認知機能）を仮に統合認知機能とする．少し硬い印象であるが，適切な用語が思い浮かばないので，とりあえずそうしておく．

統合認知機能はオーケストラの指揮者にたとえることができるが，個々の楽器の演奏者（さまざまな入力情報に対する知覚・認知機能や生活機能を構成する諸機能）に対する指揮者のように対比的に存在するものではない．即興演奏 improvisation を組みこみながらスウィングをキープしているジャズを思い浮かべていただければよい．そこにはオーケストラのような指揮者はいないが，個々のアーティストの個性の絶妙なコラボレーションがある．個々のアーティストがさまざまな入力情報に対する知覚・認知機能や生活機能を構成する諸機能とすれば，統合認知機能はそれら諸機能のコラボレーション機能といえる．たとえはどうであれ，統合認知機能はひとの認知機能のもっとも高度な統合機能といえる．

> 作業に目的があり
> その目的に導かれるように
> ひとの統合認知機能がはたらき
> その統合認知機能のはたらきが
> 作業を目的へ導く

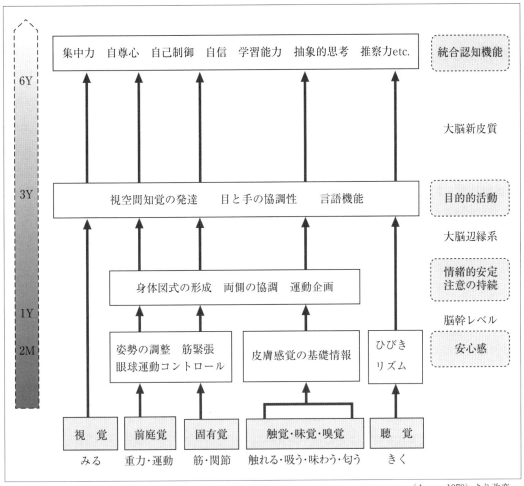

(Ayres, 1979) より改変

図 4-3-1 統合認知機能と感覚の発達

4・3・1 統合認知機能と感覚の発達

　入力されるさまざまな感覚を適切に処理し，外界に対して適応的に対処するための判断をおこなう統合認知機能に必要な脳の機能分化と，各機能の連携のために最低必要な基本的な構造が整うのは，脳の発達からすれば，おおよそ6歳頃である．学校教育における最終教育年齢は，時代とともに高くなっているが，学校に入学する年齢には，それほど大きな差はみられない．小学校にあたる初等教育が始まる年齢はだいたい6歳程度である．これは，ヒトの学習に必要な基本的な脳の構造と機能の発達期間に，それほど大きな差がないためと思われる．

　統合認知機能がはたらき始める基本的な基盤ができる過程を，感覚の発達との関係からみれば，**図4-3-1**のように示すことができる．これはAyresの卓越した感覚統合理論の基盤となった，感覚・感覚入力の統合により脳が統合的に機能する過程のイメージ図（Ayres, 1979）を改変したものである．聴覚に関しては，Ayresは言語機能との関連を重視しているが，音や振動

に関しては，子宮胎内音と乳児の関係にみられるように，皮膚感覚と同じもしくはそれより早い時期にひびきやリズムというレベルで聴覚は機能している．それが乳幼児の安心感とも深く関係があるため，聴覚に関しては，音と言語機能と聴覚の発達時期の関係を図に取り入れる工夫を試みた．

図4-3-1は，統合認知機能と感覚の発達を示すものであるが，なんらかの疾患や障害に起因して精神認知機能が低下したばあいや，臥床により感覚運動機能を使用しない状態が続いた後の基本的な身体機能の回復過程においても，発達過程を歩みなおすような過程をたどる．

[皮膚感覚，前庭・固有覚にともなう安心感]

発達の過程であれ，病いからの回復過程であれ，最初は，聞こえる（言葉としてではなく，音として），触れる，吸う，匂う，食べる，飲むなどといったことから，自分の身体が直接受ける皮膚感覚や揺れ，リズム，音（3・3・2「身体性―からだを使う」，図3-3-2参照）を意識することから始まる．それら皮膚感覚や揺れ，リズム，音などの処理は，自分の安全を守る防衛機能（反射的）として対象を弁別することが第一義的な役割である．そして，自己と外界の境界を認識する自我意識や自己と身体の関係を確立する基礎情報となる．それら皮膚感覚や揺れ，リズム，音などの心地よさは，母子関係においては基本的な安心感，自分以外の世界に対する基本的信頼感（Erikson, 1959；1963）と深い関連がある．病いからの回復過程にあっては，皮膚感覚や揺れ，リズム，音などの確かめは自分の身体の再確認のはじまりにあたる．

同時に，自分のからだを支える，対象となるものを見るといった，自己の身体のありようを自覚し，目的的に身体を使用するには，内耳や筋・関節からの入力（前庭覚，固有覚）が必要になる．前庭覚・固有覚系の処理は，自分と環境との関係を認識し，適切に対処するために，身体部位の位置関係を理解し，姿勢を維持することが基本の役割である．病いでしばらく床に伏していた後，何かを意図的にしようと思うときに自分の手足が思うように動くのか，立ち上がるときに足がしっかりと重力に抗して自分を支えているのか，といった確かめをする．その重力と自分の身体の関係の「しっかり感」は，すべての行動の基盤となる身体性の安心感であり，自己と外界との関係における情緒的な安心感でもある．

発達的には，こうした感覚の統合は生後2か月で始まっている（Ayres, 1979）．

[能動的行動の基礎形成]

外界との接触や身体の位置・動きにともなう皮膚感覚，前庭覚や固有覚などの入力が基礎情報として蓄積され，神経や筋・骨格系の発達にともない，身体の地図（身体図式）の形成が始まる（2・4・2「身体の意識と作業」参照）．そしてこの自分の身体の部位，位置，変位を知らせる身体図式が形成されると，身体を目的的に動かすための設計図の作成（運動企画）が脳内でおこなわれるようになる．能動的な行動の基礎の形成といえよう．

発達的には，1歳くらいから皮膚感覚，前庭覚や固有覚の入力から身体図式の基本的な形成が始まる．

[言語機能と目的的活動]

　聞いて，理解して，考えて，思いをことばにするという言語機能は，統合認知機能にとって重要な要素である．声は空気の振動として聴覚刺激となり脳幹の聴覚中枢に送られ，皮膚感覚，前庭覚や固有覚からの入力とも統合されて脳の各部に伝えられ，声の音がことばとして意味づけられる．

　いくつもの感覚が言語機能として統合される時期には，身体図式を基盤に対象を目でとらえることによって，自分以外の対象がどのような位置や関係にあり，どのように変位しているかを知る視空間知覚も機能しはじめる．この身体図式と視空間知覚のはたらきにより，わたしたちは目的とする対象に適切に近づくことができる．そして目と手が協調することで，必要に応じて道具を使い，細やかな目的的な動作が可能になる．

　皮膚感覚から得られている基礎情報と視覚による情報の統合により，対象に触れなくても，見るだけで対象の特徴を推測できるようになる．さらに皮膚感覚から得られている基礎情報と視覚による情報が，言語機能により，ことばという記号で分けられ，まとめられるようになることで，触れなくても見なくても，聴くだけで対象を推測できるようになる．

　発達的には，3歳くらいからことばの使用や目的的活動が一つのまとまりをもちはじめる．

[統合認知機能の基礎形成]

　それぞれの感覚の処理機能に必要な身体構造の発達の時期には，ヒトの発達に必要とされる重要度に応じた階層的な順序がある．しかし，ひとたびその構造が機能を始めれば，階層性は背景となり，それらはお互いに影響しあって発達する．脳の統合認知機能は，そうした発達的変化をともなう最終産物ということができる．さらにその最終産物としての統合認知機能は，作業の遂行にともないより高度な機能へと変化を続ける．このように作業の遂行には統合認知機能が必要であるが，同時に統合認知機能の発達に必要な情報は作業の遂行によって得られる．そうした認知機能が統合的にはたらき始める基礎がほぼ整うのが，すでに述べたようにおおよそ6歳頃である．

◆引用文献◆

AOTA (1989). Uniform terminology for occupational therapy 2nd ed. Am J Occup Ther. 43. 808-815.

AOTA (1994). Uniform terminology for occupational therapy 3rd ed. Am J Occup Ther. 48. 1047-1058.

AOTA (2002). Occupational Therapy Practice Framework: domain and process. Am J Occup Ther. 56. 609-639.

Ayres AJ (1979). Sensory integration and the child. Western Psychological Services. Los Angeles(佐藤　剛監訳．1982．「子どもの発達と感覚統合」協同医書出版社).

Brothers L (1990). The social brain: a project for integrating primate behavior and neurophysiology in a new domain. Concepts in Neurosci. 1. 27-51.

Erikson EH (1959). Identity and life cycle. Psychological issues monograh, 1. International Universities Press. New York(小此木啓吾訳編．1973．「自我同一性―アイデンティティとライフサイクル」誠信書房).

Erikson EH (1963). Childhood and society 2nd ed. WW Norton & Company Inc. New York(仁科弥生訳．1977．「幼児期と社会1」みすず書房).

日本作業療法士協会監 (1999). 作業療法学全書第10巻 作業療法技術論2　日常生活活動改訂第2版．協同医書出版社．

WHO (2001). International Classification of Functioning, Disability and Health (ICF). Geneva(障害者福祉研究会編．2002．「ICF 国際生活機能分類―国際障害分類改定版」中央法規).

Yamane H, Kinoshita T (2001). An Interactional Model of Mental Disability (IMMD) Based on the International Classification of Functioning and Disability (ICIDH-2). Asian J Occup Ther. 1. 1-11.

山根　寛 (1999).「ひととくらし」の視点による分類．鎌倉矩子，他編「ひとと作業・作業活動」pp8-18．三輪書店．

山根　寛 (2001). 障害構造モデル IMMD の概念と応用―国際障害分類 ICIDH に基づいた実践モデルの提唱．作業療法．20. 145-153.

山根　寛 (2003a). 精神障害を構造として捉える．「精神障害と作業療法」pp18-23．三輪書店．

山根　寛 (2003b). 社会機能のいくつかのアスペクト．精神科治療学．18. 1015-1021.

5 作業を分析する

133	5・1 作業分析の歴史	5・1・1	初期の作業療法において
		5・1・2	還元主義の影響
		5・1・3	あらたな統合にむけて
		5・1・4	作業分析の目的
		5・1・5	作業分析の種類
		5・1・6	作業分析の方法
144	5・2 包括的作業分析	5・2・1	包括的作業分析の目的
		5・2・2	包括的作業分析の方法
		5・2・3	包括的作業分析の項目
		5・2・4	包括的作業分析の例
157	5・3 限定的作業分析	5・3・1	理論・モデルによる分析
		5・3・2	生活機能別作業分析
		5・3・3	対象別作業分析
		5・3・4	対象別作業分析の例（精神障害領域）
		5・3・5	対象別作業分析の例（身体障害領域）
		5・3・6	対象別作業分析の例（発達障害領域）
		5・3・7	対象操作に関する分析
185	5・4 その他の分析		

5　作業を分析する

[ミツコ 80 歳秋]
　家の横にある小さな菜園の雑草をぬき，風で倒れた花を起こし，いつもの一仕事を終えて時計を見ると，
「ああ…もう6時……」
....
　夕餉(ゆうげ)の支度をするために台所に立つ．流しの竹籠には，今朝採れた秋ナスの初物と間引いたばかりの大根菜がある．冷蔵庫には嫁いだ娘が週に一度のまとめ買いで買ってきてくれた豆腐がある．昨日炊いた野菜を炊いたのもある．
　煮干しでみそ汁の出汁をとりながら，ナスを焼く．みそ汁の具は豆腐とまびいた大根菜．
....
　新婚時代の夫との二人暮らし
　病弱の夫を支えながらの子育て　なりふりかまう暇もなかった日々
　そして子どもたちが独立し　再び訪れた夫との二人暮らし
　脳梗塞で倒れた夫を　看取ってからの一人暮らし
....
　台所仕事はミツコにとって何千回と繰り返してきたいとなみ．
「お父さん，今日は秋ナスの初物，焼いてみたよ」
初物が採れたときの習性で，いつものように神棚に焼きナスを供えて，自分も同じ菜(さい)で夕餉をすませた．

　毎日の食事を作る．献立が決まっているわけではなく，台所や冷蔵庫にある材料を見て，作ることができるものを思い浮かべる．時には自分や家族の体調を考え，季節やここ数日食べたものを思い起こしながら，少し気ばってみる日もある．適当に手抜きをすることもある．素材を手にすれば，それを調理するのに必要な道具に自然に手が伸びる．手にした道具は，それが使い慣れたものであればあるほど，まるで自分の身体の一部のように手にした瞬間からその機能を発揮する．食事を作るという目的が，調理する素材が，使う道具を選び，必要な身体の機能を引きだす．脳の統合的な認知機能のはたらきにより，調理に必要なさまざまな選択と決定がなされる．調理に必要な身体の随意運動により，フィードバックとフィードフォアードが繰り返されることで，脳の運動企画が新たに修正され，それに基づいた新たな指示により，夕餉の支度という作業行為が適切に遂行される．素材や道具の選択や作業遂行に必要なさまざまな決定における臨機応変な判断，それを実行する身体の動きは，特別のことがないかぎり意識的にコントロールされることはない．夕餉の支度をするということ（目的）と素材（対象），そして調理の途中における素材や状況の変化がフィードバックされ，身体の動きが調整され，必要

な作業の遂行がなされる（4章「作業と生活機能」参照）.

しかし，なんらかの原因で心身の機能や構造に異常が生じれば（機能障害 impairments），この一連の流れのどこかに澱みが生じたり，流れが変わったりして，目的にたどり着くことができなくなる（活動の制限 activity limitation）．病い illness や障害 disability は，日々の作業のいとなみ（作業遂行 occupational performance）の障害，生活や人生のつむぎのほころびとなる（序章「作業のフィロソフィー」参照）.

作業をかかわりの手だてとする治療や援助は，日々の生活を構成する作業（表1-4-1参照）と作業を遂行するために必要な心身の機能との関係をもちいて，生活機能障害の軽減や改善をはかるものである．そのため，作業をかかわりの手段として治療や援助にあたる者は，作業そのものの特性，その作業に必要な道具の特性，そしてどのような環境でその作業がおこなわれるのか，その作業をおこなう人の生活機能，その個人にとっておこなおうとする作業はどのような意味をもつのか，といったことなどについて十分把握する必要がある.

作業分析に関して，作業分析か活動分析かという論議や分析の方法，工程分析や動作の分析は含むのかなど，その範囲（対象）についても，さまざまな意見が交わされてきた（鷲田，1990；1995；1999；金子，1991；平尾，1991；佐藤，1991；生田，1991；沢田，1991；柴田，1991）．状況や対象を絞った提言や技術の提示もなされている（柏木，2004a；2004b；岸本，2004）．作業分析，活動分析，課題分析など，似通った表現が使われているが，定型的な定義はない．臨床的には，作業を治療や援助の手段としてもちいるばあい，分類をすることより作業とひととの関係がわかれば，とくに支障になることはない.

本書では，作業を治療や援助の手だてとする者にとって必要な作業の特性をとらえる手法を作業分析とよび，その定義を「作業そのものの特性とひとと作業のかかわりを，社会・文化，ひとの生理，ひとの心理，生活といった視点から分析する」ことにして話を進めよう.

> **作業分析**
> 作業そのものの特性とひとと作業のかかわりを，社会・文化，ひとの生理，ひとの心理，生活，といった視点から分析する.

5・1　作業分析の歴史

作業分析は，工場生産における品質管理，コスト管理，生産能力管理のための作業システムの研究 work study に始まった．20世紀の初頭，米国の機械技師 Talor FW が作業量の把握のために時間研究 time study など科学的管理法の研究を始め，Gilbreth FB がひとが作業をおこなうばあいの最善の方法を求めるため，動作研究 motion study を確立した．その後，工程研究やひとと機械をシステムとしてとらえた研究，動機や集団力動の影響など心理的なものを含ん

だ研究などが開発された．数理経済学上の試みとしての生産分析は，米国の経済学者 Koopmans TC らを中心に，1950 年頃から数学，統計，オペレーションズ・リサーチなどの研究者が協力して理論的な基礎が作られた．そして生産活動を分析する手法として活動分析 activity analysis が確立された．このような歴史的背景があり，作業療法においても治療や援助の手段である作業の特質を知るために作業分析がおこなわれるようになったものと思われる．

5・1・1　初期の作業療法において

1920 年代に，精神生物学[*1]を提唱し，Freud の学説とともに米国の精神医学の基礎を確立した Meyer が，精神障害を「生活の障害」ととらえ，道徳療法 moral treatment[*2]の原理を再適用し，作業環境や作業がひとの心身の健康に与える影響を作業療法の枠組みとした．1900 年代初頭から 1940 年代は，人道主義哲学に基づく道徳療法が見直され，新たに治療の場で適用されるようになった．米国の作業療法の源流ともいえる，初期のパラダイム（作業パラダイム）の時代である．

初期の作業療法においては，作業はひとのくらし（生活）や健康に重要な役割を果たすものとして，作業とひととの関係における作業の役割や機能そのものが目的として利用された．そうした意味においては，作業の要素やその機能の分析はまだなされていなかったが，ひとと環境の全体をシステムとしてとらえる包括的な見方が自然にされていたものと思われる．

5・1・2　還元主義の影響

1）問われた科学性

医学は，20 世紀の初めに還元主義的手法を取り入れ，自然科学的な因果関係に基づく医学モデルの構築を始めた．人間を客体化し，身体の解剖学的構造，生理学的機能といった個々の要素や疾患を「ひとりの人間の人格」から分離して扱うことで，医学は大きな発展をとげ，今に至っている．作業療法が医学と歩みを共にするようになり，保健医療システムに組み込まれたことにより，作業療法に対しても，1940 年代後半から，自然科学的の因果関係に基づく科学性が問われるようになった（Kielhofner, 1992）．それは 18 世紀末から，医療システムのなかでひとの心身の健康の回復に関わるようになった作業療法に対する，還元主義[*3]を取り入れ自然科学

[*1] **精神生物学 psychobiology**：Meyer とその学派の提唱によって発展した力動精神医学（精神症状や精神現象を静的な状態像の記述により分類する記述精神医学に対し，精神現象を動的に把握，理解する方法．精神症状を個人の素質だけでなく，心理・社会的なさまざまな要因との関連でとらえる）．精神障害を，ある人格が社会的状況においておこす病的な反応としてとらえる．精神障害者の人格は，体質や遺伝的背景に，親子関係，心理的・社会的因子が加わり，あるひずみをもって形成されるものと考え，ある状況下における特定の反応を精神疾患とする．精神生物学は精神疾患を生物学的要因，環境要因，心理学的要因から総合的に理解し，人格や性格のひずみを矯正することで社会適応をはかろうとする．

[*2] **道徳療法**：moral treatment の訳で「人道療法」とも訳されている．18 世紀末から 19 世紀初頭にかけて，Pinel や Tuke らによって精神科病院に導入された治療活動の総称．宗教・倫理・哲学的な背景に基づく人道的処遇，人間として健康な側面への信頼，非人間的な扱いからの擁護により，病者に対し仕事や余暇などの楽しみを含んだ規則正しい生活や自律的で善いおこないを指導するもの．

の数値化により客観性を追求してきた医学領域からの批判であった.

そうした時代の流れのなかで,作業療法においても,還元主義的な手法による分析が試みられるようになった.Fidler夫妻が精神分析学に基づいて,非言語的交流手段として作業を分析したのが最初の還元主義的手法による作業分析であろう(Fidler et al, 1963).1960年代は,ひとを神経,筋骨格,精神機能面からその要素としての作用ととらえるとともに,ひとをそれら要素の統合体としてとらえる,機械論的パラダイムが主流となった時代といえよう.

2) 還元主義的手法による分析

還元主義的手法による分析は,対象を限定せず心身両面にわたり作業全体の一般的な特性を分析する方法と,治療理論や対象を限定して分析する方法がとられた.前者は,Moseyがgeneric activity analysis(Mosey, 1981;1986)と称したものにあたる.わが国では包括的作業分析とよばれている.主なものとしては,Mosey(1986),Hopkinsら(1983)(**表 5-1-1**)やPedretti(1981)の分析モデル,本書の初版で示した筆者のモデル(山根, 1999),清水のモデル(清水, 2003)(**表 5-1-2**)などがある.

後者を限定的作業分析とよぶことにするが,本書ではMosey(Mosey, 1981;1986)が定義したものより広義な意味でもちいる.限定的作業分析に相当するものとしては,精神分析理論に基づくFidler夫妻の分析(Fidler et al, 1963)(**表 5-1-3**),認知と運動障害に視点をおいたLlorensの分析(Llorens, 1973),認知障害を対象としたAllenの課題分析(Allen, 1985)などがある.

5・1・3 あらたな統合にむけて

近代医学は,疾患diseaseとの戦いにおいて,自然科学的原理のもとに,多くの成果をあげ飛躍的な発展をとげた.還元主義による機械論的パラダイムは,それまであいまいに全体をとらえていたものに対して,それぞれの要素を的確に把握して利用するという点で,大きな進歩をもたらした.しかし,還元主義ではとらえきれない問題も現れてきた.

1) 近代医学の陥穽

客観性・普遍性を求める近代医学の歩みは,その成果と発展の陰に大きな陥穽を併せもっていた.「近代医学の陥穽」とは,自然科学的な合理主義の客観性・普遍性が切り捨ててきた,対象の主観性や対象との共感性(相互関係)の問題といえる(山根, 1995).

自然科学的疾病観は,病気を人間から切り離し,疾患という名によって客体化させることで多くの成果を得た.それは一方で病いや障害と共に生きることを余儀なくされた個人やその生

[*3] 還元主義 reductionism:帰納法を主張したベーコン(Bacon F, 1561~1626)や,人間機械論を強く唱えたデカルト(Descartes R, 1596-1650)らによって確立された,現象を要素に分けてとらえることで全体を把握する考え方.還元主義による分析手法は,工業における生産効率と品質管理(quality control)にもちいられ,しだいに自然科学だけでなく,社会科学においても応用されるようになった.

表 5-1-1 Hopkins らの作業分析の例

作業名：
平均所要時間：　　　　　　　　　　平均必要回数：
概要：（成功の決め手となる事項を含む）
特性：
1. 運動
    位置（活動，患者/クライエント），運動要素（関節，運動），筋，抵抗の方向，動き，運動の反復，リズム，維持的収縮，手の器用さ，粗大運動，巧緻運動，両側性，一側性，耐久力，テンポ，調節性（ROM，抵抗，協調性，代償）
2. 感覚
    視覚，聴覚，味覚，嗅覚，触覚（温度覚，生地判別，重量判別）
3. 認知
    組織能力，問題解決能力（計画，試行錯誤），論理的思考，概念化，注意力，文書/口答/実演による指示（複雑，簡単），読解，連続性，記号や象徴の解釈，多元的処理，創造性，想像力，目標設定と達成手段の実行，因果関係，集中，他者の見解を知る，現実検討
4. 知覚
    感覚統合の必要度，弁別（図—地，空間関係，対象恒常性，運動覚，固有覚，立体覚，形態恒常性，色知覚，聴知覚），触覚統合，運動企画，両側統合，身体図式，前庭覚
5. 情動
    受動または攻撃的運動，破壊的，満足（すぐ，しばらくたって），構成的，非構成的，コントロールの可能性，成功/失敗の可能性，独自性，依存，象徴性，現実検討，感情の処理，衝動のコントロール
6. 社会的特性
    必要な相互交流，単独作業，グループ作業，競争，責任，必要なコミュニケーション，小集団活動，大集団活動，二人作業，現実検討，指揮—指導，順応—協調
7. 文化的特性
    個人に関するもの（価値観，生活状況）
8. 共通事項
    適正年齢，リスク管理，性的同一性，必要な空間，必要な器具，職業への適用，費用，変更修正

*鎌倉の訳（Hopkins et al, 1983）を一部修正し要約した．実際の表は各項目に対して必要なスキルの程度を3段階で示し，調節の可能性の有無と方法を示す形式になっている．

活，確実に訪れる老いや死との対峙といった，ひとの生における重要な事実を，私たちの視野から遠ざけてしまった．自然科学的な合理主義がめざした客観性・普遍性・論理性は，対象である○○さんという個の主観性や，病いに苦しむ○○さんに対する私たち自身の共感性から目をそらすことになった．それは○○さん個人を超えた私たち自身の生活の質という意味の喪失でもある（山根，2010a）．

2) 本質への回帰

還元主義的な理論や技法の限界が認識されるようになり，Reilly は，ひとと作業の関係から作業行動理論を提起した（Reilly, 1962；1969）．自然科学を基盤とした医学モデル一辺倒から

表 5-1-2 清水の作業分析の例

作業分析報告書：「作業名：　　　　　　　　　」
分析者名：　　　　　　分析年月日
Ⅰ．作業の概要
　1．作業の定義
　2．作業の特徴：（OTのメディアとして使用しやすい理由を特徴として簡単に説明する）
　3．作業の手順（工程分析）：（工程名，工程数，所要時間，材料，道具，設備，備品，その他）
Ⅱ．作業実施への準備
　1．材料：
　2．道具：
　3．作業場所：
　4．設備：
　5．管理：
　6．素材の購買と経費
Ⅲ．指導の要点（工程ごとに指導の要点を説明）
Ⅳ．この活動がOT治療メディア（治療の媒体）として利用できること：（段階づけの方法や作業への工夫を含む）
　1．活動を行う状況から利用できる効果（環境からの分析）：（材料）（道具）（工程）（目的）
　2．この作業を行う者の意志に対する効果（意志の分析）：（この作業は個人的な行動への理由やこの作業に対する価値づけや興味をどのように促進させるのか）
　3．この作業を行う者の習慣化に対する効果（習慣化の分析）：（この作業は行動の習慣形成や役割形成へどのように影響するか）
　4．使用される要素技能からの分析：（この作業の遂行で知覚一運動，認知，心理，対人交流などの要素的な技能はどのように用いられるのか，工程ごとに分けて説明する）
　5．作業行動領域への影響の分析（出力の分析）：（この作業は仕事活動，遊び/余暇活動，自己維持活動にどのように統合されるのか）
　　（仕事活動に関して）（遊び/余暇活動に関して）（自己維持活動に関して）

脱し，社会学，文化人類学，心理学などを含む方向への転換といえる．「ひとのくらし（生活）」や「生（一生）」と作業の関係をあらためて見直そうとする，作業療法の本質への回帰である．そうした流れは，人間と環境の関係を開放システムとしてとらえる試みとして提唱された人間作業モデル model of human occupation（Kielhofner, 1985；1995）に引き継がれている．このモデルは人間の情報処理過程を階層構造として，還元的に把握しながら包括的に開放システムとして理解しようとする試みである．

　人間作業モデルにおいては，ひとの作業行動を意志，習慣化，遂行という視点でとらえているため，作業分析もこれらの要因と関連づけて試みられている（**表 5-1-4**）．これは従来の包括的作業分析の項目を，このモデルの概念にそって構成し直したものといえよう．作業を介したある個人と環境の関係をシステムとして全体的に把握しようとするものである．ただ，Kielhofner自身も述べているように，初期の人間作業モデルを臨床でもちいるばあいは，具体的な対象をあげて治療計画の一部として分析する必要がある（Kielhofner, 1985）．米国でもあらた

表 5-1-3　精神分析理論に基づく作業分析の概要

1. 運動の特性
    受動的要素（材料や対象の柔軟性）
    攻撃的要素（ぶつける，打つ，投げるなどの攻撃要素）
    破壊的要素（材料を切る，分解するなどの破壊要素）
    リズム（リズムが必要か，どのようなリズムがあるかなど）
    大きさ（巧緻度，粗大度）
2. 作業工程の特性
    運動と精神の協応（熟練の必要性）
    必要な技術的知識
    必要な手先の器用さ
    機械的な繰り返し
    新しい学習の必要性
    時間的段階づけの可能性
3. 材料や道具の特性
    抵抗性（材料や道具が行為者に与える抵抗）
    柔軟性
    統制力（材料や道具の扱いやすさ，材料の可塑性など）
4. 創造性と独創性
    表現の自由度
    創造性，計画性の機会
    独創的な活動の機会
    創造性や独創的な活動の制限要素
5. 象徴性
    作業遂行，材料，装置，製品などに特有な象徴
    無意識的な感情，欲求，衝動の表出のされ方
    その他連想されるもの
6. 敵意と攻撃性
    象徴的な敵意や攻撃的表現の機会
    運動，行為，手順，材料，装置などによる敵意や攻撃性の発散，昇華の機会
7. 破壊性
    破壊的行為の機会と統制度
    道具，装置，行為などによる破壊的行為の機会
8. 統制
    状況を統制できる機会（項目 2，3，4，および 9 を参照）
    学習により統制ができる範囲，学習や作業遂行において他者から学ぶ必要性
    工程，装置，材料の統制度と制限
    統制や制限は象徴的，実際的にどの程度であるか
9. 予測性
    結果の予測性
    失敗の機会を道具や素材でどの程度減少できるか
    介助，指導，規則の必要度
10. 自己愛
    発散の機会と内容
    創造的機会
    作品の価値

表 5-1-3 （つづき）

11. 性的同一化
    活動の性的特性（男性むき，女性むき？）
    攻撃的，抵抗的手段や行為の程度
    受身的，繊細な，複雑な手段や行為の程度
    象徴的に性を連想させるものがあるか
12. 依存性
    依存の形態と機会
    作業遂行上，依存が必要になるような状態や新しく知識や技術を教わるような機会の有無
    対象や作業遂行上，幼児的依存性の象徴がみられるか
13. 幼児性
    実際，あるいは象徴的に口愛的活動（食べる，吸う，吹くなど）がどの程度あるか
    肛門愛的活動（塗る，排泄の代用，所持，保持，蒐集，洗うなど）がどの程度あるか
    依存できる機会（項目 12 参照）
14. 現実検討
    感覚入力の程度
    構成度，再生産性
    現実性（作業工程など）
    明確な基準や技術の有無
    作業目的を理解し結果を予測する程度
15. 自己同一性
    自分が貢献，努力している，他者と行動しているということが確認できる機会
    個人的，個性的な行為の機会
    完成作品の有無とその自己同一性の程度
    知覚を現実検討する機会
    自己像や身体的歪曲を処理する機会
    項目 4，5，8，9，10，11，14 が自己同一性に関連するか
16. 独自性
    自由独自的な計画や行為の機会
    工程の独自性，創造性の機会
    競争して成功する機会
    自己責任の機会
17. 集団関係
    協同作業，役割分担の程度
    協力や相互的援助の機会と程度
    材料や道具，設備の使用で相互の経験を分かち合う機会
    作業遂行や作品の社会的，文化的位置づけ

＊（Fidler et al, 1963）より筆者訳後要約

めて，作業分析の必要性が見直されている（Moyers, 1999）．その後，作業科学という概念でひとと作業の関係から作業をとらえようとするようになった．

表 5-1-4　人間作業モデルにおける作業分析の要素

構成要素			分析内容
意　志	個人的原因帰属		その作業がどの程度できるか，有効感が得られるか
	価値		その作業は対象者にとってどのような価値や意味があるか
	興味		その作業に対して対象者は興味をいだいているか
習慣化	役割		その作業と対象者がとっている役割との関係
	習慣		その作業と対象者の日常的な習慣との関係
遂　行	技能	運動	作業遂行に必要な知覚―認知―運動機能
		処理	問題解決能力，計画性がどの程度要求されるか
		コミュニケーション・交流	作業遂行にどのようなコミュニケーション技能が必要か
		社会的交流	作業遂行にどのようなコミュニケーションの形式が必要か
	環境	物理的環境	その作業はどのような環境においておこなわれ，その作業をおこなう者にどのような役割をもたらすのか，その作業の対象となるものは，どのような特性をもつか
		社会的環境	その作業はどのような社会的集団と関係があるのか，またその作業はどのような目的でおこなわれ，どのように位置づけられているか
		作業行動環境	その作業は，居宅内，居宅周辺，就学・就労場所，その他どのような場でおこなわれているのか，その作業がおこなわれる場の特性

＊構成要素の用語は山田らの訳（Kielhofner, 1995）をそのまま使用し，分析内容は筆者が要約説明

5・1・4　作業分析の目的

　作業をもちいて関わるとき，治療や援助にあたる者がその目的に適した作業を選ぶこともあれば，対象者が自分で選ぶこともある．いずれのばあいであっても，選ばれた作業をそのまま使用できることもあるが，治療や援助の対象となる人は心身の機能にさまざまな障害があるため，その対象の心身の機能や構造にあわせて作業のしかたを修正（適応・修正 adaptation[*4]）したり，治療や援助の対象となる心身の状態の変化に応じて，より治療や援助の効果が得られるように，心身の機能への負荷を段階的に変える（段階づけ grading[*5]）ことが必要になる（6・2「作業の選択」参照）．

　そして治療や援助にもちいる作業を介して対象者の状態を把握できるよう，ひとがある作業をおこなうとき，どのような心身の機能が必要とされるのか，作業をおこなう人の身体に何が起こり，その人の気持ちにどのような変化がみられるのか，それは作業のどのような要素によるものかなどを，作業と対象の関係から「観て，考え，察する」（観察と考察）力が必要である（表 5-1-5）．

[*4] 適応・修正 adaptation：治療・援助のために選択された作業は，対象の心身の機能によりそのまま使用することができないばあいが多い．そのときに，通常立位でおこなう作業を座位でできるようにするなど，対象に適した工夫をおこなうことをいう．
[*5] 段階づけ grading：適応 adaptation させた作業をもちいて治療・援助にあたるばあいに，機能の改善に応じて作業の遂行に必要とされる機能に対する負荷を段階的に変化させることにより，治療効果を高める操作をいう．

表 5-1-5 作業分析の目的

・対象者にとって興味関心があり、治療や援助の目的にあった作業を選択する.
・対象者の心身機能にあわせて作業を工夫したり、治療の経過に応じて作業の負荷を段階づける.
・対象者の心身機能の状態にあわせて、作業遂行に必要な道具や作業環境を調整する.
・作業を通して対象者の心身機能や活動の遂行特性を把握(評価)する.

　作業分析は、分析の対象や範囲に対する共通の定義はないが、作業そのものの特性や「ひと」と作業、また作業を介した「ひと」と「ひと」の関係を把握するため、そして何よりも臨床の場における作業の適切な選択、修正、段階づけに必要な、作業と対象者の関係を知る基本的な感性を養うためにおこなう.

5・1・5　作業分析の種類

　作業をどのような視点から分析するかについては、作業分析の分類についての論議（金子, 1991 ; 鷲田, 1995）にみられるように、まだ十分整理されてはいない. ここでは、この章の冒頭であげた定義に基づき、作業療法で作業がもちいられる過程（6・2「作業の選択」参照）にそって、何をどのように把握すればよいかという視点から、作業分析の分類を考えてみよう.

　まず、対象が限定されない状態においては、作業そのものの特性やひとと作業の一般的な関連、作業の工程、作業がおこなわれる環境などについて包括的な把握が必要になる.

　そして、ある程度対象が決まると、その治療や援助の目的やどのような理論的背景によっておこなうかにより、もちいる作業に、その目的や理論に必要な要素がどの程度あるかということを把握することが必要になる. また、対象者が作業をおこなう場や生活する場の環境についても把握が必要になる. これら対象と目的、治療や援助の方法により要素を絞っておこなう作業分析が限定的作業分析である.

　一般的に考えられる作業分析の種類を、大きく包括的作業分析と限定的作業分析に分類したものを図 5-1-1 に示す. これらの項目はそれぞれ関連するものもあり、すべてが独立したものではない. このように、作業分析には決まったものがあるわけではなく、作業固有の特性やその作業をひとがおこなうときの特性など、それぞれ目的に応じて、さまざまな視点から分析する. 作業療法においては、それらはいずれも作業療法の対象となる個人の作業に焦点をあてた、治療や援助の対象別分析を適切におこなうために必要なものといえよう（図 5-1-2）.

1）包括的作業分析

　包括的作業分析は、作業がおこなわれる環境、工程、作業にともなう身体的側面・精神的側面の特性、作業に必要な道具や作業素材の特性、作業やその結果がひとに及ぼす心理的影響、作業やその結果がもっている社会的・文化的意味あいや位置づけ、作業の結果の特性、その作業をおこなうときのコミュニケーションの必要度や内容、作業をおこなうときの注意すべきリ

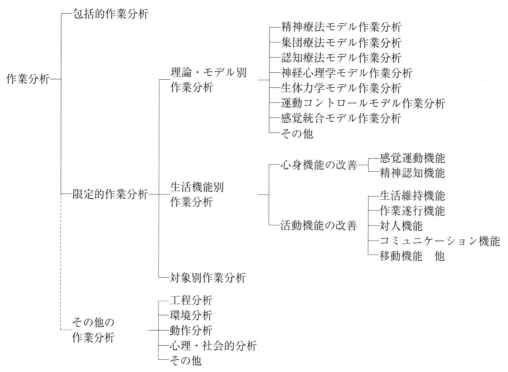

*限定的作業分析の下位分類は一例として示している．理論・モデル別，生活機能別，治療・援助の対象別，その他の作業分析も，それぞれが何に視点をおいているかの違いで，内容は重なりあっているものがある．

図 5-1-1　作業分析の種類

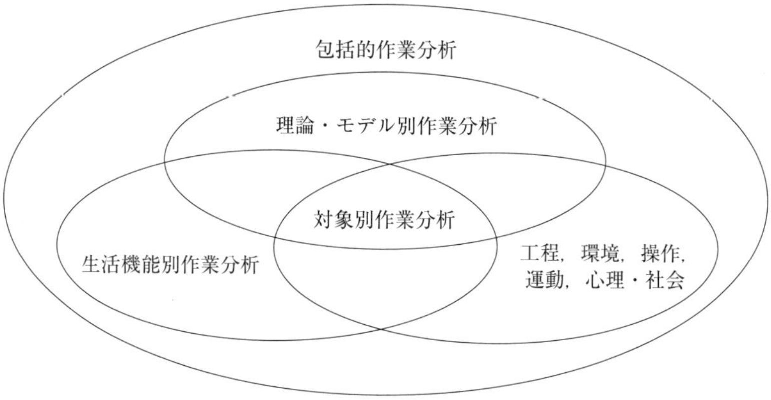

図 5-1-2　作業分析の構造

スクなどを網羅して作業の概要を示す．

　臨床上は，対象と状態を限定した限定的作業分析がもちいられることが多いが，ひとのくらし（生活）や生（一生）という視点から作業を治療や援助の道具（手段）とする作業療法にとって，作業そのものの特性やひとと作業の関係を概観する包括的作業分析は，すべての限定的作業分析に先行しておこなう必要のある重要な分析である．近年の作業科学という視点は，包括

的作業分析を体系化する試みといえよう．包括的作業分析の詳細と試みは5・2「包括的作業分析」で取りあげる．

2) 限定的作業分析

限定的作業分析は，特定の理論に基づいて治療をおこなったり，特定の機能の回復・改善を目的とするばあいに，その対象や治療・援助理論，治療・援助の目的などに応じて，項目を限定することで詳細に分析するものである．

【理論・モデル別作業分析】

理論や治療・援助モデルに基づく作業分析は，その理論やモデルをもちいて治療や援助をおこなうばあいに，介入手段として必要な要素がその作業にどの程度あるかを把握するためにおこなう．実践モデルはその理論的背景が明確になっているものもあれば，臨床における現象としての事実に基づいて試みられているものもある．理論も，モデルの実践のなかでつねに見直され修正されている．現在作業療法の臨床でもちいられている主な治療・援助モデルとしては，精神療法モデル，認知療法モデル，神経心理学モデル（もしくは認知—知覚モデル），生体力学モデル，運動コントロールモデル，集団療法モデル，感覚統合モデル，発達モデル，作業行動モデル，人間作業モデル，カナダモデルなどがある．作業行動モデルや人間作業モデル，カナダモデルなどは全体的なシステムや援助目標を焦点化することを主目的としたモデルであるため，作業分析の種類という点からすれば包括的作業分析に相当する．

【生活機能別作業分析】

生活機能別作業分析は，心身機能や活動機能の改善をはかるために，それぞれ対象となる機能の改善に必要な要素が，その作業にどの程度あるかを把握するためにおこなう．たとえば就労援助や生活技能訓練，対人関係の調整，利き手交換の訓練といったように，具体的な治療や援助の目的に応じて分析するものをいう．生活機能別作業分析は理論や治療・援助モデルと関連が深く，分類の視点の違いだけで双方に重なる内容も多い．

【治療・援助対象別作業分析】

治療や援助の対象別作業分析は，脳梗塞による右肩麻痺などを対象とする障害，もしくは脳梗塞による右肩麻痺がある○○さんといったように，対象となる障害やその障害がある特定の個人が限定されたとき，料理をするなどある作業の遂行がどのようにおこなわれるかを把握するためにおこなう．作業をする対象に視点をおいた臨床場面における即時的な作業分析にあたる．

【その他の限定的作業分析】

それ以外に特定の項目を限定しておこなう作業分析には，工程分析，環境分析，操作分析，

動作分析，心理・社会的分析など，必要に応じてそれぞれの項目が分析がなされる．

　臨床においては，作業をもちいるための基礎訓練的な時期にはさまざまな作業分析が試みられるが，実際にはそれがそのまま治療や援助にもちいられることはほとんどないといってもよいであろう．対象が限定されればされるほどその対象に適した作業の工夫が必要なため，経験者は，頭の中で，自分がもちいる基本的な方法（理論や治療・援助モデル）と対象者に対する治療・援助の目的を照らし合わせながら，即応的に判断している．作業分析は分析されたものをもちいるというより，こうした臨機応変な対処をおこなうための感性を養うためにおこなわれる．

3) 作業の分類分析

　作業の分類に関する分析は，個々の作業に含まれる要素の特性を分析するものではなく，生活を構成するさまざまな作業をカテゴリー別に分類するものである．対象者の興味・関心がある作業やよりよい作業体験となるような作業など，QQOL[*6]に視点をおいて作業を選択するといったばあいの指標となる．1・3「作業の分類」で例示した表1-3-1〜1-3-5，1-4-1などが分類分析にあたる．藤原らがアクティビティの種類として整理したように（藤原他，2003），作業素材，題材，作業環境，季節，素材・工程の特徴，完成作品の特徴，行為の特徴，といった分類がなされていると臨床的には有用である．

5・1・6　作業分析の方法

　作業を分析する方法に特定のものがあるわけではないが，作業をしている場面を観察したり，ビデオなどで録画したものを観て分析する方法と，分析する者がその作業を体験しながら分析する方法などを併用しておこなわれる．臨床上は対象を観察する前者の方法が中心となるが，包括的作業分析など作業の一般的な特性を分析するばあいには後者の方法が重要になる．

5・2　包括的作業分析

　目の前に縦1m，横幅2m，高さ70cmの木製のテーブルのような物があったら，ひとはそれを何に使うだろう．テーブルだと思いこんでいる者には，そうとしか目に映らないかもしれない．しかし，それがテーブルであると思っていない者やそれがなんであるかにとらわれない子どもたちなら，少し小さいが卓球台として遊ぶかもしれない．ベッドとして使うかもしれない．踏み台にしたり，作業台に使ったり，縦1m，横幅2m，高さ70cmのテーブルのような木製の構造物，そのものの特性として利用できることは無数に考えられる．作業を治療や援助の

[*6] QQOL：quantity and quality of life の略号で，命や生活，人生の質といわれた quality of life；QOL に対し，その質でどれだけ生きるかという時間の概念も含んだ．

手だてとする者にとって，対象に対する既成の概念や思いこみにしばられることなく，作業がアフォードしているそのもののクオリアをとらえる視点・感性をいかに身につけるかが，大きな課題である．この項では，そうした作業のクオリアをとらえる視点と感性を養う包括的作業分析という試みを紹介する．

5・2・1　包括的作業分析の目的

　なぜ，作業を分析するのか．包括的作業分析の目的は大きく分けて2つある．1つには，すでに述べたように，作業固有の特性やひとと作業の基本的な関連を包括的にとらえることがある．そして2つめとしては，治療や援助の手だてとして作業を選択し，もちいるばあいの応用能力，作業を選択する視点や感性を養うことがある．とはいえ，作業の特性をとらえて表現することはきわめてむずかしい．実際にある作業の包括的作業分析を試みればわかることであるが，還元主義的技法をもちいても尺度表示がむずかしい項目や，量として示すことが不可能ではないが，まだ標準となる尺度がない項目が大半である．

　記憶にたとえれば，宣言的記憶 declarative memory と非宣言的記憶 non-declarative memory の違いといえる（3・3・2「身体性―からだを使う」，図3-3-3参照）．作業の特性は，量として数値や言葉で表示できる宣言的記憶にあたるものは少なく，文字や言葉で十分表現し，伝えることがむずかしい非宣言的記憶にあたる，質的な特性が多いためである．

　しかし，巧緻度のように量的表示がむずかしい項目であっても，複数の作業や工程を比較して，巧緻度の高いものから粗大なものへと並べるという作業間の巧緻度比較と順序立てはできる．尺度として表示することはむずかしいが，それぞれの特性をとらえることができているからである．臨床においては，このように作業の特性を示すある要素に対して，いくつかの作業の順序立てや，一つの作業の段階づけができることが重要である．したがって，ある作業や一工程だけではその程度を示すことが困難な要素について，他の作業や工程と比較することで，相対的に順序立てができるようになること，ある作業に対して負荷の段階づけができるようになることが，包括的作業分析の重要な目的といえる．

　客観的に結果を表示することより，包括的作業分析を試みる過程そのものが，臨床の場でいくつもの作業から適切なものを選択したり，対象者の状態に応じて工夫したり，必要に応じて段階づけて作業を使う感性を養ったり，限定的作業分析をおこなうときの作業の特性をとらえる視点を育てる．

包括的作業分析の目的

作業固有の特性，ひとと作業の基本的な関連を包括的にとらえる
作業の選択，適応，段階づけなどの応用能力を養う
作業の特性をとらえる視点・感性を育てる

5・2・2 包括的作業分析の方法

　包括的作業分析は，作業そのものとひとと作業の関連を総合的に把握するものなので，基本的な分析項目は，どの分析方法においても大きな差はない．本書では，これまでの分析項目や分類（Mosey, 1981；1986；Hopkins et al, 1983；Pedretti, 1981；Kielhofner, 1985；1995；清水，2003；その他）を参考にし，作業の特性把握という視点から，包括的作業分析の主要項目を**表5-2-1**のように整理した．

　包括的作業分析を試みるばあいの基本的な事項と分析の要領を，分析項目にそって，簡単に説明する．包括的作業分析は対象を限定しない包括的なものであるため，その試みにあたっては，多少のコツが必要になる．

1) 作業の選択

　初めて包括的作業分析を試みるばあいは，部分的な動作や総称的すぎる作業を選ばないほうがよい．部分的なものは運動分析や動作分析には適しているが，作業固有の特性やひとと作業の基本的な関連をとらえたり，作業を選択してもちいる視点・感性を養うという目的には適さない．またあまりに総称的なものは，逆に分析の要素が多く，幅が広いため分析が困難になる．

　たとえば，

　　描　く　　　（総称的行為や動作）
　　箸を使う　　（部分的行為や動作）
　　紙を切る　　（部分的行為や動作）

といった選択は，部分的・総称的な動作や運動の分析に終わる．このようなばあいには，

　　描　く　　→　絵　画
　　箸を使う　→　食　事
　　紙を切る　→　切り絵

のように，行為としてまとまった目的や意味のある作業を選ぶ．その作業が多くの種目を総称しているばあいは，一つの種目に限定する．たとえば絵画という作業のばあい，自由度，描画用具，課題についていくつかの具体的な作業を順番に並べてみると，

　　自由度順（低→高）：なぞり絵，ぬり絵，模写，誘発線，課題画，具象スケッチ，自由画
　　描画用具（硬→軟）：ペン・鉛筆，クレパス，マジック，水彩・油彩，フィンガーペインティングなど
　　課　題　　　　　　：風景画，人物画，空想画，抽象画

といったようにいろいろな作業種目がある．また，描くという視点から描き方，表現方法や使用素材，器具などから絵画の周辺活動をあげると，

　　貼　る　　　　　　：はり絵，ちぎり絵，砂絵，タイル画，コラージュなど
　　切る，彫る，打つ：切り絵，版画，彫金，銅板打ち出しなど
　　縫う，編む，織る：刺しゅう，クロスステッチ，パッチワーク，刺子，編み物，織物など

表 5-2-1　包括的作業分析の主要項目

項　目	内　容
基礎項目	作業名（一般的名称と分類） 作業に必要な道具，素材 完成までの所要時間，回数 対象年代，性別 必要な費用（基本的な設備や器具などは除く） 作業環境（物理的環境，人的環境，社会的・文化的環境） 工程（作業工程の分類，各工程の内容）
運動機能	運動の粗大度，巧緻度 運動の部位，作業時の肢位の変化と大きさ 運動の速度 運動にともなう抵抗 リズムの有無と内容 繰り返し動作の量と内容 運動の対称性 主動関節と可動範囲 主動筋群，筋作用，筋力
感覚・知覚・認知機能	主に入力される感覚，必要な感覚 必要な知覚―認知機能 注意，集中，持続がどの程度必要か 理解，判断，あらたな学習がどの程度必要か 計画性がどの程度必要か
道具・素材	道具の種類とそれに象徴されるもの 道具の扱いやすさ 素材に象徴されるもの 素材の特性（可塑性，抵抗，統制度など）
作業過程・作業結果（もしくは作品）	表現の自由度，独創性 作業によって誘発されやすい感情 作業にともなう自己愛充足の機会 作業の難易度 作業の結果の予測性 作業の結果の種類と再生産性 作業過程・作業結果（もしくは作品）の社会的・文化的な意味・価値
交流・コミュニケーション	対人交流の特性 必要なコミュニケーションと形態
リスク	身体的リスクの可能性と内容 心理的リスクの可能性と内容

　　染める　　　　　　：絞り，ろうけつ染め
　　その他　　　　　　：タイプ画，コンピューターグラフィックなど
などのようにさまざまな種目がある．

　したがって，実際に包括的な作業分析を試みるばあい，初期のうちは，「切り絵」より「下絵のあるA4サイズの単色の切り絵」などのように課題を限定するとよい．そして，分析に慣れてくれば，いくつかの関連する作業を分析し，それらを統合して総称的な「描く」という創作活動，もしくは「描く」という芸術活動といった作業全体の特性をまとめることを試みるとよ

い．たとえば，

模写，スケッチ，自由画など → ⎡絵　画⎤
　　　　　　　　　　　　　　｜切り絵｜ → 「描く」ことによる創作活動
　　　　　　　　　　　　　　⎣貼り絵⎦

といったように，比較的限定されたいくつかの作業の特性を把握し，それらを統合することで作業の全容を把握する．こうした体験を繰り返すことで，治療や援助で描くという行為がもちいる作業として選択されたばあいに，類似機能や特性をもったいくつもの作業を順序立ててもちいたり，同一作業を段階づけてもちいるといった，臨床に必要な応用能力や感性が養われる．

2) 自己の身体性を利用

作業分析は他者にその作業をおこなってもらい，それを観察するとともに，分析を試みる者自身が，選択した作業を繰り返しおこなってみることが重要である．作業にともなって自分のからだがどのように動いているのか，運動機能や感覚・知覚・認知機能の何が必要なのかに注意を払って分析を試みるとよい．必要とされる運動機能や感覚・知覚・認知機能など，他者の作業の観察ではとらえにくい要素は，自分のからだで確認するという方法がもっとも適している．通常，特に意識することなくおこなわれることに，しっかりと注意を払い意識しておこなってみる．そうした自己の身体性を利用する方法が身につくようになることが，包括的作業分析本来の目的である，作業の特性をとらえる「感性の研ぎ澄まし」につながる．

3) 代償機能と段階づけ

また分析にあたって，運動機能および感覚・知覚・認知機能に関しては，通常必要とされる機能に障害があるばあい，他のどのような機能で代償が可能かについて，また工程の変更の可能性，必要とされる運動機能，感覚・知覚・認知機能，コミュニケーション機能などは，段階づけがどの程度可能かということについても同時に検討する．

4) 各要素の相互性

包括的作業分析にあたって，その要素の把握には還元主義的技法をもちいるが，それはあくまでも便宜的なものである．実際に試みる過程においては，要素を分析しながら，要素にとらわれず，常に全体の相互性に目をむけておくことが必要である．たとえば，すべての運動は感覚・知覚・認知と密接な関係がある．したがって，要素的な分析をおこなう際も，どのような感覚情報により運動や行為が引きおこされるのか，そして引きおこされた運動や行為により，新たに対象から得られる感覚情報はどのように変化し，どのように次の運動や行為に影響するのかといったことを把握することが重要である（図5-2-1）．

包括的作業分析のばあいも，そうした視点で取り組むことが，治療・援助における視点や感

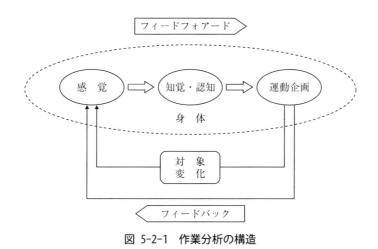

図 5-2-1　作業分析の構造

性を養うことにつながる．

包括的作業分析のコツ

部分的・総称的でない具体的な作業に限定する
自らの身体や精神におきる，求められることを感じる
代償機能と段階づけを考える
還元的要素にとらわれず，相互性に目をむける

5・2・3　包括的作業分析の項目

表 5-2-1 の包括的作業分析の各項目の内容と記入の要点や留意事項などについて説明する．

1）基礎項目
【作業名】

分析の対象とした作業の名称と作業の分類を示す．たとえば，「下絵をもちいた A4 サイズの単色切り絵で，遊び・余暇に関する活動の創作・表現に分類される」などのように具体的に表す．

【必要な道具，素材】

その作業をおこなうのに最低必要な道具と素材をあげる．道具や素材の特性によっては，対象者に適応しないことがある．そうしたばあいを考慮し，他に代用できるものや同じ機能をもつものも把握しておくほうがよい．

【完成までの所要時間，回数】
　実際に作業が完成するのに必要な総時間や作品の完成までに必要な作業回数などを示す．陶芸のように，成形・素焼き・釉がけ・本焼きといった作業に要する時間以外に，乾燥時間や焼成時間などの待ち時間があるものや，工程の順序を入れ替えることができないものもある．そうした作業では，1回の作業時間や作業回数の段階づけが可能かどうかも示す．

【対象年代，性別】
　その作業を主におこなう対象となる年齢層や性別の有無を記入．適応対象であるかどうかだけでなく，性的同一性や退行欲求の充足などとも関連する．社会的・文化的な背景が影響する項目である．

【費　用】
　設備や常時設置しておくその作業に必要な器具類などを除き，その作業をおこなうのに最低必要な作業素材など消耗物品の費用を示す．実際にかかる費用の問題だけでなく，うつ病の回復初期などでは，自分が失敗することとそれに要した費用が気になって，自責的になり作業に支障がみられるばあいもある．どの程度費用が必要か，道具や作業素材に費用をあまりかけないでできる方法があるかなどについてもわかっているほうがよい．

【作業環境】
　その作業が一般的におこなわれる場，作業に最低必要なスペースや水周り，コンセント，照明などの物理的環境，通常その作業をおこなうのに必要な人数などの人的環境，その作業がどのような場面や状況でおこなわれることが多いのかといった社会的・文化的環境などを表す．

【工　程】
　作業に必要な工程（手順）とその数，各工程の内容を示す．工程数はあまり細分化せず，工程間による作業内容が大きく異なるばあいで分け，各工程の作業内容，工程の簡略化や遅延，順序の変更が可能かといったことを示す．工程間で作業内容に大きな違いがあるばあいは，工程別の分析が必要になる．

2）運動機能

　ひとが作業の目的に導かれて作業を遂行する．その作業にともなう身体運動と身体運動によるエネルギーの使われ方は，作業療法においては，
　①生活体力や防衛体力の基礎となる筋力，体力の維持・改善
　②基本的な感覚・運動機能の維持・改善
　③身体図式の回復・改善
　④身体自我の回復・確立

⑤抑圧された衝動の身体エネルギーとしての発散
　⑥適度な運動にともなう気分転換と心身の賦活
　⑦緩やかなリズムと繰り返し動作による鎮静
など心身両面の機能の維持・改善に関連する．

　実際の作業遂行においては，運動は感覚情報と相互に関連しながら目的の作業動作・行為となる．このことをしっかり認識し，どのような感覚情報に基づいて身体の動きや対象の操作がおこなわれるのかという，全体的な作業の遂行特性を把握しながら，各要素の分析をすることが大切である．

　運動機能の主動関節や筋群は記入できるが，他の項目は段階づけも含めて，標準の尺度が決まっているものではないため，記入するときは書字動作など日常的にもっとも多い基本となる作業と比べてどうかといったように，日常的にだれでもおこなっている作業を基準（＋）に，少ないから多いまでを

　　少－－＋－－多

という尺度でチェックする方法をとることになる．

　実際の臨床では複数の作業を巧緻度で比較できればよい．その感覚を養うために，それぞれの作業単位で作業分析をもちいるときには，こうした形式でおこなうことになる．

【運動の粗大度，巧緻度】

　運動が粗大か巧緻的かは，運動範囲の大きさではなく，身体の動きが大まかか細やかかを示すもの．運動の粗大―巧緻は，身体面では手指のコントロールの要素であるが，精神面では発散，注意・集中力などに関連が深い．注意・集中力をあまり必要としない粗大なものほど発散効果が大きい．

【部位と肢位】

　運動の部位と肢位は，作業にともなう身体の動きが局所的か，全身的か，また作業をおこなうときの通常の肢位とその変化や変化の大きさを示す．これも日常的な作業と比較する表現を試みるとよい．通常は座位でおこなうが，身体の障害の内容により肢位に制限があるばあいへの対処を踏まえて，立位でもおこなえるとか，腹臥位でもこのようにすればできるといったように，一般的な作業姿勢以外にどのような姿勢でその作業をおこなうことができるかということも示す．

【運動の速度】

　作業をおこなうときの動きの速さであるが，動きの速さは，次にあげる運動にともなう抵抗とともに，身体エネルギーの使用のされ方に関連する項目である．精神的には，動きが速く，抵抗が大きく（運動に筋力が必要），粗大な運動ほど，衝動のエネルギーを身体エネルギーとして発散する効果が大きい（3・3・2「身体性―からだを使う」参照）．身体機能の改善においては，

速度を速くしたり遅くしたりといった段階づけがどの程度可能かといったことが重要である.

【運動にともなう抵抗】

道具や作業素材の特性, 運動の速さ・大きさが関係するが, 作業にともなう抵抗の大きさをいう. 身体的には筋力の強化・改善との関連が大きい項目であるが, 精神的には上述した粗大度や速度とともに発散効果と関連する.

【リズムの有無と内容】

運動にともなう力の強弱や速さに, 快い調子をもった「繰り返し」があるかどうか, それがどのようなものかを示す. リズムは「繰り返し」とともに, 身体的には訓練効果に影響する要素であるが, 精神的には鎮静や落ちつきに影響する要素で, その強弱や速さは, 心身両面に対して沈静や賦活の作用をもつ (3・3・2「身体性—からだを使う」参照).

【繰り返し動作の量と内容】

同じ運動やパターンの繰り返しの有無, 内容, 繰り返しの程度について示す. 運動機能の訓練には, 適切な繰り返しがあるものが適している.

【運動の対称性】

運動は両側性が多いか, 一側性が多いかを示す. 手の協応の問題, 片手作業の可能性の問題に関連する.

【主動関節と可動範囲】

作業をおこなうときの動きに関連する主な関節と可動範囲, そして肢位や姿勢を保って手指の動きを支えている主な関節を示す. 可動範囲はどのような肢位を中心に, どの程度の範囲でおこなわれる動きかを示す.

【主動筋群, 筋作用, 筋力】

作業に使用される主な筋群と作用および必要とされる筋力, その動作をするために必要な姿勢を保つためにはたらいている筋群や動作を安定させる役割を果たしている筋群などについて示す.

3) 感覚・知覚・認知機能

作業をおこなう過程で, 環境や使用する道具・素材などからどのような感覚 (sensation) 情報が入力されるのか, またその作業をおこなうのにどのような感覚が必要とされるのか, 作業にともなう感覚は, 基本的な感覚機能の維持・改善だけでなく,

①発達初期の経験になじみのある身体感覚を利用した適度な退行の促進

②共有体験にともなう五感（眼，耳，鼻，舌，皮膚の五官で感じる感覚）の生理的な共通性をもちいたコミュニケーション
③現実感の回復

といった心身両面の機能の維持・回復や治療的関係の確立などにおいても重要な要素である．

運動の分析でも述べたように，感覚は身体の動きやそれにともなう対象（物，道具，環境）との相互性のなかで変化するが，その変化する感覚情報がフィードバックされることで作業遂行が適切になされる．どのような感覚が情報となって運動が引きおこされるのか，またその運動によって感覚がどのように変化することで作業が目的にそって遂行されるのかということを把握しながら，各要素の特性を分析することが大切である．

知覚（perception）は，これまで学習したり，経験したことから，外界の事象や対象物を意味のあるものとして把握する，より高次の情報処理過程をいう．

認知（cognition）は，感覚，知覚したことから，さらにそれまでの経験や知識，記憶などから考察，推理し，外界の現象や対象物，そして，自分との関係や自分自身の身体の状態などについて判断する，知覚よりさらに高次の情報処理過程をいう．実際には感覚―知覚―認知という情報処理プロセスは連続的なもので分けることはできない．

【主に入力される感覚，必要な感覚】

作業素材や道具から，また作業にともなう環境や身体の運動から入力される主な感覚，その作業をおこなうのに必要な感覚の入力程度と段階づけの可能性を示す．感覚の種類や受容部位などに関しては，図3-1-1を参照するとよい．

また，通常必要とされる感覚に障害があるばあい，その感覚機能を補うことができるかについても示す．

【必要な知覚―認知機能[*7]】

作業をおこなうのに必要な感覚情報を得るために，主に必要とされる知覚機能（視知覚，聴知覚，触知覚，嗅知覚，味知覚，視空間知覚など），認知機能の内容を示す．

【注意・集中・持続力など】

作業をおこなうのに，どの程度の注意，集中，持続力が必要か，またとくにそれらが必要な作業内容やその程度を示す．

【理解，判断，あらたな学習】

作業をおこなうのに，理解，判断がとくに必要な作業内容やその程度を，また新たに学習が

[*7] **知覚―認知機能**：知覚―認知の分類もまだ十分整理されていないが，通常，作業遂行にともない必要とされる知覚―認知機能としては，身体図式，左右判別，自己身体部位の同定，手指認知，身体の両側認識，身体の位置認識，触覚統合，弁別（図―地判別など），空間関係，対象の恒常性，立体覚，形態の恒常性，視知覚，聴知覚，触知覚，嗅知覚，味知覚，視空間知覚などがある．

必要なことがあるかどうか，あればその内容を示す．

【計画性】
　作業をおこなうのに，自分で作業手順を見積もるなどの計画性（作業の段取りや順序立て）がどの程度必要かを示す．自由度の高い作業ほど計画を要する．

4）道具・素材
【道　具】
　工具や器具など作業に必要な道具は基本的にどのような機能（切る，つぶす，挟む，たたく，縫う，まとめる，熱する，冷ます，混ぜる，包む……）をもっているのか，その道具はコントロールしやすいかどうかなどを示す．電動工具のように他の動力で動くものは，道具にひとが合わせなければならない要素が多く，運動麻痺などでとっさの動きがむずかしい人にとっては，コントロールがむずかしい．コントロールに関しては，そうした対象者の特性とあわせて把握しておくとよい．またその道具が通常何を象徴[*8]しているかも，幼児から思春期にかけての子どもたちや精神的な障害に関して重要な意味をもつばあいがある．

【素　材】
　作業にもちいる素材の硬さなど作業素材が行為者に与える抵抗，感触，時間的な変性の内容や程度なども含み，作業素材の扱いやすさ，可塑性といった特性について示す．軟らかすぎたり，硬すぎる作業素材は統制がむずかしい．また道具と同様に作業素材に象徴されるものを示す．その作業素材は通常何に加工されるものか，何からできているものか，素材の色や感触といった要素などから作業素材の象徴は生まれる．

5）作業過程・作業結果（もしくは作品）
【自由度】
　表現の自由度が高い作業とは，工程，課題，素材などの枠が緩やかで，作業素材も比較的軟らかく可塑性の高いものが使用され，作る者が判断し決定する要素の多いものをいう．自由度が高いほど，完成までに対象者自身の固有の解決パターンが求められる．そのため，作業をする者が自分で工夫したり思いを表すことができる．本人が意識しておこなう自己表現から無意識におこなう反応的な行動や結果としての作品にも，その人の行動特性や人格特性が表れる．この項目では，そうした表現の自由度の内容と程度，段階づけの可能性を示す．

[*8] 象徴 symbol：象徴は多義的な概念であるが，直接知覚できないなんらかの価値や意味をなんらかの他のものや形象などで具象化したもの．たとえば「生死，若さ・老い，男性性・女性性，父性・母性，生産・消費，創造・破壊，貧富，権威・権力，善悪，闇・光，成長・衰退……」など．また，実際の事物を象徴するばあいもある．

【独創性】
　表現の自由度の高さは独創性にも関連する．独創性が高い，すなわち作業過程や作業の結果（もしくは作品）に自分の思いや工夫が表現できる独自性の高いものほど，自己愛を満たす要素が多い．独創性を示すことができる程度と段階づけの可能性を示す．

【誘発されやすい感情】
　作業過程で引きおこされやすい感情，もしくは充足・発散や代償などにより処理されやすい感情について示す．使う道具や作業素材の特性，身体の運動範囲や粗大度，運動の抵抗，リズムなどが関連する．誘発される感情には，安心，不安，興奮，性的好奇心，幸福，リラックス，緊張，恐怖，勇気，罪悪感，悲しみ，怒り，絶望などいろいろあるが，どのような感情が引きおこされるか（賦活），もしくはどのような感情が静められるか（鎮静）を示す．

【自己愛充足の機会】
　作業やその結果に自己愛[*9]が充たされる機会があるかどうか，幼児的な自己中心性，自己顕示，有能感，適応的自己主張・表現などのどのレベルなのか，そして自己愛が充足される程度を示す．またどのようにすれば，より自己愛を充たすことができるかについても示す．

【難易度】
　手順の理解など，認知面でむずかしい内容を含んでいないか，巧緻的な動作など技術面でむずかしい内容を含んでいないか，あるとすればその内容や程度について示す．

【結果の予測性】
　作業途中で，結果がどうなるか，また終了までにどのような工程，どのくらいの作業量が残されているかといった予測が可能かどうか．また予測しやすくする工夫についても示す．不安の強い者にとっては，予測が立ちやすいもののほうが安心である．

【結果の種類と再生産性】
　作業の結果はどのような形（結果の形については表3-2-1を参照）で現れるか，また同じ手順を踏むと同じように結果がでるか（再生産性）について示す．
　手工芸などの創造・表現活動や生産・職業活動のように作品として具体的な物が残るものと，スポーツやゲームのように勝敗や成功・不成功がはっきりわかるものは，おこなった本人や第三者も結果を確認しやすい．形が残り再生産性の高いものは結果の確認がしやすく，理解力や問題解決特性などその個人の作業遂行能力をそのまま示すので，自己能力の現実検討や訓練学

[*9] 自己愛 narcissism：フロイトが精神分析の概念として確立したギリシア神話の美少年ナルシスにちなむ造語．年齢・性別を問わずだれもがもっている他者から注目され賞賛されることへの欲求といったものもさすが，他者に対する関心が欠如し優越感や有能感，自尊感情など自分自身に関心が集中する状態をいう．

習効果のチェックが容易である．この現実検討の機能が，ある人にとっては自己評価を高め自信につながり，ある人にとっては自己能力の限界に対する厳しい自覚になる．

【社会的・文化的な意味・価値】

その作業が作業分類（表1-3-1）のどれに属するか，作品の実用度，価値，芸術性，性的役割，主にどのような人を対象としたものか，といったことなどによって，作業や作品の社会的・文化的な意味あいや価値が決まる．社会的・文化的な意味あいや価値は，時代，地域，文化的背景によっても異なるが，作業をする人の意欲を高めたり，やる気を失わせたりする．

6) 交流・コミュニケーション

【対人交流の特性】

作業をおこなうばあいの対人交流の形態と協力・分担など集団内で必要とされる役割の内容・程度について示す．作業をおこなうばあいの交流の形態は，交流人数と交流内容の2つの視点でとらえる．交流の形態によってひととひととの物理的距離が決まり，個人活動，並行活動，二者活動，協同活動，一定の距離が必要な活動，相互の距離が比較的自由な活動などがある．物理的距離は，心理的な距離と関係が深く，特に作業療法の導入期ほど物理的距離と心理的な距離はパラレルな関連を示す．依存と自律（自立）を考えるばあい，作業によって規定される距離が利用される．

【コミュニケーションと形態】

作業の遂行においてコミュニケーションがどの程度必要か，またどのようなコミュニケーション手段（言語，非言語，記述など）がもちいられるかを示す．作業をおこなうばあいの言語的コミュニケーションに関しては，作業遂行上必要な意思を伝えるという意味での必要度からみると，言語的コミュニケーションがないほうがよい作業，あってもなくてもよい作業，ないとできない作業に分けられる．

コミュニケーションを必要としない作業は，作業に依存することでひとの中で過ごすことができる．そのため雑談をしながらおこなうことができる作業は，自然な他者との交流の機会になる．また，作業によって規定されるコミュニケーションを，対人関係の回復や，より積極的な自己主張訓練に利用できる．

7) リスク

リスクには身体的なものと心理的なものがある．身体的リスクに関しては，刃物や尖ったものなど怪我のおそれのある道具，高温・低温などの温度，刺激の強い臭いや光・音，汚れ，怪我につながるような動作の有無などを示す．

心理的リスクに関しては，道具や作業素材の統制のむずかしさ，作業内容の特性により失敗しやすいまたは失敗するとやり直しのききにくい内容はないか，作業が対象者の自尊心を損な

うような要素をもっていないかなどについて示す．

5・2・4 包括的作業分析の例

　包括的作業分析の試みにあたっては，表 5-2-1 の項目をもとに作成した「包括的作業分析チェックリスト（**付表 1**）」をもちいる．具体例を**表 5-2-2** に示す．これは「下絵のある A4 サイズ程度の単色の切り絵」を対象とした分析例で，「包括的作業分析チェックリスト（付表 1）」でチェックしたもの（省略）を，各項目にそって文章でまとめたものである．

　チェックリストの使用にあたり初心者がまず困るのは，この章のはじめに述べたように，尺度表示がむずかしい質的特性を表す項目や，量として示すことが不可能ではないがまだ標準となる尺度がない項目である．チェックリストで，「少─多」「遅─速」「弱─強」「易─難」「小─大」などで示されているものがすべて相当する．標準化された尺度は筋力と関節可動域くらいしかないことに気がつくだろう．5・2・1「包括的作業分析の目的」で述べたように，このリストを通して一つひとつの作業分析を試みる過程で，客観的表示がむずかしい項目に関し，いくつもの作業を順序立てたり段階づけたりするために必要な感性が養われる．感性とはいっても，それは単に個人の主観ではなく，単一で客観的表示が不可能というだけで，複数の作業を比べるために必要な情報は，身体的体験として学習されたものである．したがって，順序立てられた結果や段階づけられたものは，主観的というあいまいなものではなく，客観的なものである．

　運動機能や感覚・知覚・認知機能の特性で述べたように，その作業がどのように遂行されるか，全体をとらえる視点をつねにもち，個々の要素にとらわれないことが，包括的作業分析の目的である作業を使う感性を養う重要なポイントといえる．

5・3　限定的作業分析

　限定的作業分析は，治療・援助の対象，治療・援助の目的や手段（理論，モデルなど）に応じて，必要な項目を限定して詳細に分析するもので，臨床に即した作業に関する分析である．限定的作業分析は治療・援助の目的や手段の数だけあるといってもよいが，この章では，図 5-1-1 に例としてあげた代表的なものの概要を紹介する．

　臨床においては，特定の理論・モデルや技法を単独にもちいて，治療・援助の対象を限定しその効果が論議されることもよく見受けられる．しかし，対象者の生活の自律と適応の援助という作業療法のかかわりにおいては，単一の理論やモデルで必要なかかわりとその効果を論議することには無理がある．原因となる機能障害が身体的なものであれ，精神的なものであれ，心身の機能や構造，活動の制限や参加の制約など，障害領域を超えた生活機能全体に対するかかわりが作業療法の援助には欠かせないことがその理由である．

　また，作業療法のように生活の障害に対するリハビリテーションとしての治療・援助におい

表 5-2-2 切り絵による包括的作業分析の例

基礎項目	
作業名	単色の切り絵：切り絵の下絵を利用して，A4サイズ程度の単色の作品を作る．
必要な道具，素材	道具：カッターナイフ，アートナイフ，カッティングボード 素材：トレーシングペーパー，色ケント紙，糊など．
完成までの所要時間，回数	下絵により2時間程度から数時間．一回の作業時間，回数ともに自由に段階づけが可能．全体の所要時間は下絵の細密さによる．
対象年代，性別	カッターナイフが扱えれば年齢，性別を問わない．普通は，視覚に障害がある者以外，小学生から高齢者まで幅広い対象に可能である．
費用	器具類は2000円程度から，紙類は数十円から．

環　境	
作業環境	室内でおこなう創作活動．通常の文机程度の広さがあれば作業は可能．紙の切りくずが出る程度で，静かな作業なので時間や場所を選ばずにおこなわれる．

工　程	
作業工程数 各工程の内容	工程数　：3 ①下絵作成：下絵を選びトレーシングペーパーに写す．またはコピーをとる． ②切　　る：下絵と作品用の色ケント紙をセットし，カッティングボードを下敷きにして切る． ③貼　　る：切り抜いた色ケント紙を台紙に貼る．

運動機能	
運動の粗大度，巧緻度	卓上作業で，刃先のコントロールは硬筆書字と同程度，もしくは少し上回る程度の巧緻的な上肢・手指の動き．下絵により巧緻度の変化をつけることが可能．粗大な運動はほとんどない．
肢位の変化と大きさ	通常は座位．卓上の作業で，書字の範囲より少し大きい程度の上肢・手指の動きが主で，肢位の変化は少ない一側性の運動．スタンディングテーブルを使用し立位での作業も可能であるが，運動の大きさの段階づけはあまりできない．
運動の速さ	書字よりもゆっくりとした上肢・手指の動き．速さの段階づけはあまりできない．
運動にともなう抵抗	切る紙の厚さにもよるが，通常はゴム版画に必要な力よりやや弱い程度の力が必要．作品となる紙の厚さや重ねる枚数により必要な力の段階づけが可能である．
リズムの有無と内容	カッティング中は，比較的ゆっくりした上肢・手指の小さな動きの繰り返しがある．段階づけは不可能である．
繰り返し動作の量と内容	カッティング中は，ナイフを持つ上肢・手指の，前方から手前に引くゆっくりした小さな動きの繰り返しがある．下絵により多少の段階づけはできる．
運動の対称性	一側手で紙を固定し，もう一側手で紙を切る両側手の使用が通常であるが，一側手での作業も可能である．
主動関節と可動範囲	座位書字肢位を中心とした肩関節・肘関節のわずかな屈伸．共に10～20度以内．作品の大きさで多少の可動域の段階づけはできるがほとんど期待できない．
主動筋群，筋作用，筋力	座位維持：脊柱起立筋群が固定筋としてはたらく． 切　　る：上肢・手指の屈筋群が動筋，伸筋群が拮抗筋，回旋筋群は固定筋としてはたらく． 紙　固　定：上肢・手指の筋群はすべて固定筋としてはたらく．

表 5-2-2 (つづき)

感覚・知覚・認知機能	
主入力感覚,必要な感覚	紙を切るときには視覚が主に入力されるが,切れている感じやカッターの動きは触覚,圧覚,固有覚,運動感覚の情報が必要である.
必要な知覚―認知	カッターナイフの刃先に加える力や刃先の動きの調整に,視覚と刃先に投射された感覚のフィードバックが必要になる.
注意,集中,持続	紙を切り抜く作業は,巧緻的な動作で,かなり注意,集中が必要とされるが,中断は自由なため,持続力は調整が可能である.
理解,判断,あらたな学習	必要な理解・判断力は普通.道具,素材も日常的なもので使い方にあらたな学習は必要ないが,紙を切り抜いていく方法などに関して多少のテクニックを学ぶ必要がある.
計画性	下絵が決まっており,構成的な作業であるため,特に計画性は問われない.
道具・素材	
道具に象徴されるもの	カッターナイフの鋭く細やかに物を切ることに象徴される切断,攻撃性.大きな刃物との違いに注意する.
道具の扱いやすさ(統制度)	工具はカッターナイフだけで,刃先の角度が小さいアートナイフは刃先が折れやすいため,力の入れ具合や方向など,やや巧緻的なコントロールが必要である.
素材に象徴されるもの	包む,本や手紙などが象徴される.
素材の可塑性,抵抗,統制度	素材は紙で抵抗は少ない.時間的な変性もほとんどなく扱いやすいが,一度切ると元に戻らない.
作業過程・作業結果(もしくは作品)	
表現の自由度,独創性	下絵や作品の紙の種類,色の選択などに独自性が表現されるが,自由度は低い.
誘発されやすい感情	巧緻性を要する下絵で十分なナイフのコントロールができないばあいを除けば,紙がスッと切れる感触や切る行為は昇華された破壊衝動,攻撃衝動としての機能をもつ.
自己愛充足の機会	自分の作品ができるという満足感は得られる.下絵を作成すれば,より充足度は高くなり,芸術的作品として適応的な自己表現の機会となる.
難易度	手順理解など,認知面ではむずかしいことはないが,小さな部分や細い線を切り抜く巧緻的な部分で紙がきれいに切れなかったり,破れたりしやすい.下絵で段階づけが可能.
結果の予測性	切り絵は作業の終わったところと残っているところがはっきりしており,結果に関する予測性は高い.
結果の種類と再生産性	紙を素材とした作品として残り,再生産性は高い.
社会的・文化的な意味・価値	切り絵はカッターナイフが使える年齢であれば制限はなく,男女共に楽しめる.芸術作品に入り,下絵しだいで絵画と同様の芸術性をもつ.
交流・コミュニケーション	
対人交流の特性	この課題に対しては個人的な活動であり,並行(パラレル)な場を共有できる.他者との物理的距離は自由.作業療法士が指導する場合は,隣り合わせか対面.
コミュニケーションと形態	言語的なコミュニケーションは不要で,適度な雑談をしながらでも可能.
リスク	
身体的リスク	アートナイフの刃先の角度が鋭いものは折れやすい.
心理的リスク	下絵によっては巧緻性が高く,時間がかかり失敗しやすい.

表 5-3-1 限定的作業分析に必要な共通項目

項 目	内 容
基礎項目	作業名（一般的名称と分類） 作業に必要な道具，素材 完成までの所要時間，回数 対象年代，性別 必要な費用（基本的な設備や器具などは除く） 作業環境（物理的環境，人的環境，社会的・文化的環境） 工程（作業工程の分類，各工程の内容）
道具・素材の特性	道具の扱いやすさ 素材の特性（可塑性，抵抗，統制度など）
作業過程・作業結果（もしくは作品）の特性	作業の難易度 作業の結果の予測性 作業の結果の種類と再生産性 作業過程・作業結果（もしくは作品）の社会的・文化的な意味・価値
リスク	身体的リスクの可能性と内容 心理的リスクの可能性と内容

ては，対象者の主観や主体的な取り組みのありようがその効果に大きく影響する．そういう意味において，作業療法はシステムプログラムともいえるもので，対象者の心身の機能の状態，活動や参加における制限や制約の内容，対象者自身の活動や参加に対するニーズに応じて，さまざまな理論や技法を使い分け，組み合わせ，折衷的，包括的にもちいる．したがって，限定的作業分析は，作業療法のシステムプログラムとしての各要素の分析にあたるともいえる．

それぞれの限定的作業分析の概要紹介にあたり，共通項目は省略し，主な分析項目を例としてあげる．共通項目とは，包括的作業分析の基礎項目，道具や作業素材の特性，作業過程や作品の特性，リスクなどである（**表5-3-1**）．これらは，作業のもつ具体性，意味性，合目的性が，いずれの方法による治療・援助においても，直接，間接に，共通して影響する．

5・3・1 理論・モデルによる分析

作業療法でよくもちいられている理論・モデルの目的と対象から，その理論・モデルに必要な作業分析について簡単に紹介する．各モデルの技法などの詳細は，それぞれの成書にゆずる．

1）精神療法モデルにおける作業分析

精神療法は，本来，危機または葛藤状態にある人のこころにはたらきかける治療法である．不安やそれにともなう怒りや苦悩などの感情，不適切な行動および心身の異常を対象とする．そのため，狭義には神経症や心身症が主な対象疾患であるが，非行や精神病理的影響の強い犯罪，登校拒否，癌などのように大きな不安や葛藤をともなう疾病，長い闘病生活が必要な慢性

疾病などにももちいられる.

精神療法モデルに基づく作業療法は,
- 治療者による受容, 尊重, 傾聴による不安や緊張の緩和, カタルシス, 解除反応
- 身体運動や感覚など生理的レベルの機能による不安や緊張の緩和促進（鎮静）
- 作業の象徴・投影機能をもちいた感情表現（カタルシス, 解除反応, アクティングアウト）
- 作業の非言語機能をもちいた表現の補助（カタルシス, 解除反応）
- 作業を介して体験的に自己の誤りや不安のメカニズムに気づく（自己認識, 自己洞察）
- 二者関係, 集団関係など自己の対象関係への気づき（自己認識）
- 具体的な体験を通して新しい適応行動を身につける（自己実現, 行動変容）

といったことを目的におこなう. 作業という具体的な体験が, 学習や訓練的側面が必要となる慢性化した行動や態度の異常に対して有効である. 認知行動療法や森田療法などでも, こうした作業の機能を利用している.

精神療法モデルに対する作業分析は, 精神療法における基本的なかかわりの手段である言語に対比するものとして, 言語の補助もしくは代替手段としての作業の非言語的特性を理解することが本来の目的である. 主な分析の項目と作業行為のどのような部分からそれをみるかという例を**表 5-3-2**に示す. 精神療法的に作業をもちいるばあい, 共通項目以外に,「作業による鎮静作用」「アクティングアウトの機会」「象徴性・投影性」「カタルシスの機会」「洞察（現実検討・自己認識の機会）」「二者関係の特性」「集団関係の特性」「コミュニケーションの特性」といった作業の特性を分析する. 作業の要素の特性に関しては拙著（山根, 2010b）の「作業・作業活動の基本要素」の項で示した. この分析の代表的なものに Fidler らの分析（Fidler et al, 1963）がある.

しかし現在では精神療法モデルにおける作業分析は, 狭義の精神療法における非言語的手段としての作業の特性を知るというより, 広く作業療法の援助におけるひとと作業の相互作用, 作業を介した対象関係などに対する力動的な理解を助けるために共通に必要な特性の分析として, 幅広く利用されている.

2）集団療法モデルにおける作業分析

集団療法は, ひとが集まることで生じる相互の力動, 個と集団との間に生じる力動を利用した精神療法を総称したものである. 狭義には言語を媒介とする自己洞察と人格変容を目的とした集団精神分析療法をさすが, 広義には深い人格変容を目的としないグループワークやレクリエーション療法など, 療法集団[*10]のさまざまな効果を広くもちいるもの全般を集団療法とよぶ.

他者との相互作用（集団力動）の利用と, 個々におこなうより集団でおこなう効果（マス効

[*10] **療法集団** therapeutic group：共通の目標やなんらかの共有される規範があり（目標・規範の共有）, 集まった人たちの間にコミュニケーションや相互作用がみられ(相互作用), お互いにその集まりに属していると認識している(相互認識), 療法 therapy を目的とした複数のひとの集まり.

表 5-3-2 精神療法モデルによる作業分析項目の例

項 目	分析内容
共通項目	表5-3-1参照
作業による鎮静作用	身体運動により気持ちを静めたり落ちつかせたりする機会の有無，その内容，程度 → 運動の大きさ，速さ，抵抗，リズム，繰り返しなど
アクティングアウトの機会	抑圧され歪んだ衝動という心的エネルギーや身体エネルギーの放出による発散の機会の有無，その内容，程度 → 粗大度，運動の大きさ，速さ，抵抗，リズムなど
象徴性・投影性	作業に関連して何か特に象徴されるものはあるか，また作品などに無意識的な感情や欲求が表現される可能性とその内容 → 行為，道具，素材，結果など
カタルシスの機会	作業の過程やその結果における自己表現によるカタルシスの機会の有無，その内容，程度．また作業により誘発される感情など → 創造性，独創性，自己愛充足，依存欲求の充足，退行的行動の機会など
洞察 (現実検討・自己認識の機会)	作業の過程や結果における自己能力の現実検討や自己認識の機会の程度 → 道具・材料の統制，作業の結果
二者関係の特性	作業を介した治療者―患者関係の特性 → 作業に必要な物理的距離とその自由度，教示の必要性とその内容
集団関係の特性	作業を共にする成員間の相互作用の特性 → 作業に必要な役割，成員相互に生じる関係，集団参加技能，対人交流の形態など
コミュニケーションの特性	作業に必要なコミュニケーションの手段，程度 → 言語，非言語，記述など

＊この表の二者関係の特性は作業を介しての関係だけを示している

果）の利用が，対象とその目的によって使い分けられるため，広義の集団療法は対象を特に選ばない（山根，2007a）．

集団療法モデルに基づく作業療法は，
・集団メンバーによる受容や普遍的体験による安心感と希望をもたらす
・愛他的行為・行動，協同活動を通してひととのかかわり方を修正（人間関係の成長）
・他者とのかかわりにおける感情表現，気づき（カタルシス，解除反応，洞察）
・助言や情報を得たり，協同，模倣などで社会適応技術を学ぶ（自己実現，行動変容）
・集団を利用した訓練や学習（効果的学習）
・避けることのできない現実への対応を学ぶ（実存的現実受容）

といったことなどを目的におこなう．通常の集団療法に比べて，作業を介した集団療法は，ことばの未発達な子どもや認知的障害がある者など，より広い対象層にはたらきかけることができる．また作業を介することで，お互いの役割，相互の関係の設定が容易で，協力，競争，協調，拒絶など参加者間の力動が，行為やその結果として具体的に現れやすいという特徴もある．

表 5-3-3 集団構造分析表記入要領

集団の目標	何を主な目標とした集団か．たとえば，身体機能の維持，機能訓練，生活指導，レクリエーション，人の集まりに慣れる，楽しみをもつ，なじみの仲間づくり，対人関係の改善，生活技能訓練，障害受容など具体的に記入する．
表現・交流手段	ことば，動作・身体活動，作業など集団療法の主媒介となるものを示す．
開放度	集団への参加の自由度を示す．
集団の大きさ	登録者数，平均参加者数など，参加者の人数に関して示す．
成員の構成	集団参加状態を発達的集団レベル*でみて，各レベルで参加している成員が何人いるか，各レベルの人数を記入する．
等質性	類似項（参加の目的，疾患，障害の程度など）の一致度を示す．
集団レベル	発達的集団のレベルにそって，集団全体がどのレベルにあるか印象でつかむ．
標準と価値	集団内の基準や価値，また全体集団のなかにおけるある集団（たとえば病院全体のなかでの作業療法室とか，プログラム全体のなかのあるグループとか）への注目度や位置づけ（重要度など）を示す． スタッフや参加者のモチベーションに影響する．
スタッフ	リーダーのタイプ，スタッフの構成（職種と人数）や役割．連携はうまくいっているか，問題があるとすれば何かを示す．

*発達的集団レベル
　並列集団（Parallel group）
　　場を共有するが他者との交流の必要のない各自の作業に取り組む．
　課題集団（Project group）
　　短期の課題に対して他者と交流をもつ．
　自己目的協同集団（Egocentric cooperative group）
　　関心は自分の興味にあるが，比較的長期にわたる課題に対して協力が可能．
　協同集団（Cooperative group）
　　比較的同質の集団で，他者のニーズを理解した相互交流が可能．
　成熟集団（Mature group）
　　お互いの違いを超えて全体の目的にむけた役割や行動が可能．
*この表は，集団の構造因子にそって集団の特徴を把握し，問題点や運営上のポイントをみつけることを目標としたもの．

　時間と場と活動を共にすることで，身体感覚レベルによる共有体験を通したコミュニケーションが深まる．作業を介した集団療法は，作業の非言語性，具体性を利用することが特徴である（山根，1997；1998；2007b；2010c）．

　したがって，集団療法モデルによる作業分析は，もちいる集団の構造分析（**表 5-3-3**）と，「愛他的行為・行動，受容される機会」「カタルシスの機会」「社会適応技術を学ぶ機会」「現実検討・自己認識の機会」「対人関係修正の機会」「コミュニケーションの特性」など，上述したような作業の特性を生かした相互作用を把握することを目的とする．主な分析項目と作業のどのような部分からそれをみるかという例を**表 5-3-4**に示す．

3）認知療法モデルにおける作業分析

　認知療法は，認知の歪みを修正する治療法である．認知の過程（思考パターン）（**図 5-3-1**）の歪みによる行動異常を対象とする．

　認知療法モデルに基づく作業療法は，

表 5-3-4 集団療法モデルによる作業分析項目の例

項　目	分析内容
共通項目	表 5-3-1 参照
愛他的行為・行動，受容される機会	他の人の役に立ったり受容される体験の有無，その内容，程度 →　共同作業，役割行為など
カタルシスの機会	作業を共におこなう過程における自己表出によるカタルシスの機会の有無，その内容，程度 →　創造性，独創性，自己愛充足，退行的行動の機会，相互交流の形態など
社会適応技術を学ぶ機会	基本的な社会生活的技術を学ぶ機会の有無，その内容，程度 →　作業の種類，共同作業，役割行為など
現実検討・自己認識の機会	作業を共におこなう過程における自己能力の現実検討や自己認識の機会がどの程度あるか →　道具・素材の統制，作業の結果
対人関係修正の機会	作業を共にする成員間の相互作用により対人関係が修正される可能性のある機会がどの程度あるか →　作業に必要な役割，成員相互に生じる関係，対人交流の形態など
コミュニケーションの特性	作業に必要なコミュニケーションの手段，程度 →　言語，非言語，記述など

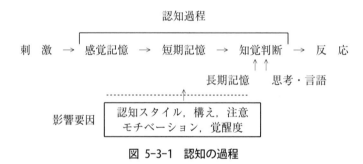

図 5-3-1　認知の過程

・認知の歪みによる行動の異常に気づく（行動の認識）
・適応的な行動の学習を援助する（行動の変容）
・特有な思考様式（認知の歪み）を変える（認知の変容）

などを目的におこなう．行動変容に際し，通常はイメージリハーサルやロールプレイがもちいられる．生活技能訓練（social skills training, SST）は「ストレス―脆弱性―対処技能」力動モデルと，社会的学習理論を背景に，系統的な訓練法として技法化されたものである．しかし，仮定に基づいた行動がとりにくい対象にとっては，そうした学習が困難なだけでなく，般化しにくい（大橋他，1996）．そうした対象にとって，生活に直接関連した作業の具体的で合目的な特性が，学習の場面をより現実的な体験とし，体験の般化を促進する．

したがって，認知療法モデルによる作業分析（表 5-3-5）では，「行動認識の機会」「行動変容の機会」「認知変容の機会」など，治療や援助にあたり対象者の不適応な行動が明確になり，し

表 5-3-5　認知療法モデルによる作業分析項目の例

項　目	分析内容
共通項目	表 5-3-1 参照
行動認識の機会	作業遂行を通した自分の認知の歪みを認識できる機会の有無と程度
行動変容の機会	作業遂行により適応的な行動を学習する機会，その内容と程度
認知変容の機会	認知の歪みを修正する機会，その内容と程度

かも修正的な介入をおこないやすい作業場面がどの程度その作業にあるかを知ることを目的とする．

4）神経心理学モデル（もしくは認知―知覚モデル）における作業分析

　神経心理学的アプローチは，脳血管性障害や外傷性の脳の器質的損傷，さらに脳性麻痺，発達障害や学習障害などに関連する中枢神経障害に対する治療法である．注意，記憶，意欲，情動，思考，判断など，脳の器質的損傷を原因とする行動障害（高次神経障害）を対象とする．
　神経心理学モデルに基づく作業療法は，

・中枢神経系の自己修復の促進（再教育訓練）
・ニューロンネットワークの再形成の促進（再教育訓練）
・情報処理能力の維持，強化（機能的訓練）
・残存機能の能力の利用（機能的訓練）
・欠損機能に対する代償，補償の学習（機能的訓練）

などを目的におこなう．作業の合目的的な行為・動作，意識された能動的な行為・動作が生かされる（2・2・3「脳のはたらきと作業」，3・3・1「能動性―意志がはたらく」参照）．
　したがって神経心理学モデルによる作業分析は，ひとの中枢神経障害に対する再教育的訓練や機能的訓練の手段として，ある作業をおこなう過程に，どのような知覚や認知の機能が必要とされるかを把握することが目的である．主な分析項目は，たとえば**表 5-3-6**に示すように，知覚―認知に関する要素が，ある作業の遂行過程にどの程度含まれているか，その内容や程度，段階づけの可能性などになる．
　また神経心理学モデルは感覚統合モデルとも関連するように，適切な運動や行為ができるようになるためのベースとして重要なモデルである．したがって，運動コントロールや精神障害の急性期離脱後の身体図式の回復から身体自我の強化（3・3・2「身体性―からだを使う」参照）などにとっても基本となるモデルといえる．

5）生体力学モデルにおける作業分析

　生体力学的アプローチは，運動・動作能力の機能障害に対する治療法である．関節可動域制限，筋力低下，筋持久力の低下など，筋・骨格系の機能障害を対象とする．
　生体力学モデルに基づく作業療法は，

表 5-3-6　神経心理学モデルによる作業分析項目の例

項　目	要　素	分析内容
共通項目		表5-3-1参照
表出系	自動的運動	反射・反応など自動的な運動の内容，程度
	意図的運動 　運動の模倣 　象徴的運動—行為 　操作的運動—行為 　系列的運動—行為	動作や行為に対して模倣可能な内容，程度 敬礼など象徴的運動—行為の内容，程度 道具の使用など操作的運動—行為の内容，程度 系列的運動—行為の内容，程度
	運動企画	どのような運動企画がなされるか，その内容，程度
	構成行為	構成的課題実行の内容，程度（企画された運動の実行）
認知系	身体の認知	身体部位の自覚，空間での位置，相互の位置関係（身体図式） 左右の判別の必要度，内容（左右判別） 自己および他者の身体部位認識の程度（身体部位認知） 意識した手指の使用，皮膚感覚の入力の機会（対手指失認） 両側活動の内容，程度（対半側無視）
	環境の認知	作業の遂行に必要な弁別機能の内容 物体間，自己と物体の位置の変動の有無，程度（視空間知覚） 場所の移動の有無，内容，程度（地誌的見当識） 音源の確認の有無，程度（聴空間知覚） 人，場所，時間などを確認する機会，程度（見当識）
	注意	注意・集中が必要な機会と内容，程度
	言語	作業遂行に必要な言語機能
	記憶	作業に必要な記憶の内容，程度

・関節の拘縮，筋の萎縮の防止
・筋力，持久力の維持改善
・代償機能の訓練

などを目的とする．作業はその目的性や意味性により，特別な指導を必要とせず望ましい動作がおこなわれることや，訓練にともなう疲労・痛みの軽減，高い動機づけ，といった訓練のための純粋な運動では得られない心理的な付加効果が利用される（3・2・2「目的性—目的に導かれる」，3・2・1「意味性—価値，意味をともなう」参照）．

生体力学モデルによる作業分析は，ひとの日常における運動・動作能力の機能障害に対する維持・改善，代償訓練の手段として，ある作業にともなう運動機能の特性を知ることが目的である．主な分析項目は運動分析，動作分析と同様の項目になる．

6）運動コントロールモデルにおける作業分析

運動コントロールアプローチは，主に中枢神経系の損傷による運動機能障害に対する感覚運動的な治療法である．運動コントロールアプローチは，作業療法だけでなく理学療法など他の専門職とも共有される治療法で，いくつかの技法がある．作業療法でもちいられてきたものとしては，Bobath の神経発達学的アプローチ（neuro-developmental treatment, NDT），

Brunnstromの運動療法によるアプローチ，Roodの神経生理学的アプローチ，Kabatらの固有受容性神経筋促通法（proprioceptive neuromuscular facilitation, PNF），Vojta法，上田法などがある．最近では，RoodのアプローチやPNF，Vojta法などを単独で作業療法の臨床においてもちいることは少なくなっている．

それぞれ，中枢神経損傷の結果としての運動機能障害を主な対象とし，なんらかの形で発達的な視点から運動のコントロールの改善を目的としている．臨床的には，感覚─知覚─認知─運動は一連の機能として対処されており，感覚運動アプローチという視点で，感覚統合アプローチなどと整理統合されるモデルと考えられる．

Bobathのアプローチは，脳性麻痺や片麻痺を主な対象とし，
・脳損傷による異常な姿勢反射活動を抑制する
・多くの生得的な正常機能運動パターンを促進する
・機能的場面（functional situations）を想定して治療をおこなう

などにより，より正常な感覚─運動パターンを経験させ機能的場面のなかで活用させるというものである．対象者の意識的な動きを引きだしたり，合目的的な活動により正常運動を促進するために作業が利用される．

Brunnstromのアプローチは，脳血管障害後の片麻痺を主な対象とし，
・弛緩状態に対しては，感覚刺激により反射的な共同運動[*11]を引きだす（反射の促通）
・共同運動の強化により随意な運動を促進する
・共同運動を利用しながら共同運動から分離したより随意な運動にむける（反射の抑制）

などにより，協調性をもつ，より正常で随意な運動を促進するというものである．

Roodのアプローチは，中枢神経系の損傷による運動障害を対象とし，
・筋上皮膚への感覚刺激や固有感覚への刺激により筋の反応を引きだす
・生じた反応を発達的に適切な運動パターンでもちいる
・作業にともなう運動を合目的的に利用する

などにより，随意な運動コントロールを援助するというものである．

Myersらのアプローチ（Voss et al, 1985）は，中枢神経系以外の原因による運動障害も含んで対象とし，
・はたらきの強い筋群により弱い筋群へ刺激を与える
・ある随意運動により他の随意運動を促進したり，反射を抑制
・適切なポジショニングと多重感覚刺激（身体接触，視覚刺激，言語指示）の利用

などにより，対角線的な運動パターンを促進するというものである．このアプローチにおいても促通技法をより効果的におこなうために，目的指向的な作業の特性が利用される．

運動コントロールモデルによる作業分析は，いかに随意で目的的な運動を引きだすかということに焦点があてられるため，必要な姿勢や運動を引きだす要素がどの程度あるか，もしくは

[*11] 共同運動 synergistic movement：脳血管性障害の患側肢を動かそうとすると，その動きに関連する筋群が同時に収縮し，ステレオタイプな運動が出現する現象．屈筋共同運動と伸筋共同運動がある．

ある姿勢における目的的な運動をどの程度含んでいるか，そうした運動を引きだすことに関係する感覚・知覚・認知面の特性といったことと，対象者の動機づけに関係のある社会的・文化的な意味や価値，作業により誘発される情緒などを知ることが目的となる．

7）感覚統合モデルにおける作業分析

　感覚統合モデルは，学習障害児を対象としてつくられたモデルである．学習障害児のもつ行動や学習の障害は，脳血管障害や脳性麻痺などのような中枢神経系の器質的損傷によるものではなく，脳の神経機構の偏りに起因していると考えられている．Ayresは学習障害児の行動や学習の障害の原因の一つとして感覚統合障害を想定し，神経心理学を基礎に適応と発達の概念を統合して感覚統合理論とそれに基づく感覚統合療法を生み出した（Ayres, 1972；1979）．現在は自閉症をはじめ注意欠陥多動障害，精神発達遅滞，脳性麻痺，精神障害者，認知症老人などにも適用が試みられ，その可能性と是非が論議されている（山田, 2001a；鈴木, 2001；山根, 2001；山田, 2001b；佐藤, 2001；野中, 2001；平賀, 2001；香山, 2001）．

　感覚統合の対象は，①感覚に対する過剰もしくは過小反応などの感覚調整障害，②重力に抗して姿勢を保持することがむずかしい，姿勢バランスの悪さ，眼球運動の悪さといった前庭覚―固有覚統合の機能障害，③不器用，新規学習の困難さといった運動企画の未熟さを主とする発達性行為障害　④身体の両側の協調性の不十分さ，左右の混乱，継次処理の困難さなどの両側統合とシークエンスの障害などの感覚統合障害がある者である．

　感覚統合モデルによるアプローチは
・感覚入力をコントロールし対象者にあわせた適応反応を誘発する
・皮質下レベルでの感覚統合（特に前庭覚，触覚，固有覚の統合）を促通する
・環境に対して能動的に立ちむかっていく意欲を培う
といったことを目的におこなわれる．

　感覚統合モデルは，
①神経は可塑性をもつ（脳の可塑性）
②学習や行動は脳の感覚入力に対する処理過程に依存する
③皮質下機能は高次脳機能の発達に重要な役割をもっている
④内的欲求に基づく目的的行為は適切な感覚統合の状態をつくりだす
といった前提に基づいている．そのため粗大な目的運動を含む原初的な遊びが作業に多く含まれる．感覚統合アプローチは粗大運動をもちいるため感覚運動アプローチと考えられがちであるが，運動を目的とするのではなく，行動や学習の基盤である感覚統合の発達を促進させることが目的である．

　感覚統合モデルによる作業分析は，感覚入力をコントロールし適応反応を誘発することが目的となるため，選択した作業が子どもにどのような感覚刺激をあたえているのか，その結果どのような適応反応を引きだすのかを分析しなければならない．ここでは，感覚統合の発達モデルを参考とした分析項目の例を**表5-3-7**に示す．作業を感覚入力の視点から分析し，感覚統合

表 5-3-7 感覚統合モデルによる作業分析項目の例

項　目			分析内容
共通項目			表 5-3-1 参照
感覚刺激	前庭刺激	直線運動	直線運動がある肢位（伏臥位，仰臥位，立位）と直線運動の方向（水平，垂直），量，強さ，自発性，他動性
		軸性回転運動	回転運動の軸（水平軸，垂直軸）と回転運動の量，強さ，自発性，他動性
		軌道性回転運動	回転運動がある肢位（伏臥位，仰臥位，立位）と回転運動の量，強さ，自発性，他動性
		振動	振動刺激の量と程度
	触刺激		触覚，圧覚，温度覚などの皮膚感覚の種類と入力量，程度
	固有受容刺激		動きによるものか，固定によるものか，入力量と程度
	視覚刺激		垂直性視空間，水平空間，目と手の協調など，どのようなレベルの視覚刺激か，その種類，入力量，程度
	聴覚刺激		種類，入力量と程度
	嗅覚刺激		種類，入力量と程度
感覚統合	眼球運動		追視，注視，輻輳など眼球運動の種類と姿勢の関連
	姿勢と筋緊張		作業の姿勢とその姿勢の維持に必要な筋緊張，姿勢調整
	注意の持続		作業のレベルと注意の持続
	身体図式		作業の遂行に必要な身体図式
	運動企画		その作業の遂行過程における運動企画の内容
	身体両側の協調		左右対称，非対称，上肢，下肢，正中線の交差など
視知覚			目と手の協応，空間位置覚，形の恒常性などの種類，程度
話し言葉，言語理解			作業遂行に必要な言語理解，話し言葉

の第一段階，第二段階へと分析を進めていく．

5・3・2　生活機能別作業分析

　生活機能別作業分析は，治療や援助の目的に応じて，もちいる作業にその目的を達成するために必要な内容が含まれているかどうか，治療・援助の目的を限定して詳細に分析するもので，理論・モデルによる分析との関連が大きい．違いは，目的別におこなう作業分析のほうが，より臨床的で具体的なことであろうか．生活機能別作業分析は，実際の治療や援助に必要な要素がどの程度あるかを分析することがその目的である．

　仮に就労援助を目的としたかかわりのばあいには，ADL 機能や生活リズムなど働くために必要な基本的なことはもちろんであるが，仕事の内容の理解や遂行，身体的側面，心理的側面，仕事に必要な他者との交流やコミュニケーションなどの評価や訓練の機会が，ある作業にどの程度含まれているかを分析する（**表 5-3-8**）．

表 5-3-8 就労援助を目的とした作業分析項目の例

項 目	要 素	分析内容
共通項目		表5-3-1参照
認知・遂行	理解・学習	指示,工程の理解の難易度,あらたな学習の必要性
	予測性,計画性	過程や結果の予測,計画の内容,程度
	問題対処	臨機応変に対処が必要な作業内容の程度,頻度
	注意,集中,持続	注意,集中,持続が必要な作業内容,程度
	作業速度	作業の速さ
	作品の仕上がり	仕事の仕上がりの程度
身体的側面	持久力,耐性	身体的な持久力,耐性が必要とされる内容,程度
	目的動作の協応性	目的動作の協応性,巧緻的動作の程度
	柔軟な動作	柔軟な動作が要求される内容,程度
	体力	必要とされる体力
心理的側面	持久力	精神的な持久力,耐性が必要とされる内容,程度
	価値・意味	社会的・文化的な価値や意味
	現実検討など	自己能力の現実検討,自己認知,有能感の機会
集団・組織	集団の構成	参加人数,作業集団の目的,規則など
	集団作業の内容	役割や仕事の分担の内容と程度
	参加技能	必要とされる集団参加技能
	相互作用	その作業で生じる成員間の相互作用(協力,競争など)
言語交流	必要性・内容	作業遂行に必要なコミュニケーションの内容,程度

5・3・3 対象別作業分析

　臨床では,疾患・障害がある個別の対象者が限定されるため,その対象者の機能と目的にあわせて,具体的な作業分析をおこなうことになる.治療援助の対象別作業分析は,対象者の疾患や障害の状態,治療・援助の目的に応じて,もちいる作業に,その治療・援助に必要な内容がどの程度含まれているか,それぞれの要素は必要に応じて段階づけなど,治療・援助としてもちいるときに調整が可能かといったことを分析するものである.理論・モデルによる分析との関連が大きいが,違いは,対象別作業分析のほうが,より臨床的で具体的なことであろうか.対象別作業分析は,実際の治療や援助に必要な要素がどの程度あるかを分析することがその目的である.

5・3・4 対象別作業分析の例(精神障害領域)

　たとえば,精神障害領域に限定したばあい,特定の疾患や対象者が想定されないばあいには,その対象は,
　①認知の歪みにより行動に支障をきたしている

②精神的な問題により不安定な感情，不適切な行動など，基本的な心身の機能に支障をきたしている
　③精神機能の障害により日々の生活や働くことに支障をきたしている
　④知的機能の障害により生活に支障をきたしている
　⑤障害の受容に強い葛藤があり，治療に対する動機が低いもしくは抵抗がある
といった人たちである．

　①のような認知の障害が主に問題となっている人には，直接，生活とかかわりのある作業の具体的体験（3・2・3「具体性―過程，結果があきらか」参照）や合目的性（3・2・2「目的性―目的に導かれる」参照）が，構造化された生活技能訓練などの認知行動療法における言語的かかわりやロールプレイでは得にくい，生活への般化をもたらす．

　②は，神経症圏の障害や心身症性の障害を抱えている人で，カタルシスや洞察におけることばの機能と相補する形で，作業の非言語機能（3・2・4「投影性―気持ちがあらわれる」参照）がもちいられる．

　③は，①や②に類する問題もありながら，主に統合失調症性の障害により生活上の障害がある人である．こうした人には，早期リハビリテーションの時期や再燃時など，機能障害の軽減とともにいかに二次的な障害，特に遷延化や慢性化を防ぐかといった治療的かかわりが必要な時期においては，作業の身体性（3・3・2「身体性―からだを使う」参照）や共におこなうことによる身体感覚レベルの共通性（3・4・1「共有性―体験をともにする」参照）に基づいたかかわりが有効である．そして，回復期リハビリテーションにおいては，適応的な生活技能を習得したり，今までの生活のしかたを少し変えてみる，社会資源をうまく利用できるようになるといったような具体的な生活にむけた指導や援助の手段として，生活に直接関連する作業が有用である．

　④は，発達上の問題や認知症のように，なんらかの脳の障害により知的機能に障害がある人で，⑤は，原因の障害が何であれ，自分に生じたことに対するショックなどから，自分の状態の受容や回復にむけての動機が不十分な人である．④や⑤に対しては，具体的で目的のある作業の特性を生かしたはたらきかけが，ラポールの成立にことばの機能を超えた役割をする．

　治療・援助の対象別作業分析の目的，項目，要領について，精神障害領域を例に，少し具体的に述べてみよう．これらの視点は，対象と必要な援助が決まれば，他の疾患・障害に関しても同様である．

1) 視点―何を目的に分析する？

　精神障害領域では，前述したような対象に対し，その回復過程や障害の状態に応じて，①機能障害の軽減と二次障害の防止（鎮静・賦活），②寛解過程における現実への移行援助（現実移行），③基本的機能の回復と改善（基本的機能回復），④自律と適応にむけた援助と指導（自律・適応援助），⑤リカバリー支援といった治療的かかわりや援助をおこなう．また治療者―患者関係をつくるコミュニケーションの手段として作業をもちいる．そのため，このようなはたら

きかけに必要な要素が，もちいる作業にどの程度あるのかを分析する．

　たとえば，**付表2**の精神障害領域で必要な要素は，急性期から回復期，地域生活にむけ，回復状態に応じてかかわるときに必要な要素が，ある作業にどの程度あるかを知るために把握する必要がある項目をあげたものである（山根，2013）．

2）項目—何を分析する？

　精神障害領域が例であれば，必要な分析項目は，その対象や目的から，5・3・1の「理論・モデルによる分析」で紹介した「精神療法モデル」「集団療法モデル」「認知療法モデル」の分析項目に，日常生活や社会生活における自律と適応にむけた援助に必要な項目，コミュニケーションの手段として有用な項目，対象者の主体性など全体的に影響する作業の一般的な特性，リスクへの配慮を加えたものといえる．もちろん実際のアプローチにあたっては，対象者の特性分析がそれに加わる．

　本書では臨床に即した実際的な分析を試みるため，まず，包括的作業分析の項目（表5-2-1）から精神障害領域において必要な要素を，作業の一般的特性として分析する．そして，それらを基に，回復過程や援助目的にそって，鎮静・賦活，現実移行，基本的機能回復，自律・適応援助，加えてかかわりにおいてコミュニケーションの手段としてどのような利用が可能か，またリスク管理上で注意する点について整理した（付表2）．

3）要領—どのように分析する？

　どのように分析すればよいか，分析の要領を付表2「限定的作業分析チェックリスト（精神障害領域の例）」の項目にそって簡単に説明する．

i　作業の一般的特性

　この項目の基本的なことは，5・2「包括的作業分析」で示したので，ここでは補足的な説明をする．

[基礎項目]

　この項目は，作業にともなう効果と直接関連するものではないが，背景として間接的に作業をおこなう人の気持ちに大きな影響をあたえる．個人的な生活史や個人の生活文化と呼応し，モチベーションや要素的訓練に対する個人の納得や満足という主観的効果に大きな影響をもたらす（3・2・1「意味性—価値，意味をともなう」参照）．作業をもちいる治療・援助の特異的な効果要素といえよう．

　通常どのような年齢層がおこなう作業なのか，性的特性はあるのか，ひとの日々の生活やライフサイクルにおいてどのような役割・習慣を構成しているか，社会的・文化的にその価値や意味についてどのような見方がなされているのか，費用はどれくらいかかるのか，作業そのものや使用する道具や作業素材が通常何を象徴しているか，といったことを分析する．

[運動の特性]

　運動はその粗大度，速度，漸進的なものかどうかなどの運動部位，どの程度力が必要かを示す抵抗負荷，リズム，攻撃要素，破壊要素など，主にどのような身体のもちい方がなされ，どのように身体エネルギーが使用されるかを分析する．強い抵抗に対して速く，粗大で大きな動きをともなう運動は，衝動という心的エネルギーを身体エネルギーに変換して発散することで，適応的なアクティングアウトの機会となる．また，あるリズムをもって繰り返される運動は，鎮静や賦活をもたらし，適度な運動は，呼吸，心肺機能のはたらきを増し，循環器系の機能を高める．代謝や自律神経系，内分泌機能も賦活される．

[感覚刺激]

　入力感覚はその種類や強さによって，鎮静と覚醒をもたらす．特に前庭覚刺激や固有覚刺激は，自他の区別を明確にし，自分のからだを自覚することで身体図式の歪みの修正，身体自我の回復や確立に有用である（2・4・2「身体の意識と作業」，3・3・2「身体性―からだを使う」参照）．汚れを嫌う不潔恐怖を抱く人たちへの影響なども含め，作業にともないどのような感覚刺激があるのか，その内容と程度，調整の可能性を分析する．固有覚に関しては運動の特性がわかれば連動するものなので特に示していない．

ⅱ　精神障害領域で必要な要素

　対象を限定しないばあいは，一般的に精神障害領域で必要な要素が，この作業にどの程度あるのかを示す．特定の疾患や障害がある対象を限定するばあいは，その対象者に対する援助に必要な要素が，この作業にどの程度あるのかを分析する．

[鎮静・賦活の要素]

　これは精神障害急性期作業療法の亜急性期のアプローチにおいて必要な要素にあたる．亜急性状態は，安静が必要な急性状態は脱したが不安定で，わずかな刺激で混乱しやすい，もしくは急性状態における疲弊から活動性が低下し，反応が乏しい状態をいう．いずれのばあいも，安全が保障された場と安心できる環境で，作業の具現化機能や作業依存を生かして，作業するということをシェルターとしてもちい，刺激から保護する．そして，作業にともなうリズムや身体感覚など作業の生理的レベルの効用を利用し，不安や混乱を避け，休息と適度な賦活をはかることになる．

　そのため，もちいる作業が，自己内外の刺激を明確にし，単純化させることで不要な刺激から対象者を保護し不安定な情動を鎮めるような要素があるかどうか，作業を介したかかわりにおいて，不用意に新対象者の気持ちに踏み込むことを防ぐ心理的な距離を保つことが可能な作業かどうか，また適度な現実的刺激により遷延化を防ぐための賦活をはかる要素がどの程度あるか，作業をどのようにもちいればよいかといったことを分析する．

[現実移行，基本的機能回復の要素]

　これは亜急性期の状態から少し安定し，現実感の回復が見られ始めた回復期前期のアプローチにおいて必要な要素である．まず自分がおかれている状況や自分の状態を正しく把握するには身体感覚の回復が重要であり，そのために，乖離した状態にある身体感覚を取りもどし，普通に夜寝て日中活動するといった一日の生活リズムの回復をはかることになる．そして，急性状態の時期にはできなかった遊びや楽しむということ，作業を介して他者と共に過ごしたり，あまり無理をしなくても他者に受けいれられるといった体験ができる場を提供する．そうした場を利用して，病相期を抜け出した後の疲れや低下した心身の基本的機能が回復し，生活リズムが整ってくれば，少しずつ自分の身のまわりのことの自律をはかる．
　そうしたリハビリテーションのレディネスを整えるために必要な機会が，もちいる作業にどの程度あるかを分析する．

[自律と適応の機会]

　これは，回復期の後期のアプローチにおいて必要な要素である．回復期後期は，生活の自律と適応にむけ，自分が何ができるのか，何ができないのか，といった自己能力の現実検討とともに，自分の選んだ生活への適応にむけた日常生活技能の改善や習得，これまで自分がとってきた方法を少し変えてみるオルタナティブな試み，社会資源や人的資源をうまく利用できるようになる，といったことなどが目的になる．
　実際には，身辺処理や生活管理など日常生活技能の習得，コミュニケーション技能や対人交流技能，集団参加技能などの改善や習得，さまざまな社会資源の利用，就労や就学にむけた準備などを，具体的な作業活動を通して分析する．
　この時期の作業療法は，社会参加にむけて積極的にリハビリテーションをおこなう時期にあたり，可能なかぎり外来作業療法やデイケアなどを利用して，外来もしくは地域リハビリテーションとしておこなうほうがよい．

5・3・5　対象別作業分析の例（身体障害領域）

　身体障害領域で作業をもちいて治療や援助にあたるばあいの対象は，病気や事故などによって生じた，
　①筋・骨格系もしくは神経系の障害により，日常生活や仕事に支障をきたしている
　②感覚・知覚障害により，日常生活や仕事に支障をきたしている
　③加齢にともなう心身の生理的な機能の低下により，日常生活に支障をきたしている
　④高次脳機能障害により，日常生活や仕事に支障をきたしている
　⑤身体障害に起因する葛藤で，生活に支障をきたしている
といった人たちである．
　身体障害領域の対象には，①の筋・骨格系もしくは神経系の障害による肢体不自由が多く，

単独でみられるものもあるが、多くは重複して生じる。特に急性期や回復期のリハビリテーションにおいては、重複する症状の特性やその経過などによって介入方法が異なり、状態の変化に応じた対処が必要になる。

しかし、ややもすると急性期や回復期にはアプローチが医学モデルに準じてなされるため、身体機能の障害や疾患への対処が中心になり、障害の受容や以後の生活への配慮は二の次になりやすい。

①の肢体不自由は、解剖学的な身体構造の障害と運動機能の障害に分けられる。原因としては、切断、末梢神経障害、中枢神経障害や神経・筋変性疾患による身体の構造の障害や運動麻痺などがある。したがって作業の特性の主に身体性（3・3・2「身体性―からだを使う」参照）や操作性（3・3・3「操作性―素材、道具をもちいる」参照）を生かし、筋力や関節可動域の障害に対し生体力学的アプローチや運動コントロールアプローチ、自助具や装具などによる代償的アプローチがおこなわれる。

②の感覚や知覚の障害によるものは、運動障害との合併が多い。そのため、疼痛や異常知覚のために動かさなかったり、安静状態を保つことが二次的に廃用性障害を引きおこすことを防止するため、痛みを減少させるよう配慮しながら、脱感作感覚知覚の再教育をおこなう。

③の加齢にともなう心身の生理的な機能の低下はだれにも生じるものであるが、視力や聴力などの感覚機能の低下、骨・筋力などの身体機能の低下、認知症や老年期気分障害など精神認知機能の異常、脳血管性疾患にともなう身体障害や呼吸器疾患など他の疾病を併発しやすい。また心身相互の影響が大きく、心身機能の両面からのアプローチが重要である。

④の高次脳機能障害は、障害された脳の部位により障害の程度も内容も異なり、運動障害や感覚障害、認知機能の障害などがさまざまに合併して生じることが多い。急性期で、意識障害がみられるばあいには、廃用性の障害を防止しながら覚醒にむけた刺激が必要になる。外傷によるびまん性脳損傷があるばあいは経過が長くなりやすく、前頭葉の障害や記憶障害が残る可能性が大きい。そのため、本人へのセルフケアの指導に加えて、環境調整や家族への介護のしかたの指導などが必要になる。軽度であっても、高次脳機能障害がある人たちは、日常生活に支障があり職業復帰も困難なことが多い。生活に関連した目的のある作業（3・2・2「目的性―目的に導かれる」参照）や実際に生活に必要な道具などを操作するということが、脳機能の低下に対しては有用である。

身体の障害ではややもすると身体機能の改善に目がいきがちであるが、慢性・進行性の病気によるものや完治しない機能障害を管理しながら生きることを余儀なくされた人にとっては、自分に起きたことを受容できないことによる葛藤は大きい。⑤は、そうした障害の受容過程に関する対処である。対象者のたどる挫折感、不安感、怒り、絶望感といった喪の作業に、作業活動のさまざまな特性が生かされる。

1) 視点―何を目的に分析する？

身体障害領域でも、障害の違いに対してアプローチの違いはあるが、人の生活の支援という

視野からは，その目的は精神障害へのリハビリテーションと同様である．回復過程や障害の状態に応じて，①急性期・回復期の機能障害の軽減と二次的障害の防止，②機能の回復・維持・改善（機能回復，活動レベルの回復，代償），③自己能力の確認と受容（現実検討，自己受容），④生活の自律と適応にむけた指導（自律・適応援助）といった治療的かかわりや援助をおこなう．そのため，このようなはたらきかけに必要な要素が，作業や作業活動にどの程度あるのか，どのように利用できるのか，患者―治療者関係をどのように樹立すればよいかを知るために，身体障害領域におけるアプローチに対する作業分析をおこなう．

2）項目―何を分析する？

身体障害領域で必要な分析項目は，5・3・1「理論・モデルによる分析」で紹介した「生体力学モデル」「運動コントロールモデル」「神経心理学モデル」「集団療法モデル」の分析項目や生活機能別分析項目が中心となる．実際の治療・援助過程では，生活への適応や自律にむけた援助に必要な項目が加わる．

本書では作業療法の臨床に即した実際的な分析を試みるため，精神障害領域の作業分析と同様に，包括的作業分析から身体障害領域におけるアプローチにおいて必要な要素を，作業の一般的特性として分析する．そして，それらを基に，回復過程や援助目的にそって，安静と賦活，機能障害の軽減，活動レベルの回復，代償，自律・適応援助などの手段としてどのような利用が可能か，リスク管理上で注意する点について整理した（**付表3**）．

3）要領―どのように分析する？

どのように分析すればよいか，分析の要領を付表3「限定的作業分析チェックリスト（身体障害領域の例）」の項目にそって簡単に説明する．

i 作業の一般的特性

この項目の基本的なことは，5・2「包括的作業分析」で示したので，ここでは補足的な説明をする．

[基礎項目]

この項目は精神障害領域の例とほぼ同様なので省略する．

[運動の特性]

身体障害領域の生活行為の制限は運動の制限がもっとも大きなものである．したがって，運動部位，肢位，運動の対称性，粗大度，抵抗負荷，リズム，速度，運動様式，筋収縮特性，繰り返しの量などの要素が，もちいる作業にどの程度含まれているのかを分析する．これらは感覚刺激の特性と連動して，療法の効果に直接に影響する．

また，生活習慣と結びついた日々の作業は，基礎的体力を維持し，認知機能を賦活し，生活

リズムを整える．集団でおこなう軽い運動や競技スポーツなどは，社会性を広げ，生活への意欲にも影響する．

[感覚刺激・認知機能]

すべての運動は感覚・認知機能と深く関連しており，運動機能の回復訓練などにおいては，その運動と関連する感覚・認知機能をどのように生かすかにより効果が大きく変わる．作業遂行過程で，主に入力される感覚刺激や作業遂行に必要な感覚・認知機能と運動との関連などを把握する．また，主に必要とされる感覚機能が障害されたばあい，どのような代償が考えられるかを示す．

ii 身体障害領域で必要な要素

対象を限定しないばあいは，一般的に身体障害領域で必要な要素が対象作業にどの程度あるのかを示す．特定の疾患や障害がある対象を限定するばあいは，治療や援助に必要な要素が，選択した作業にどの程度あるのかを示す．

[安静と適度な賦活の要素]

作業の遂行にともなう感覚や運動が安静と適度な賦活にどのように影響するか，内容と程度を分析する．安静を保ちながら，適度に賦活することが可能なのか，どうすれば可能なのかといった要素をみる．

[運動機能回復の要素]

身体障害領域で機能回復の対象となる主な項目の分析要点を紹介する．

・筋力の維持，回復　→　身体運動の大きさ，抵抗負荷，速度，運動様式（等張性，等尺性），繰り返しなど
・関節可動域の拡大や保護　→　最大可動域での筋の持続的な伸張の可能性と程度
・協調性の改善　→　運動部位とリズム，運動様式（主動筋と拮抗筋の弛緩と収縮），繰り返しなど
・巧緻性の改善　→　主に手指の分離運動，運動速度，肩甲帯や体幹の安定性，目と手の協応など
・身体的耐久性の改善　→　運動部位，姿勢，運動様式，抵抗負荷，持続時間など

[代償の要素]

もちいる作業に，障害された機能を代償するものがあるかどうか，またその作業で，自助具や装具などによる代償の可能性と程度を分析する．

[生活の自律と適応]

　身体障害は，身体の機能的な不自由さだけでなく，精神的にも大きく影響することが多い．そのため身体機能の改善だけでなく，もちいる作業に，自分の障害の受けとめや生活の自律，新たな生活再建にむけたイメージを組み立て，自己と生活環境との適応をはかるのに必要な要素がどの程度あるかをみる．

[リスクの有無と留意事項]

　急性期には基本的な生理機能などが不安定なことに対するリスク，回復期や生活期には日々の生活における安全性の確保と過剰な代理や介護にならないよう，作業を遂行するときのリスクの有無と内容を分析する．

5・3・6　対象別作業分析の例（発達障害領域）

　発達障害領域の治療や援助の対象は，
　①中枢神経疾患に起因する，運動障害，知的障害，行動障害，学習障害，社会性の障害などがある
　②発達初期に受けた障害が生涯にわたって生活へ影響を及ぼすため，対象者の年齢は乳児期から老年期まですべての年齢層にわたる
　③中枢神経疾患に起因する運動障害と知的・精神的障害を併せもっていることが多い
といった特徴がある．

　発達障害は，周産期や出産後早期のさまざまな要因により脳機能が傷害されたことによって生じる障害の総称である．そのため対象障害は，①のように，脳性麻痺など脳の器質的な障害による運動障害や知的障害，自閉症スペクトラム（ASD）圏の社会性の障害，学習障害（LD），注意欠陥・多動性障害（ADHD）など多岐にわたる．そして②のように，発達上の障害は人生初期に原因があるが，障害はその人の生涯にわたって生活にさまざまな支障をきたすため，遊びや身辺処理に関連した作業，学校生活に関連した作業に始まり，年齢が上がるにつれ，他の障害に対する作業療法と同様に生活行為全般にわたる作業が必要に応じてもちいられる．

　③は，重症心身障害児に代表される，運動障害と知的障害を併せもつ人である．障害が重度であるため，作業は食事や呼吸など生命維持機能の発達の促進もしくは現状の維持にもちいられる．

1）視点—何を目的に分析する？

　発達障害領域では，その年齢や障害に応じて，幼少期にはより適切な発達を促すため，成人してからは，二次的な機能障害を起こさないようにしながら，対象者だけではなく，環境や周囲の人の理解と支援を含めた生活への適応という視点が重要になる．

　そのため発達過程に応じて，①基本的機能の発達促進，②身辺処理に対する援助，③遊びの

発達を促進するための援助，④学校生活などへの適応にむけた援助，⑤コミュニケーションの発達を促進するための援助，⑥社会生活への適応にむけた援助，といった治療的かかわりや支援をおこなう．また，対象者だけでなく母親を中心とした家族，保母，教師などに対する援助も重要となる．そのため，このようなはたらきかけに必要な要素が，作業や作業活動にどの程度あるのか，どのように利用できるのかを知るために，発達障害領域におけるアプローチに対する作業分析をおこなう．

2) 項目—何を分析する？

発達障害領域で必要な分析項目は，その対象や目的から，5・3・1「理論・モデルによる分析」で紹介した「感覚統合モデル」「運動コントロールモデル」などの項目も活用できる．また，身体障害領域や精神障害領域の分析項目もその対象者に応じ活用できる．

本書では，発達障害領域の対象のなかでも中枢神経疾患に焦点をあて分析項目を整理する．まず，包括的作業分析の項目から発達障害領域におけるアプローチで必要な要素を，作業の一般的特性として分析する．そして，選択した作業がどのように利用可能かについて整理した（**付表4**）．

3) 要領—どのように分析する？

どのように分析すればよいのか，**付表4**「限定的作業分析チェックリスト（発達障害領域の例）」の項目にそって簡単に説明する．

i 作業の一般的特性

この項目の基本的なことは，5・2「包括的作業分析」で示したので，ここでは補足的な説明をする．

[基礎項目]

この項目は精神障害領域の例とほぼ同様なので省略する．

[運動の特性]

運動の特性の分析項目は身体障害に対するアプローチにおける項目と同じであるが，発達の障害に対するアプローチにおいては，感覚—知覚—認知—運動という一連の流れのなかで分析することが重要である．

[感覚刺激]

感覚刺激は行動の開始，停止，調整のきっかけとなるが，自閉症や精神発達遅滞がある子どもには，感覚刺激を中枢神経系に取り込む課程に障害がみられることがある．感覚登録 sensory registration の障害であるが，彼らは感覚刺激の変化に気づかないことが多い．すべての感

覚刺激に対して反応しにくいわけではなく，感覚の種類により異なり，刺激の量と質（方向，リズム，刺激部位など）を変えることで反応がみられることがある．感覚刺激が中枢神経系に入力されると，引き続いて感覚の調整（sensory modulation）がおこなわれる．この調整に問題があるばあいには，触覚防衛や重力に対する不安がみられ，適応的な行動にならない．これらを踏まえ，作業にともなう感覚刺激の種類と特性を分析する．

[知覚—認知]
　中枢神経系で調整された感覚刺激は統合され知覚イメージになる．視知覚，聴知覚，触知覚などは，実際は一つの感覚ではなく複数の感覚から発達したものである．視知覚は空間関係，視覚の図—地判別，視覚の恒常性など，ひとの生活において重要な知覚である．そして認知は，ことば，記憶，注意など皮質レベルに関連するもので，もちいる作業により，具体的にどのような感覚がどのように処理され統合されるかを分析し，また主に機能する知覚とその認知過程の特性をまとめる．

ⅱ　発達障害領域で必要な要素
　対象を限定しないばあいは，一般的に発達障害領域で必要な要素がこの作業にどの程度あるのかを示す．特定の疾患や障害がある対象に限定するばあいは，その対象者に対する援助に必要な要素が，この作業にどの程度あるかを示す．

[基本的機能の発達促進要素]
　適切な発達を促すために必要な運動要素，感覚刺激，知覚—認知要素がどの程度あるのか，その内容と程度，また実際にはどのように利用可能かといったことを，感覚—知覚—認知—運動過程として分析しまとめる．

[身辺処理活動促進の要素]
　身辺処理活動は対象を操作する活動であるため，感覚—知覚—認知—運動の一連の過程において，どの要素がその機能を促進するために有効かを分析する．
　たとえば，スプーンで食べ物をすくって食べる動作には，視覚による図—地判別や空間関係，目と手の協応性が重要となる．また，スプーンを持って，皿から口へ食べ物を運ぶ上肢の運動機能が必要になる．食べ物をスプーンですくう動作では，スプーンを食物の下に滑り込ませ，上にあげるという一連の動きが必要になるが，スプーンがあたっている食器の表面を知覚し，スプーンを滑らせて食べ物の下に入れる知覚と運動が重要である．食器の面を知覚できなければ，すくう動きはむずかしくなる．

[遊びの発達促進要素]
　子どもにとって遊びは，生活に関するさまざまな活動と関連するだけでなく，心身の機能の

発達に必要な，いろいろな要素が含まれ，その要素をすべて分析整理することは困難であるが，主には自発性，象徴性，想像性，作業による感情の発散や充足といった要素がどの程度含まれているかをみておくとよい．

[学校生活などへの適応促進要素]

普通学級の生活に適応するには，身体機能では，必要な移動をしたり，授業時間中，上肢を自由に使うために必要な椅子座位を保てることが必要になる．その他にもいろいろなことが必要であるが，まずは教科学習活動に必要な要素（pre academic skills）を中心に，眼球運動，目と手の協応，視知覚の発達を促進させる要素がどの程度含まれるか，具体的な pre academic skills の促進にどのように関係するのかをみる．

[コミュニケーション能力の発達促進要素]

コミュニケーションはことばだけでないため，作業のなかに物や人とのコミュニケーションを促進させる要素がどの程度あるかをみる．したがって，①自分の身体をもちいて物を操作する，②道具をもちいて物を操作する，③自分の身体をもちいて他者を操作する，④ことばをもちいて他者を操作する，といった要素がどの程度あるのかをみる．

[社会適応への促進要素]

就労，交通手段，公共施設の活用，金銭管理，余暇活動などの社会適応を促進させる要素がどの程度あるかをみる．

5・3・7　対象操作に関する分析

ひとの生活のいとなみの多くは，ある環境のなかにおける対象の操作の組み合わせによって成りたっているため，作業をもちいた援助において重要になるのは，物や道具などの操作分析であろう．

1）視点―何を目的に分析する？

包括的作業分析や他の限定的作業分析は，ひとと作業の関係やある理論や対象を想定したばあいの作業の特性の全容を把握することを目的に，その要素を還元的に分析する方法をとってきた．しかし，これまでの還元的分析を実際に試みればすぐに気がつくことであるが，還元的に分析された要素を組み立てても，その作業の全容は見えてこない．作業の遂行は，「知覚系は脳から筋へ，末梢神経へ，そして再び脳へと循環活動をおこなう．この過程には終了はなく，情報との深い共鳴を探り続けている」（佐々木，2000）といわれるように，操作する人間の動きによって変化する対象がアフォードするもの（佐々木，1994；佐々木他，2001）をその相互性のなかでつかみながら，知覚・認知系のコントロールがなされてはじめて成りたつ．2章の図

2-2-4「リンゴを描くシステム」や3章の図3-3-1「ひとの能動的行為・行動・動作」を参照するとイメージがはっきりする．

たとえば何人かで輪になって風船をトスする状況を考えてみよう．空中を飛んでくる風船の動きを予測し，手を出すタイミングを見計らい，だれに風船を返すかを決め，風船の動きを追いながら自分の体勢を整え，手の動きや強さを判断して風船をトスする．そうして自分がトスした風船の動きを追い，次の動作の体勢を整える．この活動の遂行は，おこなう者が立っているのか椅子などに座っているのかによっても異なるが，周囲の風景や人の動き，自分のからだを支えている地面や椅子など環境からの感覚情報，そして風船という対象の動きとそれを手でたたいたときの対象からの感覚情報など，さまざまな感覚情報が身体を通して入力される．そして入力された感覚情報に基づく脳内における知覚・認知系による判断と運動企画，そして脳から末梢神経を介して効果器に指示が伝えられる．その指示に対する効果器（筋・骨格系）の反応，効果器の反応にともなう対象の変化，対象の変化にともなう感覚情報の変化，変化した感覚情報のフィードバック，という環境を含む対象を介した感覚—知覚—認知系と運動系の循環的な相互作用によって，風船を落とさないようにトスが続く．

操作分析は，風船を突く手の運動や身体の体勢を分析するのではなく，風船をうまく突いて相手に返すという作業を遂行する目的をもった運動や動作が，どのような感覚情報との関係の上で成りたっているのかという感覚運動における動的な相互性を把握することを目的とした分析といえる．

2) 項目―何を分析する？

包括的作業分析では，治療・援助にもちいる作業全般の特性をつかむ感性を養うため，要素的な動作や運動の分析にならないような作業を選んで，分析の試みをおこなった．それに対して，操作分析では，「はさみで切る」「包丁で切る」「紙を折る」「卓上で物を移動する」「ぞうきんを絞る」「風船を突く」など日常の生活における作業遂行に必要な要素である対象の操作を取りあげる．

その対象の操作を作業療法などの治療・援助においてもちいる，もしくは直接その対象の操作の障害を改善するために，

・対象固有の特性と操作上の特性
・対象の操作に必要な感覚・知覚・認知系と操作にともなう変化および運動機能との相互性
・選択した対象の操作の治療や援助における有効性
・選択した対象の操作を促す治療者による補助

といった項目を分析する（**表5-3-9**）．

3) 要領―どのように分析する？

操作分析は，目的をもった作業遂行における運動や動作が，どのような感覚情報との関係の上で成りたっているのか，動的な相互性として感覚運動を把握することが目的である．類似の

表 5-3-9 対象の操作分析項目の例

項　目	分析内容
対象と操作	物や道具など操作対象と操作内容
対象の特性	対象固有の特性と操作上の特性
感覚・知覚・認知系	対象の操作に必要な感覚・知覚・認知系と操作にともなう変化
運動と感覚の相互性	対象の操作に必要な感覚運動機能と感覚情報との相互性
治療援助への応用	選択した対象の操作の治療や援助における応用
治療者による補助	選択した対象の操作を促す治療者による補助

視点としては，柏木らが臨床的視点から進めている活動分析研究がある（柏木，2004a；2004b）．柏木らの活動分析研究は，Bobath の神経発達学的アプローチ（5・3・1「理論・モデルによる分析」の「運動コントロールモデルにおける作業分析」参照）を基盤とした運動のコントロールに対する臨床的観察から，ある動作を知覚と運動の相互関係という視点で動的にとらえ，基本的な身体機能の促進をはかろうとするものである．確かな臨床的観察から運動を動的にとらえただけでなく，その運動に必要な身体機能を促進するためにはどのような刺激をあたえればよいかという臨床的な分析を含んでいるのが特徴である．

どのように分析すればよいか．分析の項目例（表 5-3-9）にそって，風船トスを例に簡単に説明する（**表 5-3-10**）．

[対象と操作]

物や道具など操作対象と操作内容を示す．ここでは風船が直接の対象で，何人かで輪になって風船トスをするということからすれば，それをおこなう空間の構造，一緒におこなう他者，床に座っておこなうのであれば座面などが環境としての間接的な対象になる．風船をトスして他者に返すことが操作にあたる．

[対象の特性]

対象固有の特性と操作上の特性を示す．風船は軽くて弾力があり，手に持ったとき，手の気化熱の放散が止まるため，大気温にあまり関係なく手の表面温度より少し温かめに感じる．保持してもトスをしても，バレーボールなどのように身体に対する衝撃が少ない．強い力でも弱い力でも，力のかけ具合に対して，バレーボールほどの速度の変化はおきにくく，空中ですぐに速度が落ち，滞空時間が長い．またまっすぐ突いたつもりでも一定の方向にはとばず，速度が遅くなり滞空時間が長いことも併せて，受ける側としては風船を目で追って突くための姿勢を整える時間的ゆとりがある．風船の大きさ，形状，素材の材質や厚みの違いなどで突いたときの速さや方向の変化具合，飛距離などが変わる．安価で入手しやすい．

表 5-3-10　風船バレーの操作分析例

項　目	内　容
対象	ビーチバレーのボール程度以上の大きさの風船
操作	片手でたたいて相手に打ち返す（バレーボールのようなトス）
特性　　入手	・安価で入手しやすい．
素材	・軽くて弾力がある． ・手に持ったとき，少し温かく感じる．
操作	・操作時の抵抗，身体への衝撃はほとんどない． ・打ち返す力による速度変化は通常のボールのようには大きくない． ・強く打ち返しても空中ですぐに速度が落ち，滞空時間が長い． ・まっすぐ打っても一定の方向にはとびにくい．
段階	・風船の大きさ，形状，素材により，速さや方向の変化，飛距離が変わる．
感覚・知覚・認知系	・風船の動きを予測する． ・動きの予測から打ち返すために必要な姿勢やタイミングを判断する． ・必要な姿勢を整える． ・突き返すタイミングをはかり，手の振りの強さと打ち返す方向を決める．
運動と感覚の相互性	風船の緩やかな動きを追視し，自分との位置関係を判断して突き返す相手と突き返すタイミングをはかる．手に触れたときに手の振りの強さと方向を決め，風船を突き返す．姿勢の調整は床や座面との接触（触圧覚），深部感覚，前庭覚，視覚からフィードバックされる情報でおこなう．
治療援助への応用	・立位や座位バランスのコントロールや耐久性の改善・促進 ・心肺機能や循環器系の改善 ・追視機能と目と手の協調性の改善 ・上肢の粗大な動きや可動範囲の改善 ・他者との交流 ・療養生活における気分の転換，発散
治療者による補助	感覚・知覚・認知系の機能の促進にあたっては， ・風船を持つ，押す，突くという動作に対し，言葉で重み，触覚，弾力などの感知を促す ・風船を目で追う追視のサポート 感覚運動機能の促進は，感覚・知覚・認知系の機能の促進と同じ過程において， ・追視や手で打つときの体幹のバランスを徒手的に調整，補助 ・声をかけて打つタイミングの判断を補助

[感覚・知覚・認知系および運動機能との相互性]

　対象の操作に必要な感覚・知覚・認知系と操作にともなうそれらの変化，および運動機能との相互性を示す．輪になって風船をトスするばあい，

・だれかがトスした風船の動きを予測する（視覚情報）
・その視覚情報から自分が風船を打ち返すために必要な姿勢やタイミングを判断する
・身体を支えている床や座面との接触（触圧覚），そして自分の体勢（深部感覚，前庭覚）から必要な姿勢を整える
・風船を打ち返すタイミングをはかり，手の振りの強さと打ち返す方向を決める
・風船に手が触れた（触圧覚，深部感覚）瞬間に，手の動きを調整する

それら刻々と変化する情報がフィードバックされ，すでに体験された情報と照らし合わされ，

新たな判断がなされる.

[治療援助への応用]

　選択した対象の操作が治療や援助においてどのように応用できるかについて示す．風船（対象）の緩やかな動きを追視し，自分との位置関係を判断し，風船を打ち返すという粗大な上肢の動きやそれに必要な体勢のコントロールをする感覚運動系の相互性が，歩行機能の改善，立位や座位バランスのコントロールや耐久性の改善・促進，心肺機能や循環器系の機能障害に対する運動による改善などに応用できる．治療者との二者間でも，障害がある者同士でもおこなうことができ，少しの工夫でベッドサイドから体育館まで，あまり場所を選ばない．

　バレーボールの代わりに風船を使った風船バレーは，対象の特性で示した風船の特性を生かしたもので，石川県の身体障害者福祉総合施設で発祥した．心身に障害がある人たちに対する障害を克服するための積極的姿勢を育成するスポーツ競技として広く普及している．

[治療者による補助]

　選択した対象の操作に必要な心身の機能を促進する治療者による補助の方法について示す．
　心身の機能の障害の内容や程度によっても異なるが，感覚・知覚・認知系の機能の促進にあたっては，

- 風船を両手で持ち軽く押してみる．手のひらを上にして風船をのせて軽く下から両手で突いてみることで，その重みや触覚，弾力を体感する
- バスケットボールのパスのように両手で風船を投げ合うことで，風船の動きを追視する
- バレーボールのように風船を手で打って，そのときの感じを体感し，打った風船の動きを追視する

感覚運動機能の促進は，上記の感覚・知覚・認知系の機能の促進と同じ過程において，

- 追視するときや風船を手で打つときの体幹のバランスを徒手的に調整したり補助する
- 手で打つタイミングがずれるばあいには，声をかけてタイミングの判断を補助する
- 立位での遂行が困難なばあいは座位から始める

といったような補助をおこなう．

5・4　その他の分析

　その他の分析（図5-1-1）は，それぞれ分析する内容を限定する分析の一つではあるが，主なものの概略を示す．

①工程分析：
　作業分析そのものではなく，包括的作業分析にも限定的作業分析にも，すべての作業分析に含まれている，作業の工程の分析．通常の生産活動の工程分析と手順は似ているが，作業療法

における工程分析は，作業に必要な工程（手順）とその数，各工程の内容を示す．工程間による作業内容が異なるばあいで工程を分け，各工程の作業内容，その工程で主に必要な心身の機能，時間的段階づけの可能性，工程順序の変更の可能性などを示す．

②環境分析：

　これは作業をおこなう環境を分析するもので，その作業が通常おこなわれる場や作業に必要な物理的環境，器機，設備などを示す．

③動作分析：

　ADLをはじめ，生活行為すべてが対象となるが，ある生活行為をおこなうときの動作を分析する．正常な行為に必要な分析とある疾患や障害がある対象者の動作の分析とがある．後者は臨床では，Functional Independence Measure（FIM）やBarthel Index（BI）が，疾患を問わず，ADLから認知機能まで分析でき，多職種間で情報の共有が可能であるため使用されている．

◆引用文献◆

Allen CK (1985). Occupational therapy for psychiatric diseases:measurement and management of cognitive disabilities. Little Brown. Boston.

Ayres AJ (1972). Sensory integration and learning disorders. Western Psychological Services. Los Angeles(宮前珠子・鎌倉矩子訳.1978.「感覚統合と学習障害」協同医書出版社).

Ayres AJ (1979). Sensory integration and the child. Western Psychological Services. Los Angeles(佐藤 剛訳.1982.「子どもの発達と感覚統合」協同医書出版社).

Fidler GS & Fidler JW (1963). Occupational therapy:a communication process in psychiatry. Macmillan Publishing. New York(加藤孝正訳.1966.「精神医学的作業療法」医学書院).

藤原瑞穂,宮前珠子(2003).アクティビティの種類.石川 齊・古川 宏編集主幹「図解作業療法技術ガイド:根拠と臨床経験にもとづいた効果的な実践のすべて」pp260-268.文光堂.

平尾一幸(1991).作業分析(4)精神科領域における観点から.OTジャーナル.25.361-365.

平賀昭信(2001).From the Editor 今後の検証と論議に対する期待.OTジャーナル.35.1158-1159.

Hopkins HL & Smith HD (1983). Willard and Spackman's occupational therapy 6th ed. JB Lippincott. Philadelphia(鎌倉矩子,他訳.1989.「作業療法・改訂第6版上巻」協同医書出版社).

生田宗博(1991).作業分析(2)動作学的観点から.OTジャーナル.25.208-215.

金子 翼(1991).作業分析(1)作業分析概論.OTジャーナル.25.119-124.

柏木正好(2004a).環境適応—中枢神経系障害への治療的アプローチ.青海社.

柏木正好(2004b).作業療法における活動分析の意義.OTジャーナル.38.808-812.

香山明美(2001).From an OT Practitioner 精神分裂病理解と感覚統合療法に関して臨床的経験を踏まえて感じること.OTジャーナル.35.1159-1160.

Kielhofner G (1985). A model of human occupation. Williams & Wilkins. Baltimore(山田孝監訳.1990.「人間作業モデル—理論と応用」協同医書出版社).

Kielhofner G (1992). Conceptual foundations of occupational therapy. FA Davis. Philadelphia(山田 孝,他訳.1993.「作業療法の理論」三輪書店).

Kielhofner G (1995). A model of human occupation:theory and application 2nd ed. Williams & Wilkins. Baltimore(山田 孝監訳.1999.「人間作業モデル改訂第2版—理論と応用」協同医書出版社).

岸本光夫(2004).活動分析とその適応—発達障害領域での実際.OTジャーナル.38.1074-1080.

Llorens LA (1973). Activity analysis for cognitive-perceptual-motor dysfunction. Am J Occup Ther. 27. 453-456.

Mosey AC (1981). Occupational therapy:configuration of a profession. Raven Press. New York(アイリーン山口監訳.1986.「モゼイ・作業療法—専門職としての位置づけ」協同医書出版社).

Mosey AC (1986). Psychosocial components of occupational therapy. Raven Press. New York.

Moyers PA (1999). The guide to occupational therapy practice. Am J Occup Ther. 53. 247-322.

野中 猛 (2001). From the Editor 今後は認知行動障害と精緻化が課題. OTジャーナル. 35. 1158.

大橋秀行, 山根 寛 (1996). SST (生活技能訓練) と作業療法. 作業療法. 15. 4-8.

Pedretti LW (ed) (1981). Occupational therapy : practice skills for physical dysfunction. Mosby. Missouri (小川恵子, 他訳. 1985.「身体障害の作業療法」協同医書出版社).

Reilly M (1962). Occupational therapy can be one of the great ideas of 20th century medicine. Am J Occup Ther. 16. 1-9.

Reilly M (1969). The educational process. Am J Occup Ther. 23. 299-307.

佐々木正人 (1994). アフォーダンス―新しい認知の理論. 岩波書店.

佐々木正人 (2000). アフォーダンスと作業療法:Gibson3著作の展開を追って. 作業療法. 19. 520-524.

佐々木正人, 三嶋博之編訳 (2001). アフォーダンスの構想. 東京大学出版会.

佐藤 剛 (1991). 作業分析 (5) 発達障害領域の観点より. OTジャーナル. 25, 429-435.

佐藤 剛 (2001). From the Editor 適応対象と治療仮説の明確化の重要性. OTジャーナル. 35, 1156-1158.

沢田雄二 (1991). 作業分析 (3) 生理学的観点より. OTジャーナル. 25. 292-296.

柴田澄江 (1991). 作業分析 (6) 神経心理学的観点より. OTジャーナル. 25. 509-513.

清水 一 (2003). 作業分析. 石川 斉・古川 宏編集主幹「図解作業療法技術ガイド―根拠と臨床経験に基づいた効果的な実践のすべて」pp279-289. 文光堂.

鈴木新吾 (2001). 感覚統合療法の適応と限界―慢性分裂病患者に対する感覚統合療法の実際. OTジャーナル. 35. 730-731.

Voss DE, Ionta MK, Myers BJ (1985). Proprioceptive neuromuscular facilitation : patterns and techniques 3rd ed. Harper & Row Publishers Inc. Philadelphia (福屋靖子監訳. 1989.「神経筋促通手技―パターンとテクニック」協同医書出版社).

鷲田孝保 (1990). 作業分析. 日本作業療法士協会編「作業療法学全書第2巻基礎作業学」pp61-89. 協同医書出版社.

鷲田孝保 (1995). 作業分析と作業療法の理論的基礎―作業分析議論を振り返って. OTジャーナル. 29. 256-262.

鷲田孝保 (1999). 作業分析と作業構造論. 日本作業療法士協会編「作業療法学全書第2巻基礎作業学改訂第2版」pp33-40. 協同医書出版社.

山田 孝 (2001a). 精神分裂病および痴呆に対する感覚統合療法の適応と限界. OTジャーナル. 35. 724-729.

山田 孝 (2001b). From the Author 精神分裂病に対する感覚統合療法の適応と限界に対する疑義に対して. OTジャーナル. 35. 1154-1156.

山根 寛 (1995). 精神医療の陥穽と作業療法. 京都大学医療技術短期大学部紀要. 15.

山根 寛 (1997). 集団の治療的利用, その効果と陥穽. 集団精神療法. 13. 145-149.

山根　寛（1998）．集まり，集めることの利用─作業活動を介する集団の概要．作業療法．17．177-180．

山根　寛（1999）．一般的分析と試み．鎌倉矩子，他編「ひとと作業・作業活動」pp78-84．三輪書店．

山根　寛（2001）．From a Reader 山田　孝氏の論文「精神分裂病および痴呆に対する感覚統合療法の適応と限界」に対して．OTジャーナル．35．1152-1154．

山根　寛（2007a）．集団をもちいる．鎌倉矩子，他編「ひとと集団・場第2版」pp45-71．三輪書店．

山根　寛（2007b）．作業療法と集団．鎌倉矩子，他編「ひとと集団・場第2版」pp89-112．三輪書店．

山根　寛（2010a）．ひとと病い．「精神障害と作業療法第3版」pp3-9．三輪書店．

山根　寛（2010b）．作業・作業活動の基本要素．「精神障害と作業療法第3版」pp78-89．三輪書店．

山根　寛（2010c）．集団─集まり，集まることの利用．「精神障害と作業療法第3版」pp101-109．三輪書店．

山根　寛（2013）．回復状態と作業療法．「臨床作業療法─作業を療法としてもちいるコツ」pp88-98．金剛出版．

6 作業の技

192	6・1　作業の利用	6・1・1	目的として利用
		6・1・2	手段として利用
		6・1・3	場としての利用
197	6・2　作業の選択	6・2・1	対象者個人の特性（personal meaning）
		6・2・2	作業の特性
		6・2・3	ひとと作業の相互作用
		6・2・4	環境の特性
		6・2・5	治療・援助の特性
201	6・3　ことばと作業	6・3・1	ことばによるかかわり
		6・3・2	作業によるかかわり
		6・3・3	ことばを活かす作業，作業を活かすことば
204	6・4　社会脳と作業療法	6・4・1	社会脳と社会的認知機能
		6・4・2	社会脳と社会適応行動
		6・4・3	社会脳と作業療法

6 作業の技

　1章の「作業とは」にはじまり，「ひとと作業」「作業の知」「作業と生活機能」「作業を分析する」と進め，「技を育む」と末章にあたる「未完の章」を残し，納めの章になった．この章「作業の技」では，治療や援助の手段として作業をどのようにもちいるのか，作業の利用のしかたや作業を選択する手順，そして作業をもちいた治療や援助におけるかかわりの成否の分かれ道といってもよい「ことばと作業」の活かし方，ひとの生活と作業，すなわち社会とのかかわりに本来の作業療法の視点をもたらす社会脳という見方と作業療法の関係について述べる．

6・1　作業の利用

　作業療法では，Trombly (1995) がいうように，作業そのものの特性（3章「作業の知」参照）を活かして，作業を目的としてもちいるばあい（occupation as ends）もあれば，ひとが作業をおこなうことの特性を手段としてもちいるばあい（occupation as means）もある．そして作業そのものの利用ではないため，これまで作業の利用として取りあげられることがあまりなかったが，作業がつくる場をもちいるばあい（occupation as environment）とがある．

　いずれにしても，実際に作業がもちいられるときには，目的，手段，場は，ひとが作業をするということに対して，何を主に利用しているか，どこに焦点をあてているかの違いにすぎない．作業をする者にとっては「作業をする」それ自体に，作業を手段にかかわる者にとっては「作業を共にする」そのことに，目的，手段，場がもたらすすべての要素が含まれているということを認識することが大切である．

> **作業の利用**
> 目的として作業をもちいる　　　　occupation as ends
> 手段として作業をもちいる　　　　occupation as means
> 作業がつくる場をもちいる　　　　occupation as environment

6・1・1　目的として利用

　作業の目的としての利用とは，通常私たちが生活行為としておこなっているように作業をする，作業そのものの利用をいう．

　たとえば，ひとの食事という生活行為はADLの重要な項目の一つであるが，食事には次の

表 6-1-1 作業の目的としての利用例

項目	目的としての作業の利用例
基本的心身機能の回復	運動など身体を使う作業により，生活体力や防衛体力といった基礎体力の低い人や，なんらかの原因で心身機能が低下した人たちの基礎体力や基本的な心身機能の維持回復をはかる．
生活技能の習得	食事を例にあげたように，生活に直接関連する具体的な作業により，ADL や IADL，その他コミュニケーション技能や対人関係技能など社会生活技能の習得をはかる．
よりよい体験	遊びや余暇活動を工夫することで，病いや障害により遊ぶという体験が不十分な人や楽しむということができなくなった人たちに，生活を普通に楽しむ，作業そのものが生活にうるおいと活力をもたらすよりよい体験となるようにする．

ような意味，役割，習慣が考えられる（山根，2014）．

①栄養補給（基本的な生理的欲求の充足，基本的信頼と不信の源）

②生活自律の基本（自己コントロールの基盤，社会的役割）

③日に3度の食事の定着（国や文化によって異なる社会的習慣）

④交流としての食（コミュニケーション手段）

⑤楽しみ，発散としての食（ストレスの解消，攻撃性の昇華・代償）

食事は生きるために必要な行為であるが，ただ生きるためという生理的意味を超えて，生きる楽しみや生きている喜び，他者との交流など，社会的存在として自分がどうあるかということなどと関係が深い作業である．

この食事を治療や援助において目的として利用するとは，①や②に該当し，生きるうえで必要な生活行為の一つである食行為が自律してできるように，実際に食事をすることを通してかかわることをいう．

このように，作業の目的としての利用とは，心身の機能を取りもどし，生活の自律と適応にむけて必要な生活技能を習得する，作業をその日常的な意味と目的のまま利用することといえる．主な目的とどのような作業をもちいるか，**表 6-1-1** にその利用例を示す．

6・1・2　手段として利用

そうした目的としての利用に対し，作業の手段としての利用とは，ひとと作業の相互作用にみられる要素を，意図的に手段としてもちいる間接的な利用といってもよい．3章「作業の知」において，ひとと作業の相互の関係で述べたような，作業にともなって賦活されたり，作業を遂行するために特定の能力が必要とされたりすることなどを，療法としての目的のために手段として意図的に利用することである．作業を手段として利用するばあいには，まず作業分析に基づいて必要な作業を選択する必要がある．作業療法の対象者はさまざまな病いや障害があ

表 6-1-2　作業の手段としての利用例

項目	手段としての作業の利用例
刺激からの保護と鎮静	易刺激的な状態に対して，手順が明確で適度な繰り返しがある作業をもちいて，入力刺激を明確でシンプルなものにすることで刺激から保護する．
攻撃衝動の適応的発散	作業をもちいて衝動エネルギーを徐々に身体エネルギーとして発散する．
退行欲求の充足	oral stage や anal stage の作業をもちいて，病的な防衛や治療的退行状態にある者に，許容できる範囲で退行欲求を満たす．
身体自我の回復・確立	はっきりしたリズムのある，粗大な身体運動をともなう作業により，身体を自覚し受けいれる身体自我を回復・確立することで，自我機能の補強や再統合をはかる．
行為の具現化	何か作業をすることで他者の不審な目を少なくする．
集団への所属体験	少し役割があったり共有体験ができる作業により，受容され，その場に受けいれられている感じ（集団所属感）がもてるようにする．
現実検討	結果が明確な作業をもちいて，自己の外界に対する影響の自覚，自己能力の現実認識，自分のおかれている状況の認識まで，現実検討を図る．
対人関係技能習得	勝敗がつく，道具の共有が必要，順番を守ることが必要，他者の手助けが必要，他者への手助けが必要，共同で製作，コミュニケーションが必要な作業をもちいることで社会生活における対人関係技能の習得をはかる．
コミュニケーションの補助	作業は何であってもよい．適度な心理的距離の維持，共に過ごした，共におこなったという時間と体験の共有，そのときの身体感覚（五官によって感知される五感）の生理的共通性などが，言葉を超えたコミュニケーションの基盤となる．
基本的心身機能の回復	必要な感覚運動機能を含む作業により，基礎体力の改善，基本的な心身機能の維持回復をはかる．

り，選択した作業をそのまま利用することができないばあいが多いため，選択した作業に対して，対象者の状態に応じた適応・修正 adaptation[*1]と段階づけ grading[*2]をおこなう．そうして治療や援助の目的にそって適応・修正と段階づけがなされた作業により，治療・援助プログラムが組みたてられる．

作業の手段としての利用では，目的としての利用で例示した食事を例にあげれば，①や②のような生きるうえで必要な生活行為としてではなく，④のように交流を深めるコミュニケーションの手段として，もしくは，⑤のようにストレスの解消や攻撃性の昇華・代償の手段として，といったような利用をする．

ある目的のために，作業をどのように手段としてもちいるか，**表6-1-2**にその利用例を示す．急性期における易刺激的な混乱からの離脱や現実感の回復，そして回復期における，依存欲求の充足，作業による具現化を利用した集団への所属体験，現実検討，対人関係技能の習得，病いや障害の領域を問わずひとが生きるために必要な基本的な心身機能の回復など，自律（自立）や社会生活にむけて，作業の生理的作用や現実機能，心理的作用，対人機能などが手段として利用される．

[*1] 適応・修正 adaptation：5章の注[*4]を参照．
[*2] 段階づけ grading：5章の注[*5]を参照．

このように，作業の手段としての利用は，ひとと作業の相互作用にみられる要素を意図的にもちいるものであるが，作業療法で関わる多くのばあいにおいて，作業の要素の機能以上に，その作業が個人にとってどのような意味をもっているのか，またどのように意味づけされようとしているのか，こちらのかかわり方，といったことが，治療効果に大きく影響することを心にとどめておかなければならない．

> 　懐かしい思い出がある．1980年代の初頭，作業療法士になるために養成校で学んでいた頃のことである．WHOが発表したばかりの「国際障害分類 ICIDH」（WHO, 1980）を，リハビリテーション医学の講師であった，日本人で第1号といわれたリハビリテーション医から紹介され，これからのリハビリテーションはこの新しい概念により大きく変わるという予感がした．
> 　そのときのことである．そのリハビリテーション医から「作業療法はもう少し科学的に考えて治療しないといけない．たとえば，革細工でスタンピングのような動きが訓練上必要な患者がいれば，その患者にはスタンピングを中心にさせ，着彩など細かく遅い動きの作業は，それが必要な他の患者にさせればいい．作業の要素をしっかりとらえて訓練にもちいないと効率が悪い」といわれた．ただ漫然と作業をもちいるのではなく，作業分析をして必要な機能の要素を理解するようにということだったのではないかと思うが，何か釈然としないものを感じた．それは，作業は全体があってこそ意味があるのではないだろうか，その一部の要素を訓練の手段として取りだして使うのは，作業本来の力を活かすことにならないのではないかという思いであった．ただ当時は，その思いをうまく質問として返すことができなかった．しかし，そのリハビリテーション医のことばに触発され，作業とは，ひとが作業をするとはどのようなことなのか，臨床の場でいつも考えるようになった．それが本書につながっている．
>
> （初学時の思い出より）

　作業を目的として利用しようと，手段として利用しようと，作業療法は作業を介した「ひと」と「ひと」のかかわりであり，ある個人にとっての「意味の世界」につねに目をむけることが必要なかかわりである．そうした思いが，作業をもちいてひとの生活にかかわる根底になければ，作業療法は成りたたない．

6・1・3　場としての利用

　3・5「作業がつくる場の力」で述べたように，作業がつくる場がある．そこでおこなわれている作業の種目や目的により，ある意味をもった場（山根，2007a；2007b）が生まれる．その場がそこで作業する者にさまざまな心理的作用をもたらす．
　作業の場としての利用とは，作業がなされることによって生まれる場（環境）の利用をいう．

「ここに来るとホッとしますね」「はじめて入院して，少し落ちついたら，病院って過ごす場がないんですね」「診察や治療以外の時間をどうして過ごせばいいのか」．交通事故で入院し，急性・安静の状態が終わり理学療法や作業療法が開始されたFさんが言われた．

「ゆっくり休むようにって言われているけど，病室で何もしないでいると，頭のなかがザワザワします」「何もできないけど，何かしないと落ちつかない」．デイルームに出ても「ひとの目が気になって」と言う．被害的な観念が強くなり1週間前に入院してきた統合失調症のU君．

「あんた，なにしてなさるの．私な，リハビリは痛うてかなわんし，リハビリの代わりに孫になマフラー編んでやってますんや」．脳卒中で入院し機能回復訓練を拒否していたMさんが，隣のテーブルでマクラメをしているYさんに話しかけていた．

「作業所の見学に行ってね，みんながだまって箱折りしているのを見てたら，なんだか暗くなってね」と言った統合失調症のKさん．別の日に，授産施設を見学に行った．パンを焼いて近所のスーパーマーケットに商品として納めたり，パソコンを使って宛名印刷と発送作業をしている施設である．その見学の帰り道，「普通の人のように働くのは無理だが，あそこならなんだかほんとに働いている感じがするし，私でも通えそうな気がします」とKさんが言った．

（作業療法のかかわりで耳にしたこと）

　作業を治療や援助にもちいるばあいには，手段や目的としての作業だけでなく，作業がつくる場をもちいることも多い．集団における力動や凝集性を利用した従来の集団療法に対して，場の力を熟成させて利用する「パラレルな場」という概念は，作業をもちいる療法集団（山根，2007c）とともに，作業のもちい方の重要な視点である．

作業療法

こころやからだの医学とともに	（医学的知識と技術）
暮らしの中の営みと人とのかかわりをもちい	（作業療法の手段）
まだ病いの嵐が収まりきらないときには	（急性期離脱後の早期OT）
こころやからだの混乱をしずめ	（機能障害の軽減）
病いが新たな障害を引きおこさないよう	（二次的な障害防止）
病いの世界から早く抜け	（病相期からの早期離脱）
現実の生活世界とのかかわりを取りもどし	（現実への移行援助）
ありのままの生活へと向かうときには	（自律期の回復期OT）
もてる力を生かし	（自律と適応の援助）

鈍ったこころやからだの働きを取りもどし　　　　　　　（心身の基本的機能回復）
まわりのひとやモノをうまく使い　　　　　　　　　　　　（社会資源の利用）
少し新しい暮らしのわざを学び　　　　　　　　　　　（生活技能の学習や訓練）
病いや自分と折りあい　　　　　　　　　　　　　　　（障害受容，自己確認）
ひとや世の中とのかかわりを取りもどす　　　　　　　　（現実検討，社会参加）
長びく病いの中にあっては　　　　　　　　　　　　　　（維持期，慢性期OT）
その人を取り囲む環境に目を向け　　　　　　　（生活，社会環境の改善，調整）
暮らしやすく　少し整え　　　　　　　　　　　　　　（生活の質の維持，向上）
少し　手助けをする　　　　　　　　　　　　　　　　　（社会資源利用の援助）

人生の物語　完成の時期が訪れるとき　　　　　　　　　　　　　（終末期OT）
痛み，苦しみを和らげ
人として生きる喜びを最後まで失うことなく　　　　　　　　　　　（人生の質）
生きてきた誇りや尊厳をもって過ごす時を　　　　　　　　　　　　（個の尊重）
共にする　　　　　　　　　　　　　　　　　　　　　　　　　　　（看取り）
作業療法は
病いや障害をもつひとと
その生活に手をそえる

〔作業療法の詩（山根，2007d）より〕

6・2　作業の選択

　通常の生活において作業がもちいられる過程は，**図 6-2-1** のように示すことができる．ある個人が，なんらかの意図（目的）のもとに作業を選び，その作業をおこなうことで，日々のくらし（生活）を営み，その積みかさねによってその個人の生（一生）が形づくられる．

　作業療法などで，ある治療的意図（目的）に基づいて作業をもちいる過程は，**図 6-2-2** のように示すことができる．治療や援助の意図に適した作業を適切に選択するためには，作業の一般的な特性やひとと作業の相互作用，環境の影響，対象者の個人的特性といったことを考慮する．そして，作業の遂行にあたっては，選択された作業をそのまま使用するのではなく，対象者とその作業の使用意図に適したようにいくらかの適応・修正（adaptation）や段階づけ（grading）をおこなうことが必要になる．また，作業の過程は随時フィードバックされ，より適したものになるように調整される．

　図 6-2-2 の過程を，要素の説明を加えてシステムとして示すと**図 6-2-3** のようになる．

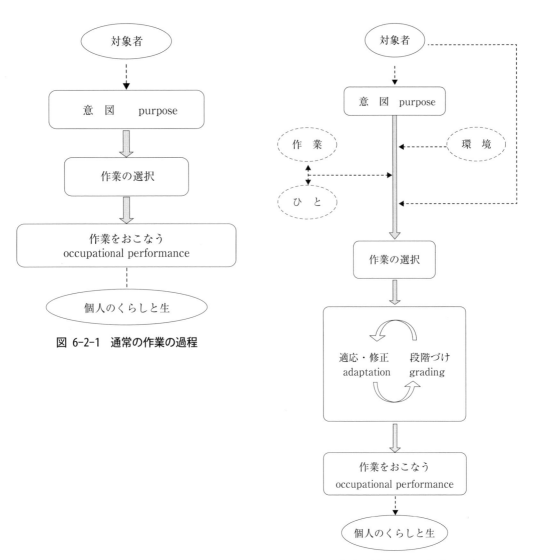

図 6-2-1　通常の作業の過程

図 6-2-2　治療・援助として作業をもちいる過程1

6・2・1　対象者個人の特性（personal meaning）

　対象者自身の主体性や主観がその効果に影響するリハビリテーションのかかわりにおいて，対象者個人の特性は欠くことのできない要素である．今，対象者はその人自身のライフサイクルのどのステージで，どのようなスタイルで暮らしているのか．これまでどのように暮らしてきて（生活歴，教育歴，職歴など），いつどのような状況で発症しどのような経過をたどってきたのか（現病歴，治療歴，現在症など），その人にとっての生活や生活を構成している作業はどのような意味や価値をもっているのか．

　また，その人の趣味やもてる能力，身体機能・精神機能の個人的な特性はどうなのか．そう

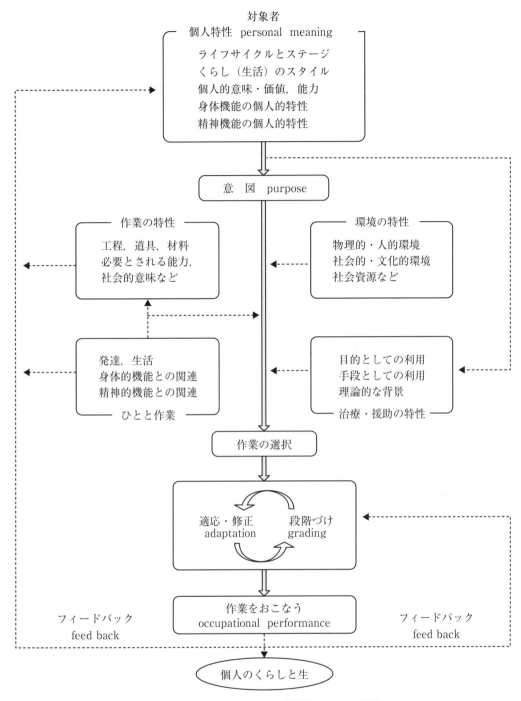

図 6-2-3 治療・援助として作業をもちいる過程 2

した対象者個人の要素は，作業の選択に，そして結果的には作業を介した療法としての治療や援助の過程や効果に大きく影響する．作業分析においては，対象者個人の特性は，対象を限定して分析するばあいの重要な項目である．作業分析に必要な対象分析の例を**表 6-2-1** に示す．

6・2 作業の選択

表 6-2-1 対象者の特性分析項目の例

項 目	要 素	分析内容
ライフサイクル 生活のスタイル	生活史 生活習慣・環境 仕事・役割 趣味・特技	個人の生活の歴史とライフステージ 一日の過ごし方など生活の習慣や生活環境 仕事の経験や現在の役割，就労への希望など 個人的な趣味や特技，おこなってみたいことなど
身体的特性	動作特性 運動特性 基礎体力 知覚・認知特性	その作業における動作と制限など その作業にともなう筋・骨格系の作用と制限 生活体力，防衛体力などを含む基礎体力 注意・集中機能を含む知覚・認知機能とその特性
精神心理的特性	価値・意味 自己認知 感情の統制 ストレス耐性	その作業の個人的な価値・意味 自分をどのようにとらえているか 感情のコントロールがどの程度可能か 状況の変化などストレスに対する耐性
交流・ コミュニケーション	対人交流 コミュニケーション機能 集団参加技能	基本的な対人関係の特性 自分の意志を伝える方法と適切さなど 集団に参加し交流する技能のレベル

6・2・2 作業の特性

　作業の特性とは，作業の工程，必要な道具・素材とその特性，その作業をおこなうのに必要とされる能力，作業に必要な空間・時間・費用，作業や作業過程・作業結果（もしくは作品）の特性，その社会的意味など，作業自体の一般的な特性である．これらの項目は包括的作業分析の主要項目（表5-2-1「包括的作業分析の主要項目」参照）にあたる．包括的作業分析の目的としてあげた「作業固有の特性やひとと作業の基本的な関連を包括的にとらえる」こと，そして，「治療・援助の手だてとして作業を選択し，もちいるばあいの応用能力，作業を選択する視点や感性を養う」ことのレベルが，作業の選択や適応・修正，段階づけに大きく影響する．

6・2・3 ひとと作業の相互作用

　ひとと作業の相互作用とは，ひとの発達や生活にとって，ある作業がどのような役割を果たしてきたのか，果たしているのか，またその作業をおこなうとき，ひとの身体機能や精神機能はどのようなはたらきをするのかといった，社会・文化・運動・生理・心理などの側面からみた対象者と作業の相互の関係をいう（2章「ひとと作業」参照）．臨床においては，対象者とその人に対する治療や援助の目的がすでに前提としてある．したがってこの時点で，適切な作業の選択や適応・修正，段階づけをおこなうために，限定的分析の対象別作業分析（5・3・3「対象別作業分析」参照）の技術が活きてくる．

6・2・4　環境の特性

環境の特性とは，一般的には対象者が作業活動をおこなう場もしくは生活する場の物理的・人的環境，社会的・文化的環境，利用できる社会資源などがどのような状況にあるかをいう．これも対象を限定して分析するばあいの項目である．たとえば作業療法であれば，ベッドサイド，病棟のデイルーム，作業療法室，機能回復訓練室，作業所，授産施設，訪問リハビリテーションの場となる自宅，その他など，作業をおこなう場所により，その物理的な環境はさまざまである．そして「だれと」という人的環境や利用可能な医療・保健・福祉サービスといった法や制度の環境などがある．また環境には，促進因子も制限因子もあるが，制限因子であったとしても，その制限を活かすことも適応の工夫の一つであり，必要に応じて環境の調整もしなければならない．「できるADL」「しているADL」といわれる原因の一つに，リハビリテーション施設内の環境と実際に対象者が生活している住環境の違いがあることを考えてみるとよい．

6・2・5　治療・援助の特性

治療・援助の特性とは，作業を目的として利用するのか，手段として利用するのか，場として利用するのか，手段として利用するのならどのような理論に基づいて，また何を目的としての手段なのかといったことをいう．治療・援助の特性を考慮するにあたり，5・3・1「理論・モデルによる分析」が重要になってくる．

6・3　ことばと作業

ヒトは，ことば（言語）を得たことで情報や知識などを伝え知らせるだけでなく，自分の考えや伝えたいことをまとめる思考をことば（言語）でおこなうようになり，自分の心のうちや考えていることが明確になり，ことば（言語）で表現することで，自分の思いを相手に適切に伝えることが可能になった．

作業をもちいる治療や援助において，作業をもちいる効果をより適切に活かすためにことばが必要になる．ここでは，作業の特性を活かすために，あらためてことばと作業について整理してみよう．

6・3・1　ことばによるかかわり

ことばは自分の考えや伝えたいことを整理し，心のうちを適切に表し，伝えることができる．そして，あいまいな現象や心象，十分自覚されていない心の深層を明確にする．しかし，一方で，ことばによる表象過程では，知的フィルターのチェック（知的防衛）を受けるため，わか

られたくないことは口にしない，言いかえるといった防衛の手段としてももちいられる．「語る」ことで「騙る」ことも可能である．

そして，ことばは，そのときその場で対面してことばを交わす，すなわち here and now で語りながら，その内容はすでに体験された there and then のこと，もしくは対象者が思っていることであるため，実際の現象を離れ，加工された心象のやりとりになる．また，ひとがことばで関わる対話型の治療は，ひとがひとに対して言語で関わる human, verbal という特性ゆえに，双方の意図する内容に齟齬が生じたり，関係が膠着状態になったりと，ことば一つが，治療の岐路になることもある．ことばの抽象性が意図しない対人的侵襲性をともなう可能性もある．作業をもちいる治療や援助の場でことばの特性を活かすには，そのことばの前に具体的な身体的行為をともなう体験「ことばを活かす作業」が必要である．

6・3・2　作業によるかかわり

一方，作業による治療や援助は，なんらかの作業を介してひとがひとに関わるもので，言語による思考のやりとりとは違って，具体的な身体的現象が間にあることで，適度な心理的距離が保たれ，不用意に対象者の気持ちのなかに踏み込むことが避けられるため，ことばによるかかわりのような対人的侵襲性が少ない．そして作業がその作業をしている者を具現化するため，他者から見られる視線の被曝が少なくなり，作業の没我性が周囲の刺激に対するシェルター的な役割を果たす．また，作業の経過や結果が具体的であるため，思考優位に陥ることなく，自己の現実検討，自我拡張機能などがもたらされる．こうした作業の non-human non-verbal な特性が，ことばに比べると侵襲性の少ない安全なかかわりになる．

しかし，作業の非言語コミュニケーション non-verbal communication 機能は，的確さ，客観性という点では言語には及ばない．さらに，作業をしただけでは，生理学的影響以外は，作業をしたことがその人にどのような体験として残るかはわからない．そのままスルーしてしまうことも多い．そのため，here and now，今経験したことを意味あるものとして残すには，「作業を活かすことば」が必要である．ことばが体験を意味あるものに括り，確かなものにする．そして，ことばを活かそうとすれば，そのことばが活きる作業を事前に提供することが重要である．からだを通して知覚，認知された現象を適切なことばで括る．思考優位にならないよう不安や不確実な状況を軽減することで，今在る状況の把握と今後の予想が具体的なものになる．作業療法は特別なものではないが，作業をもちいるかかわりは，ひとの生活行為を，その人にとってよい体験，意味ある体験として収める．そのことによって生活に必要な技能の学習や汎化を支援する．

6・3・3　ことばを活かす作業，作業を活かすことば

作業の特性を活かした療法と周辺の治療法とを比べてみると，薬物療法や電気けいれん療法

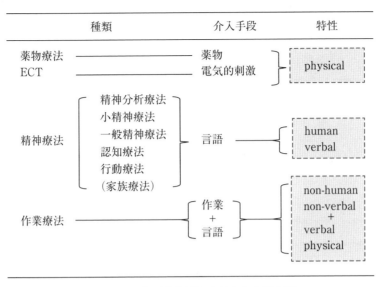

図 6-3-1　ことばと作業によるかかわりの違い

（electroconvulsive therapy：ECT）などの身体療法は，対象者の思いがどうであれ，施されれば，生理的身体的になんらかの physical な影響をもたらす．また精神療法は，狭義なものから広義なものまであるが，その基本はすでに述べたように，human & verbal なかかわり，すなわちひとがひとに対して言語で関わり，心理面から心身に影響をもたらすものである．一方，作業療法は，作業という non-human non-verbal な対象者の行為を介して，治療者 human がことばによる verbal なかかわりをし，心身に影響をもたらすという構造になっている（**図 6-3-1**）．

したがって，すでに述べたように，身体療法は，作用も大きいが生理的侵襲性というリスクがあり，言語を主媒介とする精神療法は，対人的侵襲性というリスクをともなうことがある．また言語を介するばあいは，ことばで関わることが可能な言語機能や認知機能などが対象者に求められる．それに対して作業による療法は，対人的な侵襲性は低いが，ただ作業をしただけでは，作業がどのような体験として括られるかは不明で，関わる者の関与のしかたが問われる．

作業をもちいた療法では，自分の手で道具を使って対象（素材など）にはたらきかけたり，からだを動かす具体的な行動をともなうとき，その経験が学習体験となる（2・6「学習と作業」，3・3・2「身体性―からだを使う」参照）．そのため，ことばによるイメージの世界のやりとりではなく，実際におこなってみる体験への誘いが必要になる．そうして体験に誘うことができても，単に体験しただけでは，たとえそれが能動的な身体の活動であっても，適切な表象形成（種村，1998）がなされるとは限らない．体験を活かす，すなわち体験されたことが意識化されるような声かけ（7・3・1「かかわりの基盤」参照）が重要になる．他者のことばにより，漠然としていた体験が意識化された一つの意味ある体験としてまとまる．身の内に収まるような体験を活かすことばで括られることによって，初めて体験したことが表象形成される．

6・3　ことばと作業

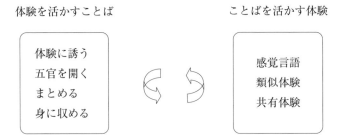

図 6-3-2　体験を活かす，ことばを活かす

　もう一度，2・4・4「『ともにある身体』の確かめ」で例にあげた N さんとのかかわりを思いだしてみよう．散歩に誘い（体験に誘うことば），「今日は暖かい風が吹くね」「すっぱかった？」という問いかけ（五官を開くことば）に，N さんの意識が，風やいちごの味にむけられ，意識化されたことで昔体験したことも思い出された．その日もいつものように，散歩が終わると作業療法室で一休みのお茶を飲んだ．「今日はいつもより少したくさん歩きましたが，疲れませんでしたか」「いちごはまだすっぱかったけど，暖かくてよかったですね」といったように，その日体験したこと，体験を通して感じたことをことばにする．
　そうした体験を活かすことばをどのようにかけるかということと，はたらきかけとしてのことばを活かすためには，かかわる者とかかわられる者双方に，共有体験，類似体験が必要である．お互いが共通に体験した（している）こと，もしくは類似の体験があれば，その体験における身体感覚レベルの生理的共通性がコミュニケーションを成りたたせる．
　またもちいることばも意味記号的なものより，身体感覚に基づいた感覚言語のほうが望ましい．そうした体験を活かすことばの使い方と，ことばを活かすための体験の利用ということが相補って機能するようなかかわりができることが，作業をもちいる療法の場の特性といえよう（図 6-3-2）．

6・4　社会脳と作業療法

　ひとのくらし（生活）や生（一生）は，「いきる・くらす」「はたらく・はたす」「あそぶ・たのしむ」という，生活の維持，仕事・役割，遊び・余暇などさまざまな生活行為によって構成されている．この生活行為の多くは自己完結できるものではなく，直接的にもしくは間接的に，他者や社会との関連なしには成りたたない．そのため，ひとは社会生活を適応的に送るために，自分がおかれている状況や対象（人や物）との関係を理解し，判断し，適切に対処する能力や技能が必要になる．ここでは，社会生活を適応的に送る（社会適応行動）ために必要な技能（社会生活技能 social skill），それに必要な脳の機能（社会的認知機能 social cognitive function），そうしたことをしている脳の部位（社会脳 social brain の構成要素）といったことに関して，これ

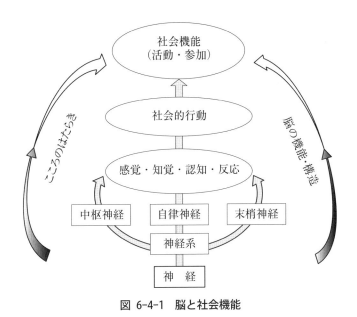

図 6-4-1 脳と社会機能

まで明らかになっていることと最近の知見を基に考えてみたい．

社会脳 ── 社会的認知機能 ── 社会生活技能 ── 社会適応行動

6・4・1 社会脳と社会的認知機能

これまで，社会という環境に適応するための人間の思考や感情，意志など相対的に変化する文脈依存的な「こころのはたらき」は，従来のいわゆる科学が苦手としてきたもので，人文社会学の領域で取り扱われてきた．日本では心理学もこの領域に入っている．一方，脳の研究は，従来の科学が求める，再現性が高く現象間で普遍性の高いものとして適用できる理論を追求するもので，理系の領域で扱われてきた．そのため脳の研究も，神経・神経系の構造や機能に関する生物学的な神経科学の研究が中心であった．

しかし「こころのはたらき」や脳の機能に関する研究は，PET (positron emission tomography) や MRI (magnetic resonance imaging) などにより，非侵襲的に作業をしているときや思考中の脳内活動を可視化することができるようになり，感覚・知覚・認知・反応といった自然科学の研究領域と，ひとの社会的行動など社会科学の研究領域との境界が線引きできないほど急速に接近し，研究の相互乗り入れが始まっている（図 6-4-1）．そうした新しい脳科学の研究は，脳の社会的認知機能 social cognitive function に関するもので，社会神経科学 social neuroscience[*3]，社会脳科学などと称されている．

[*3] **社会神経科学 social neuroscience**：John Cacioppo と Gary Berntson（Cacioppo et al, 1992）によりもちいられた用語で，生物学的な分析手法により研究する脳の構造や機能を基盤に，人間の社会的行動を説明しようという研究をいう．

社会脳という用語は，1990年に生理学者のBrothersが社会的認知能力に扁桃体と眼窩前頭野と側頭葉が重要なはたらきをしていると発表し，その論文でそうした脳をsocial brain（社会脳）と称したことが契機になってもちいられるようになった（Brothers, 1990）．その後，非侵襲脳機能画像計測法により，扁桃体が情動認知，眼窩前頭野が意思決定，側頭葉下面が相貌認知に重要な役割を担っていることが明らかになった．そして内側前頭前野や側頭頭頂移行部（後側上側頭溝）も社会脳として重要なはたらきをしていることがわかってきた（Frith et al, 1999）．また他者の意図の理解などに関連が深いとされるミラーニューロン[*4]（Rizzolatti et al, 2004）がヒトにも前頭葉から頭頂葉にかけてあることが確認され，「こころの理論 theory of mind」[*5]（Premack et al, 1978）とともに研究されている．

　社会脳は，ひとが自分がおかれている状況や対象（人や物）との関係を理解し，適切に対処し，社会という環境に適応する，そうした社会機能（social functioning）のはたらきをする脳のことをいう．対象が人であれば目の動きや表情，話し方，話される内容，仕草や姿勢，身体の動き，持ち物など，7章の「表7-2-1 コミュニケーションの媒体」にあげる言語媒体と非言語媒体，物であればその物の感覚的クオリア[*6]（Ungerleider LG et al, 1982；茂木, 1997），環境であれば温度や明るさ，音といった，対象が示している具体的な感覚情報から，状況を把握し，どのように対処するかを判断するはたらきをする．対象の行動からその意図や意向を推測する能力は，Brothersが社会的認知とよんだもので，「こころの理論」が関連しているとされる．

6・4・2　社会脳と社会適応行動

　社会的認知機能により，自分の状態そして自分がおかれている状況や対象（人や物）との関係を理解し，判断し，適切な対処（社会適応行動）をする概要を図6-4-2に示す．

　わたしたちは，一人ひとり，ただ一つの身体をもって生まれ，その身体を生きている．よりよく生きるためには，自分のこころやからだが今どのような状態にあるのか，この身がどのような状況におかれているのかを判断しなければならない．そしてその自分の状態と自分がおかれている状況において，自分はどうするのか，必要な対処を決め，それを実行に移さなければならない．この一連の行為は，すべて，「わたし」という，「わたし」であるただ一つの身体を通して成りたっている．

　自分の心身の状態に関する情報（内部情報）と，自分がおかれている環境や対象（人や物）に関する情報（外部情報），ひとはこの二つの情報により，自分の状態や自分がおかれている状況を判断する．こうした知覚・認知過程が知覚のカテゴリー化[*7]（2・4・3「身体と作業，そして脳」参照）といわれる脳内現象である．適切な知覚のカテゴリー化により，自分がおかれた状

[*4] ミラーニューロン：2章の注[*1]参照
[*5] こころの理論 theory of mind：2章の注[*5]参照
[*6] 感覚的クオリア：対象物の匂いや色や形，肌触り，大きさなど対象そのものが示す質感をいう．ひとはこの感覚的クオリアの示す情報を過去の体験と照らし合わせて対象がどのようなものであるかを判断する．
[*7] 知覚のカテゴリー化：2章の注[*17]参照

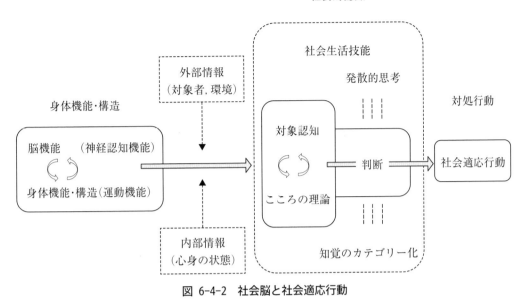

図 6-4-2　社会脳と社会適応行動

況にどのように対処するかが判断され，対処行動（社会適応行動）が実行される．

　社会適応行動に必要な技能が社会生活技能 social skill（もしくは社会技能）といわれ，WHOは，「日常生活のなかで出合うさまざまな問題や課題に，自分で，創造的でしかも効果のある対処ができる能力」と定義している．社会生活技能は，社会で生活するために必要な能力をいい，社会脳の能力と同様と考えてよい．

6・4・3　社会脳と作業療法

　作業療法は，ひとの健康，ひとの生活という全一的なものを扱い，生活のなかに見られる多様な現象を対象に，命の質，生活の質，人生の質の違いの問題を語る新たな科学分野である．主観としては明らかにそのクオリアの違いをとらえていながら，客観的にその違いをことばで表現することがむずかしいことのエビデンスを問われる学際的な科学分野である．それは自然科学をも包括し，それを超えることで生まれる総合科学といえよう．その対象や現象がアフォードしているクオリアをとらえることがむずかしいからこそ，大変ではあるが，わたしたちを魅了してやまない新たな科学領域における探究の醍醐味がある．

　この，ひとの生活行為をもちいて生活の障害に関わり，その個人の生活を支援する作業療法にとって，ひとと作業の関係は，単に対象者の心身機能の状態と機能的に作業ができるかどうかという視点からとらえるものではなく，その個人の心身機能や身体構造がどのような状態にあり，どこで，だれと，どのような環境において，その状況に応じた生活行為ができるかどうかが重要な視点となる．問題が身体の機能・構造に関することであっても，身体障害領域の基本的な評価項目である関節可動域や筋力が関節可動域測定（range of motion test）や徒手筋力

検査（manual muscle test）で機能的に障害があるという結果が出ても，実際に生活に必要な日常生活活動（activities of daily living：ADL）がどの程度できるのか，どのような支障があるのかはわからない．また，検査の数値が同じであっても，ADLに大きな支障がない者もいれば，遂行が困難な者もいる．

　したがって，ひとと作業の関係においては，近代科学が重視してきた自然科学的な視点も一方で基盤におきながら，個体の生物学的な脳の構造やその個体の認知や注意といった機能ではなく，社会という環境に適応するための脳のはたらきをみる視点が必要である．作業療法の対象は，近代医学が置き去りにした対象の主観，生命の直感を視野に入れた，人間の健康と生活そのものである．医学・医療とリハビリテーションの相補性において，広く人間の健康や生活をとらえるには，仮説，演繹的推理，実験，検証という近代科学（数学的自然科学）の手法による純粋な真理の探究や新理論の構築に加え，直感・経験・類推の積みかさね，経験の構造化といった，質的研究，エスノグラフィックスタディ，現象学的研究などの，心理学や社会学，哲学でもちいられる研究手法をも駆使する新たな視点が必要となる．社会脳に関しては今後さまざまな領域が学際的に研究を進めていくと思われるが，「ひとと作業」にとって，やっとその本質に迫る科学領域ができはじめたという感がある．

◆引用文献◆

Brothers L (1990). The social brain : a project for integrating primate behavior and neurophysiology in a new domain. Concepts Neurosci. 1. 27-51.

Cacioppo JT, Berntson GG (1992). Social psychological contributions to the decade of the brain : doctrine of multilevel analysis. Am Psychol. 47. 1019-1028.

Frith CD, Frith U (1999). Interacting minds : a biological basis. Science. 286. 1692-1695.

茂木健一郎 (1997). 脳とクオリア―なぜ脳に心が生まれるのか. 日経サイエンス社.

Premack D, Woodruff G (1978). Does the chimpanzee have a theory of mind ?. Behav Brain Sci. 1. 515-526.

Rizzolatti G, Craighero L (2004). The mirror-neuron system. Annu Rev Neurosci. 27. 169-192.

種村完司 (1998). 心―身のリアリズム. 青木書店.

Trombly CA (1995). Occupation : purposefulness and meaningfulness as therapeutic mechanisms. Am J Occup Ther. 49. 960-972.

Ungerleider LG, Mishkin M (1982). Two cortical visual systems. In Ingle DJ, Mansfield RJW, Goodale MA eds. The Analysis of visual behavior. pp549-586. MIT Press. Cambridge.

WHO (1980). The International Classification of Impairments, Disabilities and Handicaps (ICIDH). World Health Organization. Geneva (厚生省大臣官房統計情報部訳. 1985.「WHO 国際障害分類　試案」厚生統計協会).

山根　寛 (2007a). 場 (トポス). 鎌倉矩子, 他編「ひとと集団・場第2版」pp6-10. 三輪書店.

山根　寛 (2007b). パラレルな場とは. 鎌倉矩子, 他編「ひとと集団・場第2版」pp74-76. 三輪書店.

山根　寛 (2007c). 集団と療法. 鎌倉矩子, 他編「ひとと集団・場第2版」pp46-50. 三輪書店.

山根　寛 (2007d). 作業療法.「作業療法の詩」pp42-43. 青海社.

山根　寛 (2014).「食」の意味.「目からウロコの作業料理の本　作業療法覚書」p90. 三輪書店.

7 技を育む

212 **7・1 作業が活きる条件**
- 7・1・1 好奇心―行動のエネルギー
- 7・1・2 意志・意欲―主体性と能動性
- 7・1・3 適切な自分の状態
　　―基本的な心身のありようの整え
- 7・1・4 行動をともなう
　　―「ああ,そうか」体験
- 7・1・5 よいパートナー
　　―他者の評価と知覚のカテゴリー化
- 7・1・6 好ましい環境
　　―人・物・場・社会・文化
- 7・1・7 好ましい経験との照合
- 7・1・8 成功体験
　　―失敗させないことより失敗に
　　　終わらせない
- 7・1・9 よりよい体験

218 **7・2 作業で伝える**
- 7・2・1 伝わらないとき
- 7・2・2 「つたえ」「つたわり」の要素
- 7・2・3 「つたえ」「つたわり」の基本
- 7・2・4 五感の共通性,共有体験,類似体験
- 7・2・5 物の扱いを通して気持ちを伝える
- 7・2・6 ことばを活かす

228 **7・3 かかわり**
- 7・3・1 かかわりの基盤
- 7・3・2 準備と導入―であい・はじまり
- 7・3・3 観察と面接,評価―みる・きく・しる
- 7・3・4 治療や援助―かかわる・ささえる

235 **7・4 作業療法士にとって
　　もっとも重要な役割は?**

7　技を育む

　さて納めの章の「技を育む」であるが，この章では作業療法の臨床を通して気づき学んだ臨床のコツを紹介する．

受ける立場に身をおいてわかる
作業をもちいるコツ

7・1　作業が活きる条件

　作業療法の治療や援助は，作業という具体的な体験を媒介としながら，「ひと」と「ひと」のかかわりを通しておこなわれる．それは広い意味で学習にあたり，効果的におこなえるかどうかは，対象者の内外の環境のありようや治療や援助に携わる者のかかわり方などが大きく影響する．

　身をもって「わかる」「できる」ようになる（2・6「学習と作業」参照）ために必要な効果的な学習の条件（**表7-1-1**）は，作業療法で作業が活きる条件といってもよい．これらの条件が有機的に生かされるとき，作業療法の効果が期待できる（**図7-1-1**）．

7・1・1　好奇心―行動のエネルギー

　動物には，見慣れないものに出合ったとき，自分のすべての行動型をぶつけて，その見慣れない対象を確認する探索行動がある（桑原，1989）．これは生得的な定型行動では説明しきれない行動であるが，わたしたちをこうした行動に駆りたてるものが好奇心である．好奇心は，珍しいものごとや未知のことがらに対する興味・関心で，哺乳類などの高等動物，特にその子どもの時期に共通してみられる．

表 7-1-1　効果的な学習の条件

①好奇心	（発達，学習を支える本能）
②意志・意欲	（自発性，主体性）
③適切な自分の状態	（心身のありよう）
④行動をともなう	（身体感覚をともなう）
⑤よいパートナー	（共に活動する人的環境）
⑥好ましい環境	（人，物，物理的環境など）
⑦好ましい経験との照合	
⑧成功体験	（単に失敗に終わらない工夫）
⑨よりよい体験との照合	

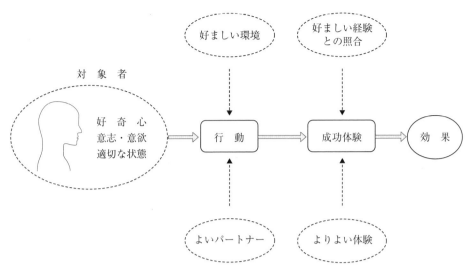

図 7-1-1 効果的な作業療法の条件

　後天的に学習を必要とする高等動物にとって，この好奇心は欠くことのできない大切な基本機能といえる．まだ自ら必要性を感じて学習をする意志がはたらかない発達の初期（幼児期，児童期）において，日々の行為がそのまま自然な学習をもたらすように，DNA により遥か昔から引き継がれた機能である．この機能が脆弱なものは個体としての生存が危うくなる．またそうした個体の種は淘汰されるのだろう．

　脳血管性障害で入院し機能回復訓練を拒否していた M さん（3・2・2「目的性―目的に導かれる」参照）の例をあげるまでもなく，おこなう作業に興味や関心があるかないかが，作業療法の効果に大きく影響する．いかに興味や関心のあるものをうまくもちいるか，また病いや障害により失いあきらめかけたくらし（生活）に対する興味や関心を，ふたたび生きる意欲として取りもどしてもらえるか，作業療法導入期や長期にわたる療養生活におけるかかわりの課題といってもよいであろう．

　好奇心は，ひとに興味や関心を抱かせる行動のエネルギーであり，作業をもちいていかに好奇心を引きだすことができるか，作業療法士の技の一つである

7・1・2　意志・意欲―主体性と能動性

　作業に取り組む意志や意欲のありようが作業療法の効果に影響するということについては，説明するまでもないだろう．意志・意欲は主体性，能動性のもとである．意識していなくても，他者からの指示であっても，ひとが作業をすること自体，なんらかの目的を果たそうとする意志がはたらいている行為（合目的的行為）にあたる．意志がはたらき，脳から指示（錐体路支配による随意運動の指示）が出されることによって，作業は能動的行為としておこなわれる．

　この意志をともなう，精神的にも身体的にも随意的な行為が，ひとから施される他動的な運動や反射的な運動と大きく異なる，作業をもちいるかかわりの特異性といえる（3・3・1「能動性―意志がはたらく」参照）．主体的，能動的におこなうことが心身の機能の回復や改善に大き

く影響する（2・2「脳と作業」参照）．中枢神経障害の訓練や手の術後療法などでは，意志がともなう程度（随意の度合い）がその結果に大きく影響する（2・2・2「脳のしくみと作業」参照）．

薬物療法や手術のような医学的治療とリハビリテーションとの違いは，前者は施されればなんらかの影響があるが，後者は対象者自身が主体的に行動を起こさないかぎり，ほとんど効果は期待できないことである．

好奇心が目的をもった意志・意欲になるよう関わることは，作業療法士の重要な技の一つである．

7・1・3　適切な自分の状態—基本的な心身のありようの整え

興味・関心や取り組む意志・意欲があっても，実際の行動に移すばあいには，ひとの内的環境といえる自分の心身の状態が大きく関係する．睡眠や栄養補給・休養が十分に満たされ，心身ともにコンディションが整っていないと，行動する身体と内外の状況を判断し統合して記憶する脳が適切にはたらかない．もちろん心身の状態が思わしくないときには，興味・関心や意志・意欲も低下する．

精神認知機能の障害，感覚運動機能の障害，いずれであっても，作業療法を効果的におこなうためには，心理的にも精神機能や身体機能面でも対象者の「整い」が必要である．朝起きたとき，ああ寝たなという感じがする，ものを食べるとき口中の機能すべてがはたらくことで感じる食感や食べたものの味がわかる，季節の移り変わりを五感で気づく．そうした基本的な心身のありようを整えることから生活の回復は始まる．

急性期のリハビリテーションの目標の一つに，内的環境をいかに適切な状態にするかということがある．回復期で，機能の改善，機能を補う道具の使い方や新たな生活への適応に必要な技能の習得など，積極的なリハビリテーションを効果的におこなうためには，まず急性期におけるリハビリテーションレディネス，すなわちリハビリテーションが行える基本的な心身の状態を整えることが必要である．

そして当然ながら，そうした基盤となる心身のありようの整えとともに，実際に生活行為を身につける場合にも，適切な心身の状態を整えておこなうということが重要な学習の条件の一つになる．

7・1・4　行動をともなう—「ああ，そうか」体験

「知る」から「わかる」「できる」ようになる（身につく）過程では，具体的な体験，行動をともなうことが大きな役割を果たす（2・6「学習と作業」参照）．自らが身体を動かし，道具を使って対象にはたらきかける，具体的な行動がともなうとき，新たな経験は，身体感覚を通したいわゆる「からだでわかる」体験（ニューロンネットワークの形成）となる．作業の合目的性による適切な行為・動作と，身体を使うことにともなって起きる複数の感覚刺激が，より効

果的な検証と記憶の強化につながる（渡辺，1978）．

また行動をともなうとは，「意味ある行動をともなう」ことをさす．作業は，作業を遂行するために必要な行為や動作以外の要素を多く含んでいるため，特定の行為や動作の訓練をおこなうばあいには，それら周辺の要素があることが一見非能率的にみえる．たとえば片麻痺の人の上肢の機能訓練で革細工をもちいたとする．そのときスタンピングの動作が訓練の要素として重要な場合，作品の図案を考えたり，どんな色づけにするかを迷ったり，できた作品をだれにプレゼントするかといったことは，上肢の機能訓練には直接関係がない．そのため，スタンピング以外の作業は別な人にしてもらって，対象者にはスタンピングだけを集中してさせればいいと言う人がいた．本当にそれでいいのだろうか．作業は，さまざまな要素が調和して意味をもつ行為・動作であるからこそ，ひとは作業を通して「ああ，そうか」「ああ，これでいいのか」「これでもいいんだ」といった理解や納得が得られる．肘の屈伸のためにスタンピングだけをして，図案や色つけを考えたり，着彩やレーシングなどは必要な動作ではないからと省略し，作品として最後まで仕上げない革細工に，だれが興味をもって熱心に取り組めるだろうか．

好奇心を意志や意欲に，そして意志や意欲を実際の意味ある行動につながるようにする．作業療法士はいかにその技を育むかが問われる．

やってみてわかる ｛「ああ‥そうか」／「これでいいのか」／「これでもいいんだ」｝ 体験

7・1・5　よいパートナー──他者の評価と知覚のカテゴリー化

ひとが自分一人で「これでいい」と確信し自信をもつことは容易ではない．行動が適切になされ，記憶にとどめるための必要な検証や確認がおこなわれるには，自分以外の人の導きや評価が大きな役割を果たす．

作業療法におけるパートナーには，作業療法士や共に活動をおこなう他者（グループであれば成員），そして間接的には治療や援助のチームを構成する他の職種や家族などが含まれる．共に活動しながら，作業療法士が適切なデモンストレーションやポジティブなフィードバックをおこなうかどうか，そして共に活動する参加者相互の関係のありようが，作業療法の効果に大きく影響する．また，作業療法の体験を他の関連する人たちがどういった受けとめ方をするかが効果に影響する．

それは，作業療法士自身の治療的利用（the therapeutic use of self）[*1]（Frank，1958）の活かし方，共に活動する作業療法士以外のパートナーや参加者の相互作用（集団力動 group

---

[*1] 自己の治療的利用 the therapeutic use of self：治療的かかわりにおいて，対象者に望ましい変化を引きおこすために，治療者がモデルとなって積極的に必要な役割をとる．治療者自身が対象者からどのようにみられているか（転移），治療者自身がとろうとしている役割などについての十分な認識が必要である．

dynamics[*2]）といった，治療共同体としての人的環境のあり方を問うものである．自分のあるがままを受け入れ，自分がおこなった行為を「それでいいね」と認めてくれる，より適切な行為にむけた助言を与えてくれる他者（よいパートナー）の存在によって，ひとは自信を取りもどす．

特に作業療法士には，6・3「ことばと作業」で述べたように，対象者が作業により体験したことの表象形成を助ける，すなわち知覚のカテゴリー化を助けることばを適切にかける「よいパートナー」としての役割が求められる．

7・1・6　好ましい環境―人・物・場・社会・文化

稼働する機械と違って，ひとは作業をおこなう場の環境（内的環境である適切な自分の状態に対する外的環境）の影響を大きく受ける．ひとの能力は，環境との相互作用により大きく変わる．精神的にも身体的にも適切な環境のなかで，多くの快刺激がともなうほど学習の効果は高くなる．環境は作業療法の治療構造にとって大きな要素の一つである．特に精神障害がある人たちは，その能力障害だけでなく機能障害までもが環境の影響を大きく受ける．

作業療法における「好ましい環境」には，「よいパートナー」など人的環境，作業療法をおこなう場所の広さや設備・備品の配置など物的環境，明るさや温度，音など物理的環境，作業療法を取り囲む社会的・文化的環境などが関係する．

7・1・7　好ましい経験との照合

精神的な外傷（posttraumatic stress disorder：PTSD）は，一度条件づけられると容易には修正されない．ひとには自分にとって危険な状態や不快な状況を避ける逃避反応がある．したがって，具体的な体験を通して新たにインプットされたものが，これまでの経験を通して記憶されている好ましくない経験と類似点があればあるほど，その受けいれに対して抵抗がおきる．反対に，好ましい経験との類似点が多ければ多いほど，学習効果も高くなる．

「好ましい経験」は，生活技能に関する訓練などにおいて，次に述べる成功体験とともに重要なポイントになる．作業が活きるには，作業をする人にとってその作業が個人的にどのような意味（3・2・1「意味性―価値，意味をともなう」参照）をもっているかを知り，よくない体験との類似性があるばあいには，どのように修正できるかを考え，できるだけ好ましい体験と照合できるように工夫する．そして，今している作業が好ましい経験として残るようなかかわりが求められる．

[*2] **集団力動 group dynamics**：集団の形成や成長，消滅の過程において，集団の構成員は相互に関係し，個は集団から影響を受けて変化し，集団もまた個の影響を受けて変化する．その相互の影響や変化を，集団の場になんらかの力がはたらいているという考え方からもちいられたことば．

7・1・8　成功体験—失敗させないことより失敗に終わらせない

　ひとは失敗を通して学ぶといわれるが，本当にそうだろうか．確かに何かを探求しているときなど，しっかりした意志がはたらいている安定した状態にあるときには，問題なく事が済むより，多少の困難や失敗に出合うほうが学ぶものも多い．しかし，こころやからだの病いと生活の障害という大きな困難を抱えている人たちにとって，失敗を通して学ぶということは過酷さを重ねることになる．作業療法の対象となる人たちの精神的状態からすれば，失敗は意欲の消失につながりかねない．

　ここでいう「成功体験」とは，単に失敗しないということではない．失敗と思う多くのことは，自分が抱いているイメージとしての目標に合わないということだけではないだろうか．成功体験とは，最初にめざしたものと多少違っていても，単なる失敗しないようにすることではなく，失敗に終わらせない体験のことである．つまり，結果的に「よかった」「なんとかなった」「思ったよりうまくできた」「これでもいいんだ」といった思いでものごとを終えるようにすることである．作業療法士は，失敗させまい，成功させようとするのではなく，失敗に終わらせない工夫をするのが役割である．問題が起きないように取り仕切るのではなく，そこで出合った行き詰まりや問題をどのように乗りこえていくか，単なる失敗に終わらせない工夫をする．その過程が，快い体験として新たに記憶に加えられる．

> **成功体験**
> 成功体験とは　単に　失敗しないことではない
> 失敗しないことより　失敗に終わらせない工夫
> 問題が起きないように　取り仕切るのではなく
> 普通におこなえば出合う問題　その問題を共に
> どのように乗りこえていくか　その過程が大切

7・1・9　よりよい体験

　「よりよい体験」とは，鎌倉が作業の意義について「障害軽減の手段」「技能獲得の目標」と並べてあげた「よりよい作業体験としての実存」（鎌倉，2004）と同じことを意味するものである．何かを学ぶ，身につけるときに，意志や意欲やその他周辺の条件，成功体験といったことなどが大切であるが，努力したり，少し大変でも耐えて持続しなければならない状態においては，成功体験以上に，自分が体験したことが自分にとって意義のある「よりよい体験」として受けとめられることのほうが大きな意味をもつ．機能の改善にはいたらなかったとしても，何か生活に必要な技能が身についたわけでもなくても，治療やリハビリテーションが訓練としてめざすいわゆる客観的な効果がみられなくても，作業をして過ごすことが，そのまま生きるこ

とにつながる．そうした時間があるからこそ，わたしたちは今ある自分の状態を受けとめて，あきらめることなく生きることができるのではなかろうか．

「よりよい体験」は，ひとの生活の真の豊かさ，ひとの人生の括りに重要な意味と意義をもつ，作業をもちいて関わる基軸となるものといえる．

7・2　作業で伝える

精神障害や発達障害により，ことばが意味記号として「つたえる」「わかりあう」機能を果たさない状態にある人や，認知症にみられるように一度身につけたことばの「つたえる」機能が失われた人とのかかわりにおいては，五感の生理的な共通性やその個人の所有物などが「つたえ」「つたわり」に大きな役割を果たす（山根，1998）．また，ことばが理解できる対象であっても，どのような言い方をするか，どのタイミングで声をかけるかで，伝わり方は大きく異なる．

コミュニケーションが成立する条件や過程から，「つたえ」「つたわり」の要素と，作業療法において，それらをどのように活かせばよいかについて考えてみることにしよう．

7・2・1　伝わらないとき

作業療法のかかわりにおいて，ことばが意味記号としてのコミュニケーションの機能を十分果たさない対象や状態として，次のようなばあいがある．
- 発達の問題—ことばが未発達な乳幼児やことばの発達に遅れがある．
- 心理的問題—受け手が話し手に対して懐疑的であったり，防衛的になっている．
- 意味の変質—統合失調症などにみられる「ことばによる世界の秩序」の崩壊（飯森他，1989）．ことばが通常の意味を失い，妄想などの影響による意味づけがなされたり，ことばのサラダといわれるように統合された意味を失った空疎なことばの羅列がみられたりする．
- 意味の乖離—ことばが現実を離れた概念と結びつき，ひとを現実から隔ててしまい，ことばがクローズド・システム（森，1979）になる．
- 機能の障害—認知症や一時的な意識混濁などの認知機能の障害により，一度は獲得された意味記号としてのことばが機能しなくなる．
- 内容の問題—治療・援助者が対象者になじみのない専門用語を使ってしまうとか，表現が難解もしくは不十分といったような問題．
- タイミング—作業を通して体験していることが，対象者にとって身をもってわかる時期がある．早すぎても遅すぎてもだめで，本当にわかるには教授の時期が問題．

表 7-2-1 コミュニケーションの媒体

言語体系	音声言語（話しことば）	直接的会話	直接会ってする対面会話
		間接的会話	電話などの機器を介した会話
	文字言語（書きことば）	筆談，文字ボード，電子メール，指文字など	
	記号（表象されたことば）	モールス符号，点字，手話，シンボル，手旗など	
非言語体系	パラ言語（ことばの表情）	大小，強弱，高低，速さ 間合い，テンポと変化，リズム，抑揚 語気（語調） ことばの量 ことばの連続性（流ちょう性） ことばの肌理	
	身体表象（からだの表情）	身体的特徴	体型，体格，容姿，頭髪，体臭，肌の色など
		身体的外観	年齢，性別，体型，背丈，皮膚，髪など
		身体加工	化粧，髪型，整形，タトゥーなど
		顔	顔立ち，表情
		目	視線，アイコンタクト，まなざし
		動作・行動	姿勢，身振り手振り，話し方，立ち居ふるまい，態度，動作，行為・行動
		接触行為	なでる，打つ，抱く，触れる，握手など
		自律神経系	瞳孔，心拍，血圧，消化系，排尿，呼吸，発汗などの変化
	物（拡張した自我）	身につける物	服装，装身具
		使っている物	所有物，使用物（道具，材料，物品など）
		創作物	絵画，音楽，手工芸品など

7・2・2 「つたえ」「つたわり」の要素

コミュニケーションの主な媒体である「つたえ」「つたわり」の要素は，大きく意味記号としての言語によるものと意味記号としてのことば以外の非言語によるものに分けられる（**表 7-2-1**）．

1）言語体系の特性

ことば（言語）による「つたえ」「つたわり」は，直接，間接を問わず，意味記号としての話しことば（音声言語）によるものと，書きことば（文字言語）によるもの，そして点字や手話のように一定のルールによってことば（言語）の意味を表象する記号（表象されたことば）によるものがある．

人間は社会を形成して生きている．社会はなんらかのコミュニケーションによって相互の立場を認めあうことで成りたつ．言語がなかった時代には，人間も他の動物と同じように，声や身体表現によって意思の伝達をおこなっていた．そうした社会の成りたちに必要なコミュニケーションを通して，声が共通の規則性をもってことばとなり，対象を表象する象形や発音を表す記号が文字へと変化した．

言語の獲得は，ことば（言語）で考えることで（思考の整理），複雑な心のうちや考えている

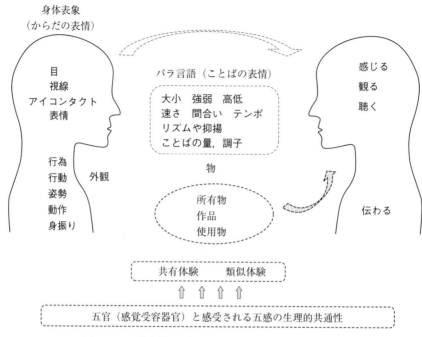

図 7-2-1　非言語レベルのコミュニケーションの要素

ことを明確にし，ことば（言語）で表現することで，心のうちや考えていることを相手に伝えることを可能にした．一方，思考の整理や意思の伝達といった高い知的活動と表現機能は，防衛する機能ももつようになった．コミュニケーションの最高の手段であることば（言語）は，「語る」ことで「騙る」ことも可能にしたのである．

2）非言語体系の特性

　意味記号としての言語以外の手段による「つたえ」「つたわり」は，「ことばの表情」「からだの表情」「物」などさまざまな要素が，話し手の心のうちを言外に表しているもので，いずれも相対する者同士の五官（感覚受容器官）と感受される五感の生理的共通性を基盤に，類似体験や共有体験があることで伝わる（**図 7-2-1**）．

　非言語メッセージには，パラ言語 paralanguage（ことばの表情），身体表象（からだの表情），その人に関連する物（拡張した自我）がある．パラ言語とは，声の大小や強弱と変化，声の高低や速さと変化，話し方の間合い，話すテンポと変化，話すリズムや抑揚，語気（語調），話されることばの量，話し方の流ちょうさ，そして感覚的なものであるがことばの肌理などをいう．幼児にとっては，ことばの意味 verbal meaning よりも母親の口調のほうが影響するように，文字にすると同じでも，話し方によって伝わり方はずいぶん違う．「ことばの表情」にあたるパラ言語といわれることばの声 voice の部分による「つたわり」である．この「ことばの表情」は，6・3「ことばと作業」で述べたように，作業療法におけるかかわりでは重要な要素になる．

　身体表象は，体型や容姿などの身体的特徴と外観，化粧などの身体加工，顔の表情，動作・

行動，触れるとか握手などの接触行為などで，意識された表現ではなく，無意識に身体やその行為や動作に現れるひとの心の動きのことである．身振りや動作はその人の癖であることも多いが，一連の行為の変化にはひとの心の動きが現れる．ことばは知的フィルターのチェック（知的防衛）を受けるが，目，視線やアイコンタクト，表情，行為，行動，姿勢，動作，身振りといった身体的に表現されるものは，知的防衛を超えてありのままが表出されやすい．

その人に関連する物とは，鞄や衣服，アクセサリーなどその人が身につける物や使っている物，そして絵画や手工芸品のようなその人の創作物などをいう．それらは，その個人の「拡張した自我」にあたるため，どのように扱われるかは，その人自身がどのように扱われるかと同じ意味をもつ．物はその人に所有されたときから，その人の一部になったり，その人を象徴する意味をもつようになるためである（7・2・5「物の扱いを通して気持ちを伝える」で詳述）．

いずれも相対する者同士の五官（感覚受容器官）と感受される五感の生理的共通性を基盤に，類似体験や共有体験があって，伝わるものである．

7・2・3 「つたえ」「つたわり」の基本

作業をかかわりの手段とするとき，共に作業を共有する，それだけですべてが成りたつこともある（3・4・1「共有性―体験をともにする」参照）．そうした作業するということに含まれる「つたえ」「つたわり」もあるが，そのような状況や関係にいたるには，作業の特性だけでなく言語・非言語のコミュニケーションを成りたたせるそれなりの背景がある．作業をもちいてかかわるという作業療法の特性を踏まえて，どのように対象者を知り，またどのようにこちらの思いや教授内容を伝えるか，作業療法の場でもちいられるいくつかのコツを紹介する（**表 7-2-2**）．

表 7-2-2 「つたえ」「つたわり」を活かすコツ

基本的なこと	・刺激に対する反応を観る ・相手の非言語情報を聴きとる ・自分の非言語サインを知る ・自分に生まれる構えを整える ・その人の生活史のなかで蓄えられた情報を活かす
五感の共通性	・五感の生理的共通性を活かす
共有体験 類似体験	・共に活動することを活かす ・似たような体験をしたことを活かす
モノの扱い	・モノの扱いを通して気持ちを伝える
ことばを活かす	・具体的な身体感覚を通して話す ・ことばをモノとして手渡す ・相手が理解できることばで話す ・教示のタイミング―いつふれるか

1）刺激に対する反応を観る

　コミュニケーションでまず大切なことは，対象者が刺激（作業療法の介入はすべて刺激の一つ）に対してどのように反応しているか，注意が何にむいているのかを観察する．ことばで話しかけているのにまったく耳に入っていないときもあれば，ことばの意味（認知レベル）にではなく，パラ言語の声の調子（ことばの表情）に反応（感覚レベルの反応）していることもある．どのような刺激に対して，感覚，知覚，認知の主にどのレベルで，どのような反応をしているのかを観る．そして，その反応に合わせて，ことば，身振り，音，声，絵，身体接触，その他どのような刺激媒体や手段をもちいればコミュニケートできるかを判断する．

　観るコツは，パラドキシカルに聞こえるかもしれないが，観るには見ようとしないことである．見ようという思いが強いと，かえっていろいろなものがみえなくなる．宮本武蔵が「観の目つよく　見の目よわく」（五輪書）（鎌田，1986）という言葉を残しているが，見ようとせず，その場に身をおき，全体が背景のように観えるようになると，大切なことがみえてくる．「物事はみるともなく全体をみる」という禅のことばと同じ意味である．

　そして，観るときのもう一つのコツは，観た物やコトに対して価値判断をしないことである．観えた物やコトをそのまま起きている現象として受けとめる．

2）相手の非言語情報を聴きとる

　表7-2-1に示したパラ言語，身体表象，物などが示すものには，意識的であるがゆえに防衛的になりやすい言語に比べて，ひとがあまり意識していない本当の気持ちが現れやすい（7・2・2「『つたえ』『つたわり』の要素」参照）．非言語情報は，受けとる人の主観によって判断されるため，言語に比べると的確さや客観性に欠けるが，意味記号としてのことばを補ったり，ことばでは得られない情報が多く含まれている．非言語情報は，拙著（山根，2010）の非言語的サインの観察の項で示したように，外観，話し方，運動系，自律神経系に現れる．

[**外観の観察**]

　外観は，その人の性格や生活状態，身体の健康状態，気分，自己への関心の内容と程度，他者に対する構えなど多くの情報を提供する．また，治療や支援にあたる者が対象者に抱く印象は，対象者の外観や立ち居ふるまい，話し方，表情などと，こちらの受けとめ方が一緒になった主観的なものであるが，外観から受けるものが大きく影響する．

　外観として観察するものは，年齢，体型，背丈，色つやといった身体的外観と，立ち居ふるまい，話し方などの行為や動作，表情，そして髪型や整髪状態，服装，化粧，装身具，持ち物など身体を装飾するものである．

　行為や動作には，「からだの表情」といわれるように，ひとの心の動きが無意識に現れる（山根，2008a）．作品，道具や日常用品など使っている物品などには，その個人にとって固有の意味あいが付加され，物は拡張した自我といわれるように，非言語メッセージとして対象者の性格特性を表す（山根，2008b）．

[話し方の観察]

　ことばは，無意識的な防衛手段として，または意図的に気持ちを隠す手段にもなる．それに対し，話し方に観察される非言語サインは，「ことばの表情」といわれるように，話の内容が本当にことばどおりのものであるかどうかや，精神状態や感情などが表れる（山根，2008c）．

　したがって話し方の観察では，話す速さ，声の高低・大小・抑揚，語調，言葉遣い，ことばの連続性，ことばの量など，どのような話し方をしたかを観察する．訴えたいことがたくさんあるばあいは，話のテンポは速くなり，やや興奮気味に声も大きくなり，ことばの量も多くなる．自信がなかったり答えにくいばあいには，ことばはとぎれがちで小さく，話のテンポも遅くなる．安易に決めつけることはできないが，話し方はことばの意味を超えて多くのものを伝える．「ことばの表情」の意味については『治療・援助における二つのコミュニケーション―作業を用いる療法の治療機序と治療関係の構築』（山根，2008c）を参照するとよい．

[運動系の観察]

　大脳皮質運動野に占める面積にほぼ比例して，心の動きが筋肉の運動に表れる．もっとも細やかな動きをするのは口元や目など顔の部分で，なかでも視線に表れやすい．ついで手指，上肢，下肢，体幹の順で，手指には相手に対する関心や緊張，不安の程度が表れる．

　異なるメッセージが同時に発せられる場合，言語より表情，表情より手，手より姿勢のほうに本当の気持ちが表れやすい．下肢や姿勢など，意識的な調整がしにくい粗大な動きをする部分には，より気持ちが素直に表れる．皮質運動野の比率の多い（情報量の多い）部分ほど，意識的な抑制が大きいからであろう．

[自律神経系の観察]

　自律神経系に現れるものは，瞳孔，心拍，血圧，消化系，排尿，呼吸，発汗などの変化である．自律神経系の変化は身体的変化として観察され，落ちつき具合，緊張度，不安や恐怖といった情緒的な状態が観てとれる．直接観ただけではわかりにくいものもあるが，呼吸，発汗などの変化は観てわかる．

3） 自分の非言語サインを知る

　相手の非言語的情報を聴きとることが大切なように，自分が話しているときは，話しているている非言語サイン（ことばの表情，からだの表情）が大きく影響していることがある．私たちはいつも，自分はこうしているというイメージで行動している．そのため，他人のことは見えても，自分のことはイメージでこうだろうと思っているだけで見えてはいない．自分のことばの表情（パラ言語）やからだの表情がどうなっているのかはわからない．自分からどのようなサインがでているのか，そのサインが対象者にどのような影響を与えるのかを知っておく必要がある．それを知るには，同僚に聞くか，テープやビデオにとって確認するしか方法はない．そうした方法は，最初は違和感や抵抗を感じるが，

自分がだしているサインを知るには適している．

4）自分に生まれる構えを整える

　午前中にあった実のない会議でうんざりした気持ちを知らずに引きずったまま，午後のグループ（小集団プログラム）に参加したときのことである．いつもは口数の少ない統合失調症の参加者から「何か怒ってますか…？　すみません‥」と謝られながら聞かれたことがある．気持ちを切り替えて作業療法のセッションに臨んだつもりであったが，表情や姿勢，声の調子，身体の動きなどに，午前中の会議で抱いた感情や気持ちが残っていたのだろう．ことばが意味記号としての役割を十分果たさない状態にある対象者は，感覚・知覚レベルで反応する．そのため，ことばでコミュニケートしようとする私たちの非言語的な要素に反応しやすい．治療や援助にあたる者には，自分が与えているであろう非言語的な刺激についての配慮が必要になる．

　このようなばあいには，自分の感情を抑えるよりも，怒りや疲れなども含んで自分におきている感情をそのまま認めてしまうほうがよい．そのうえで，必要なら「少し疲れることがあって」など，言い訳にならない程度に自分の状態について開示する．自分の感情を受けいれると，自分の中の構えが整うため，それがイメージによる運動企画[*3]に影響し，身体に現れる「構え」も自然に整えられるためである．

5）生活史のなかで蓄えられた情報を活かす

　あることばや写真，音楽などなんらかの刺激からそれに関連したできごとを思いだしたりすることがあるように，個人の生活史のなかで，なんらかの意味ある体験とつながり，個人のライフサイクルを形成してきたものは，記憶の奥底に埋もれているもの，すなわちパターン認識（渡辺，1978）されていたものを呼び覚ます．多くは感覚・知覚レベルの刺激が誘因となる．自殺未遂で全健忘となった統合失調症の青年が，ピアノが何か思いだせないまま鍵盤を指で押しているうちに，幼い頃に母にピアノを教えてもらっていたことの一部が思いだされ，それをきっかけに絡まっていた記憶の糸がほぐれるように，少しずつ記憶を取りもどしていった過程を共に過ごした経験がある（山根，1992a）．

7・2・4　五感の共通性，共有体験，類似体験

　知覚や認知のされ方はひとによって異なるが，刺激を感じ意識化する感覚の受容システムは，ヒトとしての生理的レベルでは，原則的にほぼ共通している．わたしたちが使うことばはメタファーなしには十分機能しないが，感性的メタファー[*4]はすべてわたしたちの身体的感覚と知覚に基づいている（瀬戸，1995）．

[*3] 運動企画 motor planning：ある運動を実行するのに必要な筋の種類や収縮条件（タイミング，順序，収縮の強さ）をプログラムすることで，視床，補足運動野，運動前野が関与する．運動企画に基づいて運動野と小脳が運動の指示を出し実行する．

2・4・4「『ともにある身体』の確かめ」で例にあげたNさんとのかかわりを思い出してみよう．病いの苦しみのなかにあっても，共に歩き，風にふれ，口に含んだいちごの甘くすっぱい味，どのような意味づけをもってそれぞれの人に認知されるかはわからないが，それらは感覚レベルでは共通に感受される刺激である．その共通に感受された感覚刺激がコミュニケーションのきっかけをつくる．それは，身体感覚（五官によって感受される五感）の生理的な共通性と，共に活動を体験した共有体験に支えられた，間身体性[*5]による一体感といえるものである（山根，1995；1997a）．わたしたちは自分の身体を通して対象を知覚することで，語ることができるより多くのことを知ることができる（Polanyi, 1980）．

春の陽の「あたたかい」「まぶしい」という感じを，ことばだけでうまく伝えることはできないが，共に陽を浴びて「あたたかい」「まぶしい」と言うとき，初めて，ことばは知識体験の総体として共有する意味をもつ（鈴木，1973）．このような間身体性による共有体験が成りたつ状況においては，「あたたかい」「まぶしい」ということばすら必要がなくなる．見交わしたり，微笑みあったりする母子のかかわりにみられるような視線や微笑の共有，行動のやりとりなどがことばの機能を代償するからである（岡本，1982）．また同じ時と場における共有体験でなくても，類似体験が共有体験に近い効果をもつことがある．

この五感の共通性とそれを基盤とした共有体験や類似体験を活かすコミュニケーションは，私たちが相手の気持ちを感じとったり，相手に自分の気持ちや教示内容を伝えるとき，ことばを超えた助け（メタコミュニケーションに類する）となる．共に作業をしていればこそ，共有体験や類似体験があればこそ，ある行為や動作の学習に際し「いまのでいいね」ということばだけで，すべてが対象者に伝わる．ときには頷くだけでよいこともある．

> われわれは語ることができるより多くのことを知ることができる
> （Polanyi, 1980）

7・2・5　物の扱いを通して気持ちを伝える

7・2・2で少し述べた「つたえ」「つたわり」の要素としての物について思いだしてみよう．ひとの自我の拡張と考えられる物を，その人に対処するのと同じ気持ちで扱う．またその人に対して伝えたい気持ちやことばを，器具や素材，作品の受け渡し，作品の扱い方を通して表すようにする．作業療法の過程で，ことばによるコミュニケーションが困難なばあいや関係性が十分成立していない段階においては，物を介したかかわりが，ことばの代わりにこちらの気持ちを伝えたり，かかわる者の行為を具現化する（山根，1992b）．

[*4] **感性的メタファー** sensitive metaphor：精神的認識をベースとする悟性的メタファーに対比するもので，ひとの身体的な知覚に基づいたメタファーをいう．たとえば，「必要は発明の母」は悟性的メタファーであり，「甘い誘惑」は感性的メタファーになる．

[*5] **間身体性** intercorporéité：2章の注[*18]を参照．

7・2・6　ことばを活かす

　作業を介したかかわりにおける非言語情報の重要さについて述べてきたが，非言語情報は身体的（感覚的）・情緒的な「つたわり」の世界である．非言語情報はことばを超えたコミュニケーションのはたらきをするが，的確さや客観性という点ではことばの「つたえる」機能には及ばない．

　パラドキシカルに聞こえるだろうが，これは言語と非言語のそれぞれの特性によるものである．ことばが身体的（感覚的）・情緒的なレベルにおける共有体験や類似体験を基盤としてもちいられるとき，すなわち言語と非言語の機能が相補ってはたらくときに，ことばが本来の機能を発揮し，本当のコミュニケーションが成りたつ．

　作業をおこなうことによる共有体験や類似体験を活かしたことばのもちい方について考えてみよう．

1) 具体的な身体感覚を通して話す

　何かを示そうとする側は，自分ではそのことがわかっている．そのため，意味記号としてのことばで伝えようとする．しかし，聞くほうは聞いたことばを自分のなかでイメージ化しなければならない．作業療法の対象者の多くは，イメージ化の能力が低下している状態の人，イメージ化が苦手な人，モチベーションが低下している人，作業療法でおこなうことが十分わかっていない人たちである．

　このようなばあいには，
- 作業の説明であれば，実際の作品（工程ごとの途中過程の作品もあるとよい）を示しながら話す
- 実際におこなって見せながら話す
- 具体的に物に触れてもらいながら話す
- 実際におこなってもらいながら話す

といったように，対象者に実際にしてみせるとか，してもらうといった具体的な体験にともなう身体感覚を活かしたことばをもちいると，ことばが活きる．具体的な双方の身体感覚を通して話す，間身体性を基盤としたコミュニケーションであるが，意外にこうしたコミュニケーションのコツが忘れられ，ことばに振り回されていることが多い．

2) ことばを物として手渡す

　ことばの意味としてより，声やその声の表情（山根，2008c）を活かしてコミュニケーションをはかるとき，ことばを，何か形のある物を手渡すイメージで使う（ことばを手渡す）とよい．具体的な物として「ことば」を渡そうとイメージすることで，
- ①お互いが視覚的に確認できる位置をとる（双方の距離）
- ②アイコンタクトが確実になされる（表情を通した対象の認識）

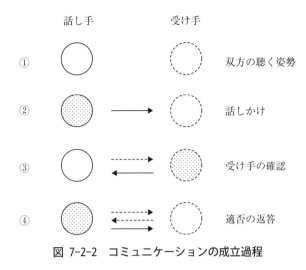

図 7-2-2　コミュニケーションの成立過程

　③相手が受けとる能力に合わせてことばの量や話す速さを配慮する
　④受けとる準備ができたか確認して話す
　⑤受けとったことを確認して次のことばを渡す
といったことがなされ，コミュニケーションの成立過程（**図 7-2-2**）（山根，1998）を満たすことになる．

　「ことば」を物として手渡すとき，「ことば」は「私」という人格の行為として，対象者に対する「呼びかけ」（竹内，1998）になる．

3）相手が理解できることばで話す

　対象者にことばの意味の変質や乖離がみられるばあいは，相手の話すことばの世界に入ることでコミュニケーションをとったり（妙木，1989），行為のやりとりや物を通したコミュニケーション手法がとられる．
　相手がわかることばを話すには，日常的な意味あいを含めて，
　・相手の文化にそったことば（方言など）をもちいる
　・その人のことばが意味していることを知る
　・専門用語を使用せず日常的なことばをもちいる
といった配慮があればよい．まだことばが十分発達していない，語彙の少ない子どもとの会話をイメージすればわかりやすい．

4）教示のタイミング―いつふれるか

　動作など身体的な機能の訓練は，「いまのでいいですね」といったように，実際に体験されていることをその場で教示することで，「そうか」「こうするのか」といった理解や認識のパターン化（ニューロンネットワークの形成）がなされやすい．「風が暖かいですね」と人から言われ

表 7-3-1　かかわりのコツ

かかわりの基盤	五官を開き，五感に聴く
であい・はじまりのコツ	相手に合わせたオリエンテーション 責任をとる誘い方 一度の出会いより二度目，三度目
みる・きく・しるコツ	事実は一つ，内的現実は人の数だけ 問題の背景を知る 目の前の相手に聞く 見えるまま，聞こえるまま
かかわる・ささえるコツ	準備はだれがする？ 目標，情報の共有―主役はあなた ふれること，ふれないこと 作業をしない作業療法 時間の提供―共にいる

て，初めて暖かくなってきた春の風が頬にあたっていることに気づくように，閉ざされた五感の自覚なども，共有に体験しているそのときにことばにすることで効果がある．

反対に，そのとき起こっていることには直接ふれず，しばらく間をおくほうがよいばあいがある．体験していることを自覚するのに精神的な深い情緒の揺れをともなうような，たとえば本人の性格的な問題や強いコンプレックスにふれるばあいなどである．時間が少し自分の経験を客観的にみることができるゆとりを生むことで，防衛的にならずにふれることができるようになる．それが数日後であることもあれば，数カ月後になることもある．いずれにしても，今体験している here and now を通しながら，類似のことを there and then のこととして，今ふれることができる時期が必ずくる．

7・3　かかわり

作業を介入手段とする治療や援助への導入から評価，治療・援助と，そのかかわりにおけるいくつかのコツについては，拙著『治療・援助における二つのコミュニケーション―作業を用いる療法の治療機序と治療関係の構築』（三輪書店，2008）のⅡ章の3「治療・援助におけるコミュニケーションのコツ」に示したが，本章では作業をもちいるという点にしぼって，さらに具体的な臨床における「かかわりの技を育む」コツを紹介する（**表 7-3-1**）．

7・3・1　かかわりの基盤

1）五官を開き，五感に聴く―かんじる

ひとは大きな危険にさらされたときや病いのさなかにおいては，本来なら自分の状態や自分がおかれている状況を感知するためにはたらくべき感覚機能がはたらかなくなることがある．

五官を閉ざし外からの刺激の影響を受けないようにして自分を護ろうとするためである．もしくは，刺激を受けいれ判断するだけの心身のゆとりがない状態が考えられる．統合失調症の人は現実世界との意味ある関係が保てなくなるとき，自分の身体を人格を包む鎧のようなものに変じ，外刺激を遮断して，脆く侵襲されやすい自我を護ろうとする（Minkowski, 1953）．しかし，脳は外からの情報が遮断された状態が続くと，不安回避のため自分で情報をつくってしまうことがある．それが被害妄想や被害の幻聴が発生するメカニズムであると仮説されている．

　自分を護るために感覚における閾値を高め，五官を閉ざし混乱の原因になる刺激の入力を遮断することで身を護る．本来なら，心身の機能が改善すればふたたび五官も開かれるはずであるが，亜急性期といわれる時期や回復期の初期，療養や養生の生活が長く続くばあいなどには，五官が閉ざされたまま経過することが多い．そうしたばあいには，そばに寄りそう者が五官を開き，外界からの刺激に安心して身をゆだねることができるようなはたらきかけをすることが必要である．たとえば，戸外に出るとき「風が冷たくないですか」「雨上がりで足下が少しゆるんでいますよ，滑らないように気をつけましょう」と声をかけることで，対象者の意識が自分の身体が受けとっているはずの感覚にむけられる（3・3・2 「身体性—からだを使う」参照）．こうした声をかけることで，単に感覚に注意をむけさせるだけでなく，対象者自身がおかれている環境からの感覚情報を知覚・認知できる状態まで回復しているかどうかを判断することができる．

　このような，かかわりとアセスメントが here and now でおこなえるところに作業をもちいるかかわりの良さというか醍醐味がある．作業をもちいるかかわりにおいては，かかわる者，かかわられる者，相互の間身体的な関係が効果を大きく左右する．かかわられる者の五官を開くには，かかわる者自身の五官が開かれ，自らの身体の五感の声を聴きとることができる状態にあることが前提になる．

7・3・2　準備と導入—であい・はじまり

　作業療法だけではないだろうが，うまく導入できれば，作業療法の目的の半分以上は終わったようなものである．リハビリテーションは治療医学と異なり，施されるものではなく，対象者自身が主体的に取り組まなければ効果はないためである．対象者の主体的な取り組みにとって「であい」と「はじまり」は重要な分かれ目になる．

1) 相手に合わせたオリエンテーション

　作業療法の依頼や処方があったとき，まず最初の出会いで，これから始まることのオリエンテーションをすることになる．対象者が作業療法についてどの程度の理解をしているか，自分から希望したのか，勧められたのか，その動機，そして認知機能のレベルにより，オリエンテーションの内容は異なる．

　理解力もあり積極的な人には，目的や内容をきちんと説明することが必要であろうし，動機

のはっきりしない人には,「とりあえずしばらくこういう目的でこれをおこなってみてください.その後でどのように進めるか一緒に考えましょう」というように,こちらから当面おこなうことを提示すればよい.大切なのは,対象者がやってみようという気持ちになる,対象者にとって予測がつかないことによる不安を少なくすることが導入時のオリエンテーションの第一の目的である.

できれば実際に作業療法でおこなっていることや作業療法をする場所を見学できるようにするとよい.言語によるオリエンテーションでは伝わらないことが多い.何をどういう目的でおこなうのか,実際に見て触れて確かめることができるということがずいぶん役に立つ.

2) 責任をとる誘い方

作業療法の対象者は,事前に作業療法についての知識がある人は少なく,主治医や相談しただれかに勧められて作業療法を始める人が多い.本当に自分から作業療法で何かをしてみたいという人は少ない.主体性を尊重したつもりの「あなたの自由に」ということが,内発的動機の低い状態の者にとっては負担になるだけのこともある.

本人の主体性(自己選択,自己決定)の尊重ということで,「何がしたいですか」「なんでも自分でしてみたいことに取り組んでみましょう」と,相手に決定をゆだねてしまうことがある.「‥‥がしたい」という思いが特にない内発的動機の低い者にとっては,あなたの自由にと言いながら何がしたいかと聞かれることが,去るに去られずといったようなダブルバインドな状況を引きおこしやすい.閉ざされた主体性が解放されて機能するには,作業療法士が誘うことで決定の責任を相手にゆだねないとか,ひとがおこなっているのを見てもらうとか,なんらかの具体的な外発的動機が必要である.

決定を相手にゆだねて待つのではなく,「あなたに合うかどうかわかりませんが,一度これをしてみましょう」と,少しこちらが責任をとる形のはたらきかけ方がある.はたらきかけて待つことが,作業のような具体的な媒介をもちいるはたらきかけの導入時のコツである.

3) 一度の出会いより二度目,三度目

3・2・1「意味性―価値,意味をともなう」で例にあげたIさんのように,作業療法におけるかかわりは,最初の導入や訓練においてうまく関係ができなくても,そのとき無理をしないで終わっていれば,二度目,三度目の出会いでよい関係になることが多い.作業療法は本人がその気になって主体的に取り組むことが前提である.急性期の機能障害の軽減や二次的な障害の予防を除けば,対象者が主体的に関わらなければほとんど効果は期待できない.

まだ,気持ちの準備が整っていないばあいは,無理に勧めず気持ちが整うのを待つほうがよい.一見(いちげん)で入った店に二度,三度足を運ぶ気になるかどうかに似ている.初めての出会いでなんとかしようとは思わないで,二度,三度と重なるなかで気持ちが整うような出会いが,自分から取り組んでみようと思う内発的動機を熟させる.

7・3・3　観察と面接, 評価—みる・きく・しる

　作業を介した評価は, 具体的な行為や動作の観察とそれを通した直接の面接に尽きるといってもよいほどである. 作業を介した面接の基本に関しては, 拙著（山根, 1997b）の「作業面接」で述べた. ここでは作業を介して「みる・きく・しる」ことに関するコツを2～3紹介する.

1）事実は一つ, 内的現実は人の数だけ

　対象者を知るために, 本人だけでなく, 他の職種や家族などからさまざまな情報を得ることがある. 同じことについて述べられているはずなのに, ずいぶん内容が異なることがある. 親に対する表現が兄弟によって違うようなばあいだけでなく, 専門職といわれる人たちが面接したことを記録した情報でも, 本来異なってはならないものであるが微妙に異なる.

　これは, 事実は一つであっても, 個々の内的現実はその事実にふれている人の数だけあるからである. そして面接した人がいかに客観的立場をとる努力をしたとしても, 何に注意をむけて見聞きしたか, さらに何を記録するか, それぞれの段階においてすでにその人の主観が入り込む余地がある.

　私たちが出合う情報は, 自分が直接得たものも含めて, つねにそうした不確実性のもとにあることを前提に扱う必要がある. 当事者や家族との面接などで, 同じ対象や現象に対して語られる内容が異なる場合, その違いの原因を確かめることも必要であるが, それぞれにとっての現実であるということも大切にしなければならない.

2）問題の背景を知る

　身体機能の障害による動作の障害などは, 観察されることがその問題そのものを表していることが多い. しかし身体化障害[*6]にみられるような心理的要素が背景にあるばあいは, 本当の問題はその訴えや実際に観察される行為の後ろにある. 援助のために対象者の本当の問題を知ろうとするなら, 対象者自身すら気がついていない, 表に現れている問題の背景にある本当の問題とは何かに目をむけることが必要である. 精神的な症状や問題行動といわれるものであれば, そこにみられる言動を対処行為としてとらえる. そしてその対処行動により, この人が自分を護ろうとしているもっと大きな問題とは何かをみるときに, 本当の問題がみえてくる.

　特に, ことばを手段にひとの心のうちを推し量るような職業についている者は, 注意しないと, 対象の内的世界をみようとするあまりに, 目の前の具体的な事実がみえなくなることがある. 同様に, 具体的な作業を介してはたらきかけるような職にある者は, 見聞きする行為の問題に目を奪われ, その問題の背景をみないことがある.

[*6] **身体化障害**：器質的な身体的原因がないにもかかわらず, 身体的疾患を示す複数の症状があると訴えるもので, 実際に機能的にはそうした症状がみられる. 不満や葛藤, 怒りなどの感情・衝動を適切に処理することができず, 代わりに身体を使って表現してしまうと推測される.

3) 目の前の相手に聞く

　作業という具体的な行為を観察するということにとらわれすぎて，観察者が一人で思いめぐらせて苦しむことがある．作業をもちいたかかわりにおいては，前にいてなんらかの作業をしている主体である相手がいるのだから，よほどのことがないかぎり，目の前の相手に聞けばよい．それがインフォームド・コンセントにもなり，主体性の尊重になり，目標や情報の共有にあたる．

4) 見えるまま・聞こえるまま

　作業を通して対象者を観察し評価する場合，初期の間は何を観察するのかポイントを絞って見ることから始まる．しかし，ポイントを絞るとそのポイントだけを中心に見がちになる．したがって慣れてくれば，逆説的な言い方であるが，聴こうとしない，観ようとしないほうが多くの情報が得られる．共に作業をおこなっているその場に身をおいて，見えるまま，聞こえるままにしておく．そうすると特定のポイントに集中しないことで，自分の注意範囲が全体に広がり，必要なことに必要なとき注意がフォーカスされる．少し訓練は必要である．

7・3・4　治療や援助──かかわる・ささえる

　作業をもちいた治療や援助は，具体的な体験を通して関わることが特徴であり，その利点については繰り返し述べてきた．また，そうした利点を活かしたはたらきかけについても，本章の1節や2節でふれた．ここでは作業をもちいるかかわりの周辺のことで少し大切なコツについて述べる．

1) 準備はだれがする？

　道具や素材の準備をだれがするのか．あまり考えることなく準備していないだろうか．もちろん作業療法の備品や消耗材料としては，活動中に困らないように十分に用意されていなければならないが，対象者のために作業の準備をしたほうがいいのか，しないほうがいいのかという問題である．初めて参加する人や自分がおかれている状況の把握が困難な人に対しては，こちらで準備しておくか，一緒におこなうことで道具や素材がある場所を覚えてもらう．一緒に準備することは，これから始まる治療・援助のオリエンテーションとしての機能と，初めての参加に対するレディネスとしてのはたらきがある．また依存欲求を満たすという治療的対処として一緒に準備することもある．

　二度目の参加からは，特に理由がないかぎり自分で準備や片づけをしてもらうとよい．そうすることで，作業の内容や手順をどの程度理解しているか，前回の経験がどの程度記憶されているかなどを知る手がかりにもなるし，取り組み方から対象者の気持ちがみてとれる．さらに自発的行為を促すことにもなる．作業療法におけるかかわりは作業そのものだけでなく，準備や片づけなど作業に関する周辺のことが，対象者の評価を含め，すべて治療や援助の重要な要

素となる．作業をしている時間だけが治療や援助の時間ではない．むしろ，それ以外のかかわりに大切な意味があることが多い．もちろん，作業をするということが前提にあるから作業をしていないときの意味が生まれる，ということを忘れてはならない．

2) 目標，情報の共有—主役はあなた

作業を通して関わるときは，原則として目標を共有し，二重性をもたせないことである．目標の二重性とは，相手に伝えた目的とこちらの意図する目的が異なっているばあいをいう．共に作業を共有する作業療法の場面では，その二重性が違和感となって現れたり，ダブルバインドな状況を引きおこしがちである．たとえば，3・2・2「目的性—目的に導かれる」で例にあげたMさんを思いだしてみよう．リハビリテーションを拒否するMさんにお孫さんのマフラーを作ろうと誘っておきながら，機能回復訓練を重視しておこなったらどうだっただろう．そのことに気づけば，Mさんは怒って止めてしまったかもしれない．マフラーを編むという作業の合目的的動作がもっている機能回復的要素を理解したうえで，お孫さんのためにマフラーを編みましょうということを共有の目的とした．そのことが，目的に大きな二重性をもたせることなく，機能の回復に必要な動作が自然な形で得られたといえよう．

作業の適応と段階づけが適切になされれば，作業をそのまま楽しむほうがよい．作業の合目的的行為や動作が自ずと必要な行為や動作を引きだしてくれる．

また作業療法で得られた情報（評価内容）も，対象者がすでに経験していることなので，その評価内容については対象者に伝え，情報として共有する．就労や転院などにあたり次の施設に，本人納得のうえでその情報を提供できれば，よりスムーズに先方で適切な援助が受けられる．

目標に二重性をもたせず，情報とともに共有することは，対象者に主体をおいた援助（主役はあなた）の基本であり，作業をもちいる利点である．

3) ふれること，ふれないこと

作業療法は，具体的なひとのくらし（生活）を構成する作業をもちいることを前提としている．そのため，目標や情報の共有と同様に，原則として対象者の見せない部分まですべて読みとろうとしないほうがよい．これについては，いろいろな意見もあるだろうが，たとえば投影的な作業をもちいる作業面接（山根，1989；1997b）で，自由度の高い作業をもちいるばあい，投影法による心理検査と同様に，対象者の精神内界やパーソナリティを推し量る情報は十分に得られる．したがって，作品（作業結果）に投影された精神内界を分析的に読みとる「こちらの側の読みとり」よりも，自由度の高い作業に取り組んでみてどうだったかという，おこなった作業に対する面接から得られたものを中心に関わるほうが，より現実的な情報が多く得られ，自己認識の援助という点においても有用である．

自分が知らないところで評価されるのではなく，自分のことを共に考えてもらっている，自分の思いや意見が問われているということがわかれば，安心感や信頼感，主体的参加の意識に

つながる．もし作業を通して気がついたことで確認が必要な大事なことなら，「こんな感じを受けるけど…」など，作業面接の場でことばにしてみるとよい．

　生活の自律（自立）と適応，生活の再建を支援する作業療法において，病理に直接「ふれない」かかわりは，治療的責任と了解のもとに病理に「ふれる」治療と相補することで，大きな治療的意味をもつ（山根，1997c）．具体的なひとのくらし（生活）を構成する作業をもちいて，健康な自我にはたらきかけることが作業療法の特性であり，主要な役割である．

　「ふれない」ということは不用意に対象者の精神内界に踏み込まないようにすることであるが，治療契約が結ばれ関係が成立しているばあいには，治療的責任と了解のもとに病理にふれることが必要になるばあいもある．また，身体的な障害の場合には，医療に古くから「手あて」ということばがあるように，その治療や援助にあたり，直接手をそえて「ふれる」作業療法のかかわりが，ハンドリングの手技を超えて，ひとの気持ちを包みいやす大きな力となる．

　何にふれ，何にふれないか，今ふれるか，後でふれるかが，作業を共におこなうことをかかわりとする作業療法の効果を大きく左右する．

　　　　　何にふれ　何にふれないか，
　　　　　今ふれるか　後でふれるか

4）作業をしない作業療法

　特に初心者に多く見られる現象であるが，自分が作業療法士であるという意識がはたらくと，知らず知らずに対象者に何か作業をしてもらわなければという気持ちになっていることがある．十分な気持ちの準備のできていない人にとっては，そうした作業療法士の気持ちがここでは何か作業をしないといけないのではという圧迫感になり，作業療法の場から足を遠のかせる原因にもなる．お客のことより，少しでも売り上げをという気持ちを抱いて，あれこれ商品を勧める店員のいる店に入ったときのことを思いだせばよい．売る立場にありながら，押しつけることなくこちらの気持ちを汲みとって商品の説明をしてくれる，そんな店員がいる店だとゆっくり納得して品物を選ぶことができる．

　作業をかかわりの手段とする作業療法士が，何か作業をしてもらおうと思うより，侵襲しすぎない配慮をしながら，相手に関心をむけて待つことが意味をもつことがある．作業をかかわりの手段とするからこそ，作業をしないことに大きな意味が生まれる．「何かしてみませんか」「次は何をしますか」と聞くのも，「これをしてください」と相手にとっての価値や意味を忘れて口にしてしまうのも，作業をもちいて治療や援助にあたる者が陥りやすい落とし穴である．

　作業療法は，ひとが日々おこなっている生活行為，作業を手段とするが，「作業（activity）」の意義は，「作業する過程を経て得られる対象者の生活行為における満足感や心地よさといった感覚的変化」にある．すなわち，作業で何かができるようになったといった結果はもちろんであるが，必要な作業をすることに対する満足感とか，心地よく取り組めたかどうかといった，作業をする過程でおきた気持ちの変化こそが「作業（activity）」の意義である．そのため，

作業療法では作業療法士のはたらきかけと作業する人自身の感覚的変化を含む，その過程すべてが「作業（activity）」にあたり，したがって，作業をしない（無理にさせようとしない）ことにも，作業療法では重要な意味がある．

5）時間の提供―共にいる

作業療法は，ひとと作業の相互作用により思わぬ効果ももたらすが，薬物療法のような特効はない．熱心に関われば関わるほど，絶望の淵に沈む対象者を前にすると，何もできない自分に大きな無力感を感じることがある．

本当に何もできないのだろうか．目に見える作業はしていない．しかし，対象者がどのような状態にあろうと，ひとの生活に視点をおいて関わる専門職としての，そしてひとりの生活者としての自分が望みを捨てることなく，共に過ごす．自分の時間をその人に提供して過ごすということはできる．この侵襲のない時間の提供は，対象者のこころに「見捨てられていない自分」に対する気づきが生まれたときに，大きな力となる．

どんなことばもむなしく宙に浮きそうなときには，無理をして頑張りましょうなどと言わなくてもいい．「おはようございます」と声をかける，そうした日々のさりげないことばの表情に，ときにはただ静かに介助としておこなう行為のなかに，気持ちは「つたわり」となって表れる．私たちは，何もできることがないように思われるときであっても，共に居ることはできる．どうすれば共に居ることができるか，共に居ることを活かすことができるのかが問われる．

7・4　作業療法士にとってもっとも重要な役割は？

6章の「作業の技」で，作業を治療や援助の手段としてどのようにもちいるのか，その利用のしかたや選択の手順，作業をもちいる治療や援助におけるかかわりについて述べた．そうした作業をもちいるかかわりにおいて，作業療法士はどのような役割をとればいいのだろうか．

図6-2-3「治療・援助として作業をもちいる過程2」に示すように，作業療法士は治療や援助の意図に適した作業を選択し，対象者とその作業の使用意図に適したように適応・修正（adaptation）や段階づけ（grading）をおこなう．そうして作業をもちいたかかわりが始まれば，効果を判定しながらそのニーズに応じたはたらきかけをする．この一連の過程が作業療法士の役割にあたるが，この流れのはじまりにおける作業の選択が，作業療法士にとって大変重要な役割になる．7・3・2「準備と導入―であい・はじまり」で述べたように，通常は，主体性の尊重ということで，「何がしたいですか」「何でも自分でしてみたいことに取り組んでみましょう」と，相手に決定をゆだねてしまうことが多い．また，日本作業療法士協会が進めている「生活行為向上マネジメント」でもちいられている興味・関心チェックリストなどにより，ある作業を現在しているか，していないがしてみたいか，経験の有無にかかわらず興味があるかなどを対象者に聞く方法がとられる．

「‥‥がしたい」という内発的動機がある人に作業を勧めるのはたやすい．そうした人には，適応・修正（adaptation）や段階づけ（grading）をおこなえばよい．しかし，作業療法の対象となる病いや障害がある人の多くは，「‥‥がしたい」という内発的動機がある状態ではない．あなたの自由に何がしたいかと聞かれても，困るか，適当に思いつくものを口にすることになる．そうした状態にある人に対して，興味や関心をもって作業が選択できるような，また，これなら少し取り組んでみようという気持ちになるようなはたらきかけをすること，それこそが作業療法士にとっての重要な役割である．あなたはどのような誘い方，示し方ができるだろうか．

◆引用文献◆

Frank JD (1958). The therapeutic use of self. Am J Occup Ther. 12. 215-225.（Hopkins HL, Smith HD, eds. Willard and Spackman's occupational therapy 8th ed. JB Lippincott. Philadelphia. 1993).

飯森眞喜雄, 内田　訓 (1989). 分裂病のことばの取り扱い. 言葉と精神療法. 現代のエスプリ. 264. 145-157.

鎌倉矩子 (2004). 作業療法における作業の意義. 鎌倉矩子, 他編「作業療法の世界第2版」pp108-112. 三輪書店.

鎌田茂雄訳注 (1986). 宮本武蔵著「五輪書」. 講談社学術文庫.

桑原万寿太郎 (1989). 動物の本能. 岩波書店.

Minkowski JG (1953). La Schizophrénie 2 ed. Desclée de Brouwer. Paris.（村上　仁訳. 1954.「精神分裂病―分裂性性格者及び精神分裂病者の精神病理学」みすず書房).

森　常治 (1979).「現実世界を消す」ことば.「ことばの力学」pp63-70. 講談社.

岡本夏木 (1982). 子供とことば. 岩波書店.

Polanyi M (1980). The tacit dimension. Routledge & Kegan Paul Ltd. London（佐藤敬三訳. 1996.「暗黙知の次元―言語から非言語へ」紀伊國屋書店).

瀬戸賢一 (1995). メタファー思考―意味と認識のしくみ. 講談社.

鈴木孝夫 (1973). ことばと文化. 岩波書店.

妙木浩之 (1989). キーワードとメタファーの発見と使用. 言葉と精神療法. 現代のエスプリ. 264. 177-189.

竹内敏晴 (1998). 日本語のレッスン. pp960-972. 講談社.

渡辺　慧 (1978). 認識とパタン. 岩波書店.

山根　寛 (1989). 面接 (4) 評価のための面接―構成的作業, 投影的作業を中心に. OTジャーナル. 23. 885-890.

山根　寛 (1992a). 記憶を呼び戻したピアノの役割―作業活動に関する仮説とピアノの機能. 音楽療法. 2. 97-106.

山根　寛 (1992b). 作業療法における物の利用―術後歩行困難となった接枝分裂病患者. 作業療法. 11. 274-281.

山根　寛 (1995). 作業療法と園芸―現象学的作業分析. 作業療法. 14. 17-23.

山根　寛 (1997a). 作業活動の基本要素.「精神障害と作業療法」pp56-69. 三輪書店.

山根　寛 (1997b). 作業面接.「精神障害と作業療法」pp138-144. 三輪書店.

山根　寛 (1997c).「ふれない」ことの治療的意味―汚言に葛藤する患者の対処行動と自己治癒過程より. 作業療法. 16. 360-367.

山根　寛 (1998). 作業療法における「つたわり」―ことばを超えたコミュニケーション. 作業療法. 17. 477-484.

山根　寛 (2008a). 身体―からだの表情.「治療・援助における二つのコミュニケーション―作業を用いる療法の治療機序と治療関係の構築」pp129-133. 三輪書店.

山根　寛 (2008b). 物―拡張した自我.「治療・援助における二つのコミュニケーション―作業を用いる療法の治療機序と治療関係の構築」pp133-134. 三輪書店.

山根　寛 (2008c). 声―ことばの表情.「治療・援助における二つのコミュニケーション―作業を用いる療法の治療機序と治療関係の構築」pp126-129. 三輪書店.

山根　寛（2010）．非言語的なサインの観察．「精神障害と作業療法第 3 版」三輪書店．pp159-161.

8 未完の章

240	8・1	ふたたび「描く」という作業を通して	8・1・1	臨床の場で考えたこと
			8・1・2	「描く」という作業
			8・1・3	「描く」ことの作業分析
			8・1・4	臨床への応用

248	8・2	「描く」ことの応用1：共同連想描画法	8・2・1	方法
			8・2・2	描画に見られる現象と効果
			8・2・3	適応対象
			8・2・4	いくつかのコツ

252	8・3	「描く」ことの応用2：私がモデル，皆ピカソ	8・3・1	方法
			8・3・2	適応対象
			8・3・3	いくつかのコツ

| 254 | 8・4 | その他の作業に関して | | |

8 未完の章

　この「未完の章」は，ひとが生きること，すなわち日々のいとなみとして作業をすること，その作業がアフォードしていることを，「ひとと作業」という視点から解きほぐし，作業の新たな活用の視野を広げる試みの章である．第2版で紹介した，筆者自身が幼少時よりなじみがあり，無意識にさまざまなことを体感してきた「描く」という行為を，あらためて解きほぐし，作業の特性をどうとらえるか，作業をもちいた治療や援助プログラムをどのように考えるかを紹介する．この章の完成は，一人ひとりの作業にゆだねられるが，考え，試し，振り返る，その思考の過程があなたの OT mind, OT sense を育む．

8・1　ふたたび「描く」という作業を通して

　子どもの頃から，鉛筆やクレパスなどの描画用具と紙さえあれば退屈することがなかった．鉛筆も紙もないときには棒きれで地面に描いた．目の前のリンゴを見ながら「リンゴの絵」を描く，もしリンゴを知っていれば，目の前にリンゴがなくても「リンゴ」を描くことはできる．そして二枚の絵はどちらもリンゴの絵だが，それぞれ描く作業の何が違うのだろう．

　何で描くか，きれいに削った2Hの硬い鉛筆で描く，軟らかい4Bの鉛筆で描く，どちらも鉛筆だが描いているときの気持ちが違う．どうしてだろう．鉛筆からクレパスに替えてみる，水彩絵の具にしてみる，筆の太さを変えてみる．それぞれ違う，描画用具によって気持ちが変わる．性格や気分によっても選ぶ描画用具が異なることがある．

　「描く」という作業では，頭に浮かんだことを紙に描いていると，イメージが広がり，考えがまとまってくる．よく旅先で出合った風景をスケッチするが，何十年も経った今でも，そのスケッチを見るたびにスケッチした時の情景が，目に浮かぶように思いだされる．内容もない退屈な会議の時間に，目の前にいる人の似顔絵を描いていると退屈しないし，会議の流れもそれなりに把握できる．

　ひとにとって「描く」とはどのような作業なのだろう．作業療法士になったときから，作業療法でその特性を活かすことができないだろうかという思いがあり，作業療法の処方が出された人たちの協力を得て，芸術療法の技法としてもちいられていたさまざまな描画技法の追試や，新たな技法の考案と試行をおこなってきた．その追試・試行と思考の過程を紹介してみよう．

8・1・1　臨床の場で考えたこと

　1982年に作業療法士として働き始めたときから，作業療法の場での試行を通して「描く」という作業を分析する試みを始めた．当時，治療における絵画は，芸術療法の主要な技法として，

表 8-1-1 追試した技法と覚え書きの一部

種　目	覚え書き
なぞり絵	数字や点をなぞっていくことで絵ができる．自発性の低下，認知機能の障害があるばあいに，構成的表現活動として利用できる．
ぬり絵	枠が決まっていて，色彩の選択だけ自由．幼児的なものもあるが，プロのデザイナーの色彩感覚トレーニング用のものもある．自由度の低さを活かした作業依存的利用に適している．
模写	ぬり絵より自由度が高く技術を要する．自分で考えることが困難であるが，自己愛の充足が必要な状態などに適している．
スクィッグル	画用紙にサインペンなどで好きな線を自由にひき，その線から見えたものを色を塗って仕上げる（中井，1977；1985）．
誘発画	画用紙に簡単な線を描いたものを渡し，その線を利用して絵を仕上げる． 誘発線描画（後藤他，1983；伊集院，1990；松井他，1990） マルと家族（岩井他，1978），矢印描画（小山他，1978）
色彩分割	画用紙にサインペンなどで好きな線を描いて画面を分割し，好きな色を塗る． 交互色彩分割法（中里，1978）
課題画法	課題を出して，それにそって各自が描いたものを通して話し合う． （課題例：こんなところに住んでみたい，夢，旅，道，家，自分と他人…）
家族画	（何かしている）家族の絵を描く．家族内の力動的要素が投影されやすい． 家族画（石川，1983；加藤他訳，1976）
風景構成法	「川，山，田，道，家，木，人，花，動物，石，足らないと思うもの」の順に11項目を順番に描き，風景として完成させる．（山中編，1984）
スケッチ	風景，人物，静物など普通のスケッチ．時々「小さな秋を見つけて描こう」などのテーマを出して，自分が見つけて描いてきた小さな秋の話をするといった工夫．
フィンガーペインティング	絵の具を水と少しの糊でといて指で画用紙に絵を描く． （内村，1973；1974；1985）

　表現病理の視点から絵画を媒介に表出されたイメージを自己表現とみなす精神療法の補助手段として，あるいはレクリエーションとして，また絵画教室のように技法を教え，趣味を広げるといったことの手段として紹介されていた（中井，1970；徳田他，1971；徳田，1975）．そのため筆者自身も，最初は芸術療法で試みられていたさまざまな描画技法を，作業療法の絵画のプログラムのなかで，参加者に意図を伝え一緒に追試することから始めた．**表 8-1-1** は当時追試した技法の一部である．技法の詳細については当時参照にした書籍や論文の一部を表のなかにあげておくので，それらを参照されるとよい．各技法の原則は変わってはいない．

　しかしそうした追試のなかで参加者と共に絵を描きながらも，何かしっくりとしない思いが日増しに強くなった．それは従来の絵画療法でおこなわれている技法の多くが，描かれた作品を治療者が解釈する，いわゆる診断的要素が大きいことが原因の一つであった．自分の描画について描いた者が語る方法がとられてはいるが，それも精神療法における言語の代替という意味あいが大きかった．そうした技法は診断や精神療法にとって必要であり，その機能や効用も認めるが，作業療法士として「描く」という行為に含まれる心と身体の相互性をそのまま活かすことはできないだろうかという思いがあった．共に絵を描くという体験の共有のなかで，描くという作業そのものを，療法やコミュニケーションの手段として使うほうが，作業療法の特性を活かすことができる．

8・1・2 「描く」という作業

作業療法の技法として「描く」ことの特性を利用した新しい試みに対して，いろいろな人の意見を聞くために地域の学会などで発表するようになった（山根，1984；山出他，1985；山根，1985a）．最初に文字として残る言語化の機会を得たのが日本作業療法士協会編集の「作業—その治療的応用」（山根，1985b）であった．そうした試行の過程で，気がついたことや思いついたことをメモしたものを紹介する．まとまったものではなく，絵画でいえばスケッチに類するものである．

1）ひとが「描く」システム

ひとが外界とのかかわりにおいて，何かを意図して行為をおこなうとき，フィードバックやフィードフォワードによるオープンシステムによって目的にかなった結果にいたる．2・2・3「脳のはたらきと作業」でリンゴを描くという活動を例に示した図2-2-4「リンゴを描くシステム」は，「描く」作業にみられる心身の関係を簡略に図示したものである．

リンゴを描くとき，目の前にあるリンゴを見て描くばあいは，まず目で見たリンゴが頭の中でイメージとして構成される．目の前にリンゴがなければ，それまでの経験からリンゴのイメージが頭の中に構成される．いずれのばあいであっても，一度リンゴのイメージが頭の中で構成され，そのイメージとして構成されたリンゴを「描く」ための運動企画がなされる．そして運動野で動作のイメージに変換され，小脳を経由して効果器（筋）に具体的な指示が出される．頭の中に構成されたリンゴのイメージは，手を動かすという身体運動に置き換えられて，紙の上に描かれ，視覚を通して確認できる客観的なものとなる．そして描き始めると，描かれる線や筆具の動きは視覚情報として，また手の動きや筆圧は体性感覚情報として，認知系を通して前頭前野にフィードバックされる．もちろん絵のできとしてどうかということも情動系を通して前頭前野に伝えられる．フィードバックと再認知，行為の修正の繰り返しにより，頭の中で思い描かれたリンゴのイメージが絵になる．それは身体機能からすれば，目と手の緊密な協調が必要とされる行為である．

2）「描く」作業の表現様式

何かを表現するばあいの表現様式の違いということも関心の一つであった．そうした思いをイメージできるものにするために，舞踏，音楽，言語との表現の違いを比較し，そのイメージをスケッチしたものが**図8-1-1**である．このようにある作業の特性について考えるとき，いくつかの隣接するものと比較するとわかりやすい．「描く」行為は，舞踏や一般的な音楽表現（歌詞に意味をもたせたものは別であるが）よりは言語性が高く，身体表現と言語表現の間にある非言語的表現にあたる．文字で表したり言葉で伝えるといった表現行為に比べると，「描く」という行為は，知覚・認知過程で知性化のフィルターを通ることが少ない．したがって，「描く」行為は，言葉で表しきれないものを意識的に表現することができると同時に，言語として知的

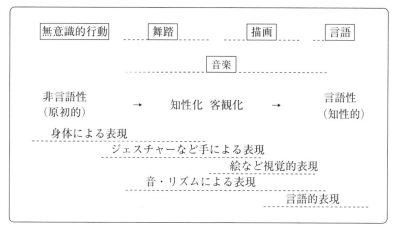

図 8-1-1　表現様式とその特性

に統合される以前の無意識的なものが表現されやすいと思われる．

「描く」という行為は，精神性と身体性が相互に深く関連し，

①身体運動を介したイメージの表出　　　（身体エネルギーの使用）
②主に手で筆具を使用して表現　　　　　（手の機能との同一化）
③意識レベルと無意識レベルが混在して表出　（無意識の表出）
④見ながら描く同時進行による意識化　　（視覚化による意識化）
⑤目と手の協調運動　　　　　　　　　　（協調的な感覚運動系の使用）

といった特性をもった行為といえる．このときのメモは，後に「発散的な意識化を促す描画の利用」（山根，1990a）という事例検討に集約された．臨床でメモを始めてから5年あまり後のことである．

3）描画の表現特性

分離脳の研究からは，左右の脳はそれぞれ担っているものが異なることが明らかにされていた．この脳の優位性が描画表現にも影響するが，臨床ではどのように活かすことができるのかということにも興味があった．そのときのスケッチが図 8-1-2 である．それぞれ言語との表現の違いからすれば，表現様式でも述べたように知覚・認知過程で意識的，論理的，分析的なフィルターを通らない無意識的，直感的なものが表出することが考えられる．

また，描かれたものは，いずれも本人の経験により脳内に蓄積された情報やそれが加工されたものといえる．そして，情報の蓄積と想起によるイメージ化は脳の発達レベルの影響を強く受ける．

脳の機能や発達と描画の関係から，

個人性：絵画には描いた人の情緒や，その人の経験で蓄積されたものが，イメージとして表れる．

普遍性：知覚，情動，社会性の発達と描画の発達に相関関係がある．

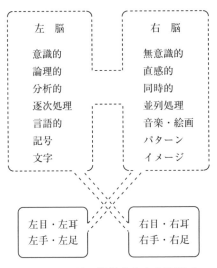

図 8-1-2　脳の機能分化と表現様式

　　意識性：言葉になりにくいものを絵で伝えるように，絵画は認識されたものを意識的に表現
　　　　　できる．
　　無意識性：知的操作の加わる前のものが意識しなくても表れることがある．
といった描画の表現特性が考えられる．この意識レベルと無意識レベルが混在して表出（無意識レベルの投影的表出）されることが，精神療法において言語の代替としてもちいられたり，家屋・樹木・人物画法テスト（H・T・P），人物画テスト（DAP），絵画統覚検査（TAT）など性格診断にもちいられたりする根拠になっている．グッドイナフ人物画知能検査は，イメージ化し表現する機能と脳の発達の関係から，知能の発達度の測定を人物画で試みたものである．

8・1・3　「描く」ことの作業分析

　「描く」という行為に含まれる活動の臨床的利用，作業分析的視点を広げることを目的に，描画全体をとらえることを試みた．検討した項目は分析の諸要素に類するものであるが，Fidler, 松井, Spackman のテキストなどを参考にして決めたものである（Fidler et al, 1963；松井, 1978；Hopkins et al, 1983）．

　大半の項目は，一般の作業分析の項目と同様なものであるが，「描画の範囲」は，作業の適応や修正，同様な機能をもつ活動の利用ということから類似活動を把握するために考えた項目である．治療の進展にそって，それまで対象者がおこなっていた作業と類似した活動を発展的に使用したいばあいがある．そのようなときに適切な作業選択ができるようになればよいという思いから，描画に含まれるものや，類似活動の一部を列挙し，段階別に並べてみた．その当時（1982〜1989）にメモしたものを参考のためにそのままの内容で紹介する（**表 8-1-2**）．こうした臨床における試行錯誤のメモが，その後の作業分析の言語化になった（山根, 1997；1999）．

表 8-1-2 「描く」ことの作業分析

項　目	分　析　内　容
描画の範囲	・自由度の視点（構成的→創作的）から 　　なぞり絵→ぬり絵→模写→課題画→具象スケッチ→自由画 ・描画用具の視点（硬い→軟らかい）から 　　ペン・鉛筆画→クレパス画→水彩画・油絵→フィンガーペインティング ・材料の視点から 　　パステル画，ペン・鉛筆画，水彩画，水墨画，油絵，アクリル画… ・技法の視点から 　　自発画，ぬり絵，誘発線描画，スクィッグル，色彩分割，課題画法（物，風景，人，動物，家族，社会，自己…），自由画… ・「描く」表現に関連する作業 　　貼る　　　　　　：はり絵，ちぎり絵，砂絵，タイル画… 　　切る，彫る，打つ：切り絵，版画，彫金，銅版打ち出し… 　　縫う，編む，織る：刺しゅう，クロスステッチ，パッチワーク，刺子模様編み，模様織り… 　　染める　　　　　：絞り，ろうけつ染め… 　　その他　　　　　：タイプ画，コンピューターグラフィック…
工　程	新しい学習や技術を必要としない「自発画」「スクィッグル」「ぬり絵」などから創作的技術を要する芸術作品まで，作品により幅広く段階づけが可能．多くは1回から数回で完成し，時間的な遅延や延期がほぼ無制限に可能．
材料用具	描画用具はどこでも手に入る簡単なものから種々ある．統制は比較的簡単なものが多く，技術を要しない柔軟な素材ほど，退行的，衝動的，発散的な表現を引きだしやすい特徴がある（幼児期の移行対象としての素材との関係が大きい）． 　用紙：画用紙が主．模造紙（集団描画などで） 　彩具：鉛筆，色鉛筆，ボールペン，サインペン，マジック，クレヨン，クレパス，水彩，墨，アクリル絵の具，油絵の具…
構成度	ぬり絵や模写から自由画まで，構成度の高いものから自由度の高い創作的なものまで，幅広い活動を含んでいる（描画の範囲参照）．
身体運動	上肢・手指を主に使用（他に代償部位として口，足，自助具使用で頭部）した比較的ゆっくりとした動作．用具による抵抗の差はあるものの，作業遂行のための位置や場の移動の少ない，受動的な運動．抵抗，リズムの変化は少ないが，巧緻性，関節可動域の段階づけが可能．
感　覚	視覚（色，形，明るさ，空間，動き，大きさ…） 触覚（触覚の投射による描画用具の軟らかさ，紙の抵抗…） 深部感覚（筆の動き，速度…）
知　覚	図―地，空間関係，物体恒常性，立体知覚，図の恒常性，色彩知覚…
情　動	表出されたイメージの象徴性がそのまま情動と関係，それに表現する身体部位としての手の機能が同一化される．このイメージの象徴性に手の機能の同一化が加わった描画行為と作品とが，発散，解放，カタルシスを生み，自己愛を満たす． 彩具，動作は anal phase の素材や行動を昇華したもので，そうしたものが防衛を解きやすい要因になっているものと考えられる．そして情動の表出，誘発は身体運動を通しながらも，紙に描かれることでワンクッションおかれるため，間接的なものとなり，比較的コントロールが容易といえる．
結　果	結果は作品として，第三者も確認できる形になる．構成度の高いものほど同一物の再生産が可能で，現実検討の材料になる．創作性の高いものは芸術としての文化的な価値や自己愛の充足という個人的価値をもつ．
社会的意味	ぬり絵など簡単な構成的作品や技術の拙い創作的作品は，個人の遊び興味としてとらえられる．しかし，巧緻性の高い構成的作品やすぐれた創作的作品は，芸術品としての価値をもつ．
治療者との距離	代理行為的作業から一人作業まで，両者の距離を自由に操作できる作業活動である．また画法や課題により，治療者の模倣や指示を受けることも，クライエントの自由意思による活動も可能で，二者間の依存の段階づけが行いやすい作業活動といえる．
他者との関係	一般的には言語コミュニケーションを必要としない活動だが，雑談をしながらでも可能な個人活動に類する．作品を通しての話しあいを主とする集団療法や，共同作業による集団描画などでは，コミュニケーションが重要になり，作品がその促進要素として大きな役割を果たす．

表 8-1-3 「描く」行為の臨床応用

項　目	内　容
精神認知機能の訓練	理解力,判断力,内省,自己洞察
感覚の促通	視覚,深部感覚(筆の動き,速度…)
知覚認知機能の訓練	図―地判別,空間関係,物体恒常性,立体知覚,図の恒常性,色彩知覚…
情動のコントロール	気分の転換・解放,感情の発散 自己愛の充足 集団所属感,受容される体験 カタルシス
コミュニケーション訓練	言語化
高次神経障害の評価訓練	構成失行 視覚失認(物体失認,色彩失認,相貌失認,同時失認) 身体失認,視空間失認
身体の代替機能の訓練	利き手交換,足や口・頭部の使用
補助具,自助具の使用訓練	義手,スプリント,デバイス
目と手の協調動作訓練	
姿勢保持訓練	座位,立位
関節可動域の改善	

8・1・4　臨床への応用

描画の投影機能をもちいた精神療法の補助手段としての利用もさることながら,作業療法では,描く行為や動作そのものを治療・援助に活かしたいと考えていた.芸術性の高い趣味やよりよい体験としての描画活動の意味あいを基盤にしながら,当時考えていた感覚運動機能や精神認知機能の改善という視点からメモしていたものを紹介する(**表8-1-3**).これらの一部は,その後,日本作業療法士協会編集のテキストで言語化の機会を得た(山根,1985b;1990b;2003).以下のメモは,整理完成されたものではなく,ひとりの作業療法士の試行探索過程を示す意図で,その当時のメモを寄せ集めた内容である.気づかれるだろうが,不十分な部分や少しはずれている部分がある.何が不十分で,どこがはずれているかをみつけるのもよい.

1) 精神認知機能面への応用

精神認知機能面への応用としては,
- 理解力・判断力などの改善手段
- 手で道具をもって描くという行為・動作による,衝動的なエネルギーや抑圧された過剰なエネルギーの身体エネルギーに置き換えた表出
- 手の機能と同一化した表現行為による気分の転換・解放,感情の発散

などがある.また,
- 自己表現や完成させる喜びは自己愛を満たし,成功体験にもつながる.
- グループによる制作は他者との協調や交流を促進し,成功体験を共有し,集団所属感を育くむ機会にもなる.

- 精神的な集中力，観察力，創造力の開発をめざすこともできる．

そして，
- 抑圧されていた情動が描画の一次過程的様式のなかで適応的に表出されることが，カタルシス効果をもたらす．
- 表現されたものを自らが客観的に見るという過程を通して，患者自身の内省や洞察がもたらされることもある．

さらに，描画を媒体とした言語的・非言語的コミュニケーションは治療者と患者の相互理解を深め，関係を強化することが可能であり，
- 精神療法の補助手段としてももちいられている．
- 言語表現が不得手であるとか，言語交流そのものに障害があるばあいの交流手段，および言葉で表現しきれないものを伝えるコミュニケーション手段としてももちいることができる．
- 知覚認知機能に対しては，絵画や対象をとらえて描画する過程を利用して図—地の判別や空間関係の認識，物体恒常性，立体知覚，図の恒常性，色彩知覚といった機能の訓練などにも利用できる．

といった広範な応用のしかたがある．

2) 感覚運動機能面への応用

　感覚運動機能面への応用としては，描画の自己表現や芸術性が与える楽しみや満足という精神性が，ややもすると単調になりやすい身体的な機能回復訓練を支える大きなモチベーションとなる．作業をもちいると，通常の運動療法と比較して，身体的な機能回復訓練という点ではあいまいさを含み時間を要することもあるが，「描く」ことに夢中になっている時間がそのまま機能の維持や改善につながることが，作業療法の大きな治療効果の要素である．

　「描く」という行為をもちいた感覚運動機能の改善は，「対象を見て，あるいはイメージして，線を描く，色を塗る」という動作に要求される，主に視覚や深部感覚から入力される情報への注意・集中，対象の認知（視空間認知），上肢の安定性，目と手の協調性，手の巧緻性・随意性などに関する改善が主となる．応用的能力・適応能力としては，動作面では上肢のリーチや筆具の把持・保持能力の改善，上肢装具や義手のやや巧緻的な使用のトレーニングにもちいることができる．また描画全体はそれほど筋力が必要な活動ではないが，把持力や上肢の筋力の低下が著しいばあいには，ホルダー，ラップボードなどの自助具をもちいたり，上肢が使えないばあいには筆を口でくわえたり，ホルダーで頭部に固定する，足指に挟むといった方法で，上肢の代償機能の訓練としても利用できる．

3) よりよい体験としての応用

　長い療養や養生の生活のなかにあっては，毎日治療や訓練に明け暮れることは，よほど命に別状がある状態でないかぎり不可能なことである．そうした生活のなかで，治療や訓練が効果

的に機能するためには，安らぐ時間やよりよい体験としての時間があることの意味が大きい．描画表現に興味のある者に，絵を描いて楽しむ時間があれば，余暇活動として趣味を広げ生活に楽しみを見いだしたり，技術指導を通して治療者との対人関係を深めることも可能である．

8・2 「描く」ことの応用1：共同連想描画法

「描く」という行為について，追試の過程で，作業療法という視点からいくつかの技法を考えた．その一つが「共同連想描画法」（山出他，1985；山根，1984；1985a；1985b；1990b）である．

描画の非言語性を活かし，一本の線を描く行為そのものを，他者とのコミュニケーションや対人機能の改善に利用できないだろうか．共同連想描画法は，そんな思いのなかで，一つの課題にそって順番に描きながら一枚の絵を共同で仕上げていく技法として思いつき試み始めたものである．1983年秋のことである．当初は統合失調症を主な対象として試み始め，その後20年余りの経過のなかで高齢者や児童など障害領域や対象を超え，さらに家族面接への利用などいくつかの応用技法も生まれた．

8・2・1 方法

表 8-2-1に示すように，何人かが共同で一枚の絵を仕上げる技法である．グループの人数は1グループ7～8名程度が適している．

描画用具として，模造紙と最低でも12色以上の油性マーカーを準備する．模造紙は油性マーカーの裏写りがあるため，2枚重ねて貼るとよい．描画用具はサインペンや水彩，クレパスなどいろいろ試みたが，筆圧に関係なく，だれが描いても同じ色合いになり，描画技術の差が表面化しないといったことから大型のマジック・インキ（商品名）を使用するようになった．

基本手順は表8-2-1に示す通りであるが，描画順は8名の参加であれば1～7までの番号のカードとジョーカーを用意し，カードを引いて数字順に着席する（**図 8-2-1**）．ジョーカーを引いた者は自分の好きな席順に座ることができる．描画や順序などに対する抵抗感を少なくしたり，導入時の緊張を和らげる工夫の一つとして，このような偶然性，意外性，遊び要素を取り入れるとよい．描画順が最後の者が，絵ができあがっていった順序の概略を記録する役を兼ねる（記録用紙は**付表 5-1**「共同連想描画記録用紙」）．

基本の手順で進めると，3～4巡すれば30前後の描き込みがなされ，模造紙の画面がほぼ埋まってくる．仕上がりに近づいたら，「最後にぜひこれだけは描いておきたいというものがあれば，一人一つだけ描いてもいいです」といって終了にする．時間にして40～50分程度で描画は終了する．

描画終了後，記録係がどのような順序で絵が仕上がったかを記録用紙を見ながらみんなに紹

表 8-2-1 共同連想描画法

概略	7〜8名で，一つの課題にそって順番に描きながら一枚の絵を仕上げる集団描画．
用具等	模造紙（1グループに2枚） 12色以上の油性マーカー（大型マジック・インキ）
手順	①模造紙を壁面（ホワイトボードなど）に貼り，トランプなどで描画順を決め着席する． ②必要に応じて模造紙に枠を描く． ③課題を提示し，「1番の人から順に課題にそって，何か一つずつこの紙に描き，全体で一枚の絵になるようにします．他の人が描いたものに描き加えても，新しいものを描いてもいいです．何も思い浮かばないときは，パスして次の人にまわしましょう．描くものがなくなったところで終わりにします」と指示する． ④何巡かし，全体の絵ができた時点（通常1時間以内）で描画を終了する． ⑤描画の過程で体験したいろいろな気持ちや絵の感想を言語化し終了する．
効果	評価機能 ・集団内での対人関係，行動パターン把握 治療機能 ・他者と対等な参加の体験 ・他者への配慮と同時に他者から受ける配慮の体験 ・模倣を通じた対人交流技能の学習 ・自他のかかわりの客観視 ・言語化の促進
応用	治療者との交互連想描画 家族間連想描画

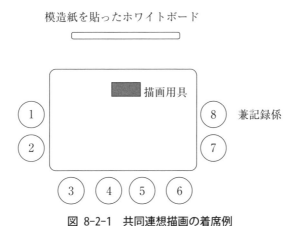

図 8-2-1　共同連想描画の着席例

介し，その後，描画途中で感じたことや絵に対する感想を述べ合って終了する．この描画後の言語化が重要である．通常，1時間半から2時間弱で1セッションが終了する．

8・2・2　描画に見られる現象と効果

一つの共通課題にそって，対等に自分の番がまわってきて描くというシンプルなルールに基づく集団描画法であるが，個々の集団内での対人関係・行動パターンがよく表れる．たとえば，

他者の絵に加筆することでやっと場に入ることができる「依存タイプ」，他者の絵を別なものに描き変えたり，変わったものを描く「茶化し攻撃タイプ」，模造紙の一画に自分の枠をつくって描画上他者との接触がみられない「引きこもり防衛タイプ」，毎回状況に左右され描くものが変わる「不安定タイプ」などがある．あるセッションにおける参加者の集団内行動特性を分析するばあいには，**付表5-2**の「共同連想描画グループ分析表」を使用する．

　同じグループでセッション回数が重なってくると，しだいに集団内行動パターンが修正されてくる．周囲とのつながりを考えて描くようになったり，描画中に他者の描いたものとの関連で生じる感情の言語化がみられる．このような変化は，他者の描くものに制約されたり，助けられたりしながら一枚の絵を仕上げ，自分が主体的に参加しながら，描画作品を通して他者とのかかわりを客観的にみることができるという本法のルールと絵画のもつ視覚化によるものと考える．グループ参加者の集団内行動特性の変化をみるばあいには，**付表5-3**「共同連想描画個人経過分析表」に毎回の「共同連想描画グループ分析表」の個人対応部分を時系列で記入するとよい．

　描画に見られた特徴と経過より，評価機能として，集団内での対人関係や行動パターンが思った以上に把握できる．治療機能としては，順番性でパスあり，描画後の言葉で補うことができる，個人描画のように他者との技術の差がほとんど表出しないといった本技法の特性が，他者と対等に共同活動に参加する体験，他者へ配慮すると同時に他者からも配慮を受ける体験になり，集団内における他者とのかかわり方を客観的に眺めながら，模倣を通じて対人交流技能を学習する機会にもなる．そして，描画後の話し合いでは，描画というイメージの視覚化による助けがあるため，単にある課題に対して話し合うより言語化が促進され，話が活発になる．

8・2・3　適応対象

　当初は精神障害領域において主に統合失調症を対象に試みを始めた技法であるが，自発描画が可能であれば，対象の障害領域や年齢を限定することなくおこなうことができる．特に描画分析の知識がなくても共に遊ぶなかで対人パターンがわかり，レクリエーション的な使用からコミュニケーションの賦活，集団内での行動の自己洞察を深める精神療法的使用，自分の席から移動して大きな画面に描画をするという動作を身体機能の改善に利用するなど，幅広く使える集団療法の一つとして子どもから高齢者までおこなっている．

　ただ一つ，軽躁状態で興味が拡散している人やうつ状態からの回復初期で，他者との比較や頑張りすぎが好ましくない状態の人，境界事例で衝動的な行為が少しコントロールしにくい状態の人など，集団共同活動そのものが適切ではない人たちは，当然適応対象にはならない．

8・2・4　いくつかのコツ

　本技法をおこなうにあたって，だれもが出合うであろう疑問に対する基本的な対処を紹介する．

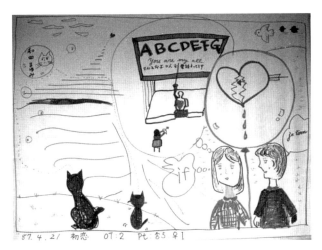

図 8-2-2 「共同連想描画法」作品例

1) スタッフの参加

絵画療法などでは，治療・援助スタッフが描画に加わらない手法も多いが，本技法では一参加者として描画に加わる．人数分の1の確率で平等にまわってくる描画の順番を利用し，共同作業のなかで行きづまっている者や他者に対して過剰な介入をする者がいたばあいや，大きく場をこわすような描画があったばあいに，加筆や修正など描画を通して場の補助をする．このばあい，あくまでも一人の参加者という域を出ない程度にするのがコツである．

2) 課題の決定

参加者から募るのが原則であるが，こうした技法の導入期や，実施するもの自身が不慣れな場合は，「初春」「若葉」「夏まっ盛り」「小さな秋見つけた」「晩秋」など四季の課題から始めるとよい．慣れてくると抽象的な課題や心理的課題がでてきてもよいカタルシスの場として扱うことができるようになる．ちなみに，「宇宙」「天国」「初恋」「失恋」「死」「都会」「勇気」「病院」‥‥といったような課題が参加者からだされ，どきっとしたこともあるが，すべてカタルシスを含め有意義な体験になった．後半の話し合う時間が大きな役割を果たすが，描画を介することで単なるイメージのやりとりに陥らないですむことが大きな特徴である．**図 8-2-2** が「初恋」というテーマで描かれた描画作品の例である．参加者の提案によるテーマであったが，実らなかった想いや病気になったため交際をあきらめたことなどが話され，いつもよりセッションの終了時間が延びた．「僕…この病気になって忘れてたけど，僕でも女の子好きになったことがあったんやわ」と中学時代のことを思いだして語ったK君は，今どうしているのだろう．

3) 参加者の人数

グループの規模が気になることであろうが，参加者が多くなったばあいは複数グループにし

て，同じ課題で描画をおこない，各グループの作品を全員で見ながら話し合う場をもつ．1グループでおこなうばあいよりも，普遍的体験，自他のかかわりの客観視などの効果が高くなり，意外な効果が生まれる．

4）1回1つの約束

参加者によっては，自分の描画の番がまわってきたときに，あれもこれもと一人で描いてしまうような状況に陥る人がみられることがある．そうした状況を防ぐために，1回の描画は1つということを基本のルールにしておくとよい．

8・3 「描く」ことの応用2：私がモデル，皆ピカソ

「描く」という作業について，もう一つ「私がモデル，皆ピカソ」（山根，1990b）を紹介する．

人物画による心理検査法では，慢性の統合失調症の人たちの描く絵が，どれも似たような表現になることが指摘されていた．確かに追試すると指摘される現象がみられ，モデルがいてもいなくても，人物は皆同じような表現になり，特に長期入院で慢性化した人に顕著で，地域生活をおくっている人たちは慢性的な人であっても，長期入院者ほどではないことに気がついた．そのため，病理的な認知機能の障害があるとしても，対人緊張の強さなどからきちんと人を見るということが十分ではないことの影響も大きいのではないかと考えた．もう少し，しっかりと安心して見たり，見られたりすることができれば，人と過ごしたり，町中に出たりすることもずいぶん楽になるだろう．何かよい方法はということで考案したのがこの技法である．

8・3・1 方法

表8-3-1に示すように，モデルになって他者に見られること，人物スケッチを通して他人をしっかり見ること，特徴をつかむこと，そして描画を通してそれぞれの思いを述べあうことで，楽しみながら見る見られる体験をきちんとおこなうことを目的として，人物スケッチをする技法である．

まずモデルを自薦・他薦で選び，モデルには自分の好きなポーズをとってもらい，自分のここが気になっているのでこんなふうに描いてほしいという希望を述べてもらう．スケッチをする者には個々にB4サイズの画用紙と2人に1箱のクレパスを渡し，「モデルの希望が表現できればそれを取り入れて，あなたがこのモデルのここが魅力的という点を一つ見つけピカソ気分で思い切って描きましょう．うまく描けなくても大丈夫，後でこういうふうに描きたかったと話すことができます」といった描画の意図を話し，思いどおりに描いてもらう．

一通りみんなの描画が終わったら，ホワイトボードや壁など，全員で観賞できるところに並べて貼り，モデルになった者に感想を述べてもらう．ピカソになった者からは，それぞれモデ

表 8-3-1 私がモデル，皆ピカソ

概略	参加者の1人をモデルにして，みんながそれぞれモデルをスケッチし，それぞれの絵を通して話をする．
用具等	B4の画用紙（1人に1枚） 25色程度の色数があるクレパス（2人に1箱），鉛筆，色鉛筆（20色以上の色数）
手順	①自薦・他薦でモデルを決めて着席する． ②モデルがどのように描いてほしいか希望を述べる． ③スケッチする人には，「モデルの希望が表現できればそれを取り入れて，あなたがこのモデルのここが魅力的という点を一つ見つけピカソ気分で思い切って描きましょう．うまく描けなくても大丈夫，後でこういうふうに描きたかったと話すことができます」と描画の意図を伝え，描き始める ④みんなが描き終わったら，全員の絵を貼り，モデルになった人は描いてもらった絵を見て，感想を述べる． ⑤描いた人たちは，モデルの魅力的と思った部分はどこか，特徴をどのようにつかんだか，どのように描こうと思ったかなどについてみんなに説明する．
効果	モデル ・見られることへの抵抗感の減少 スケッチする側 ・きちんと対象を見て，対象の特徴をつかむ ・自分が感じたことを言語化する

ルのどの部分が魅力的だと思ったか，どのように描こうと思ったかなどについて話してもらう．描画そのものは30～40分程度で終わるが，描画前後の会話時間を含んで1時間半程度のセッションになる．

8・3・2　適応対象

　この技法も精神障害領域において主に統合失調症を対象に試みを始めた技法であるが，自発描画が可能であれば，対象の障害領域を問わず子どもから高齢者までおこなうことができる．
　ただ一つ，軽躁状態で興味が拡散している人や境界事例で衝動的な行為が少しコントロールしにくい状態の人などは，当然適応対象にはならない．

8・3・3　いくつかのコツ

　本技法をおこなうにあたって，誰もが出合うであろう疑問に対する基本的な対処を紹介する．

1）スタッフの参加

　この技法においても，スタッフも参加者の一人として描画に加わる．ときにスタッフがモデルになることもあるが，通常の治療・援助関係ではなかなか聞くことができない話がでておもしろい経験をすることが多い．

2) 描画用具

　神経症圏内の一部に下書きをしないと描けない者がいるので，HBから2B程度の鉛筆と色数の多い色鉛筆を何セットかと，消しゴムもいくつか用意しておくとよい．クレパスを2人に1箱にするのは，スケッチをしながら，クレパスを共用する者同士に自然な相互の配慮の関係が生まれることに気がついてそうするようになった．

3) 描画内容と後の話

　思ったとおりにモデルの特徴をつかんで描くということで，ときにかなりデフォルメされて描かれたものが見られることもある．そうしたなかにはモデルが気にしている点を誇張したり，モデルに対するネガティブな気持ちが投影されているばあいもある．そのためにも，モデルのよい部分をうまく見つけて表現するような雰囲気をつくるとよい．仮にそうした描画がなされても，描画についての話しあいで，相互の思いを言語化することで対処すればよい．

　描画後の感想では絵の上手，下手という技術評価にならないようにする．

4) 作品の扱い

　描いた絵に関しては，モデルの了解が得られれば，1週間程度展示し，次のセッション時に表紙をつけてモデルになった人にプレゼントするという方法をとっている．そして，1年に1度，全員の絵を持ち寄って，全部展示するということもする．10人のグループであれば，もし全員が参加したら，1人のモデルに対して9枚ずつの絵が10人分，合計90枚の絵が集まり，壮観である．

8・4　その他の作業に関して

　つきることのない好奇心と新たな発見に，驚きと楽しみを感じながら試行と思考を続けてきた筆者の体験から生まれたものは，「作業療法覚書」（山根，2014）として紹介した．そこで取りあげたのは，この「未完の章」で例示した「描く」に関する試みを含み，
- ・身―感じる・緩める・伸ばす・動かす
- ・食―料る・食べる・満たす・交わる
- ・植―育てる・過ごす（委ねる）・感じる・採る
- ・土―ふれる・こねる・焼く（火）・水
- ・音―聴く・歌う・奏でる・創る・（踊る）
- ・描―イメージ・非言語・表す・伝える
- ・言―考える・表す・伝える

といった7つの作業で，この「未完の章」の思考と試行をさらに広げたものである．

作業

ひとが
作業する
生きる
何かする
何もしない
みな作業

ひとは
作業する
ひとり
作業する
ひとと
作業する

◆引用文献◆

Fidler GS, Fidler JW (1963). Occupational therapy：a communication process in psychiatry. Macmillan Publishing. New York（加藤孝正訳．1966．「精神医学的作業療法」医学書院）．

後藤多樹子，中井久夫（1983）．"誘発線"（仮称）による描画法．芸術療法．14．51-56．

Hopkins HL & Smith HD（1983）．Willard and Spackman's occupational therapy 6th ed. JB Lippincott. Philadelphia（鎌倉矩子，他訳．1989．「作業療法改訂第6版上巻」協同医書出版社）．

石川　元（1983）．家族絵画療法．海鳴社．

伊集院清一（1990）．拡大誘発線法における"埋没化"現象―人物部分刺激として捉えた際の反応についての省察．日本芸術療法学会誌．21．16-26．

岩井　寛，他（1978）．マルと家族―全体精神療法の1技法．芸術療法．9．7-15．

加藤孝正，他訳（1976）．子供の家族画診断．黎明書房．

小山右人，他（1978）．矢印描画について．芸術療法．15．7-14．

松井紀和（1978）．精神科作業療法の手引き．牧野出版．

松井律子，他（1990）．誘発線法についての新しい方法と解釈について．日本芸術療法学会誌．21．5-15．

中井久夫（1970）．精神分裂病者の精神療法における描画の使用．芸術療法．2．77-90．

中井久夫（1977）．ウィニコットのSquiggle．芸術療法．8．129-130．

中井久夫（1985）．相互限界吟味法を加味したスクィッグル法．「中井久夫著作集2巻治療」pp236-245（芸術療法．13．1982初出）岩崎学術出版社．

中里　均（1978）．交互色彩分割法．芸術療法．9．17-24．

徳田良人，二宮秀子，大村るみ（1971）．イメージと絵画療法．芸術療法．3．13-23．

徳田良人（1975）．絵画療法（1）〜（3）．理・作・療法．9（5, 6, 7）．4．

内村静子（1973）．フィンガー・ペインティング．理・作・療法．7．679-682，753-756，903-907．

内村静子（1974）．フィンガー・ペインティング．理・作・療法．8．31-34，182-188．

内村静子（1985）．フィンガーペインティング．日本作業療法士協会編「作業―その治療的活用」pp192-196．協同医書出版社．

山出美鈴，山根　寛（1985）．共同連想描画法―2．第5回近畿作業療法学会．

山中康裕編（1984）．中井久夫著作業別巻H・NAKAI風景構成法―シンポジウム．岩崎学術出版．

山根　寛（1984）．共同連想描画法―1．第4回近畿作業療法学会．

山根　寛（1985a）．共同連想描画法―3（絵遊びが描く対人関係）．第5回近畿作業療法学会．

山根　寛（1985b）．絵画．日本作業療法士協会編「作業―その治療的応用」pp164-167．協同医書出版社．

山根　寛（1990a）．発散的な意識化を促す描画の利用．作業療法．9，pp124-130．

山根　寛（1990b）．絵画．日本作業療法士協会編「作業療法学全書第2巻基礎作業学」pp307-315．協同医書出版社．

山根　寛（1997）．作業活動―生活の要素．「精神障害と作業療法」pp56-75．三輪書店．

山根　寛（1999）．作業を分析する．鎌倉矩子，他編「ひとと作業・作業活動」pp69-116．三輪書店．

山根　寛（2003）．絵画．日本作業療法士協会編「作業—その治療的応用改訂第2版」pp105-112．協同医書出版社．

山根　寛（2014）．目からウロコの作業料理の本—作業療法覚書．三輪書店．

付表

付表1　包括的作業分析チェックリスト────────── 260
付表2　限定的作業分析チェックリスト（精神障害領域の例）── 264
付表3　限定的作業分析チェックリスト（身体障害領域の例）── 267
付表4　限定的作業分析チェックリスト（発達障害領域の例）── 270
付表5-1　共同連想描画（Group Association Drawing）
　　　　記録用紙──────────────────── 273
付表5-2　共同連想描画（Group Association Drawing）
　　　　グループ分析表────────────────── 274
付表5-3　共同連想描画（Group Association Drawing）
　　　　個人経過分析表────────────────── 275

付表 1

包括的作業分析チェックリスト

年月日： ／ ／ 　氏　名：

基礎項目	
作業名	所要時間と回数
必要な道具・素材	対象年代，性別

環境（作業に必要なスペース，設備などの物理的環境，人的環境，通常おこなわれる社会的・文化的環境など）

工程（作業内容の大きな変化を区切りとする工程とその内容）
工程数：　　　　　　　　　工程の順序の変更（可・不可）

工　程	内　容

運動機能	(作業遂行における身体運動の特性)					
粗大運動：	量	少－－＋－－多			段階	少－－＋－－多
巧緻運動：	量	少－－＋－－多			段階	少－－＋－－多
運動部位：		局所－－＋－－全身			段階	少－－＋－－多
肢　　位：	(横臥位, 伏臥位, 仰臥位, 長座位, 椅子座位, 立位)					
	変化	少－－＋－－多			段階	少－－＋－－多
運動速度：	変化	少－－＋－－多	速さ	遅－－＋－－速	段階	少－－＋－－多
抵抗負荷：	変化	少－－＋－－多	強さ	弱－－＋－－強	段階	少－－＋－－多
リ ズ ム：	変化	少－－＋－－多	速さ	遅－－＋－－速	段階	少－－＋－－多
繰り返し：	量	少－－＋－－多			段階	少－－＋－－多
両側性 ：	量	少－－＋－－多			段階	少－－＋－－多
一側性 ：	量	少－－＋－－多			段階	少－－＋－－多

主動関節と可動範囲

主動筋群, 筋作用, 筋力

運動機能まとめ

感覚・知覚・認知機能 （作業遂行に必要な感覚・知覚・認知機能）
主な感覚（作業遂行に必要な感覚および作業遂行にともない入力される感覚） 　視　覚：量　少－－＋－－多　　段階　少－－＋－－多　　聴　覚：量　少－－＋－－多　　段階　少－－＋－－多 　触圧覚：量　少－－＋－－多　　段階　少－－＋－－多　　嗅　覚：量　少－－＋－－多　　段階　少－－＋－－多 　味　覚：量　少－－＋－－多　　段階　少－－＋－－多　　温　覚：量　少－－＋－－多　　段階　少－－＋－－多 　深部覚：量　少－－＋－－多　　段階　少－－＋－－多　　前庭覚：量　少－－＋－－多　　段階　少－－＋－－多 感覚の代替（必要な感覚に支障があるばあい何で補うことができるか）
必要な知覚機能（作業遂行に必要な知覚機能） 　視知覚：少－－＋－－多　　聴知覚：少－－＋－－多　　触知覚：少－－＋－－多　　嗅知覚：少－－＋－－多 　味知覚：少－－＋－－多　　視空間知覚：少－－＋－－多
注意・集中・持続力等 　注意力：量　少－－＋－－多　　段階　少－－＋－－多　　集中力：量　少－－＋－－多　　段階　少－－＋－－多 　持続力：量　少－－＋－－多　　段階　少－－＋－－多　　理解力：量　少－－＋－－多　　段階　少－－＋－－多 　判断力：量　少－－＋－－多　　段階　少－－＋－－多　　計画性：量　少－－＋－－多　　段階　少－－＋－－多
新たな学習（作業遂行にあたって新たに必要な学習内容）
計画性（作業遂行にあたって必要な計画性） 　計画性：量　少－－＋－－多
感覚・知覚・認知機能のまとめ

道具・素材
道具 　道具の扱いやすさ：易－－＋－－難　　段階　少－－＋－－多 　道具が象徴するもの
素材 　素材可塑性：小－－＋－－大　　段階　少－－＋－－多　　統制：易－－＋－－難　　段階　少－－＋－－多 　　　　抵抗：小－－＋－－大　　段階　少－－＋－－多 　素材が象徴するもの

作業・作業結果（もしくは作品）の特性
自由度：量　　　少－－＋－－多　段階　少－－＋－－多 独創性：量　　　少－－＋－－多　段階　少－－＋－－多 自己愛充足　　　少－－＋－－多　段階　少－－＋－－多 難易度　　　　　易－－＋－－難　段階　少－－＋－－多 結果の予測性　　易－－＋－－難
結果の種類と再生産性 　結果種類：　作品，勝敗，成否，快不快　　再生産性：　低－－＋－－高　段階　少－－＋－－多
誘発されやすい感情
作業過程・作業結果（もしくは作品）の社会的意味・価値
作業過程・作業結果（もしくは作品）のまとめ
交流・コミュニケーションの特性
対人交流の特性：（当てはまるものすべてに☑） 　□個人活動　□並行活動　□二者活動　□協同活動（人数　　　　　　　　　） 　必要な協力分担，物理的な距離   　必要なコミュニケーションと形態
リスク管理上の注意点
身体的リスク
心理的リスク

包括的作業分析チェックリスト（山根）

付表 2

限定的作業分析チェックリスト（精神障害領域の例）

作業名：　　　　　　　　　年月日：　　／　　／　　　氏　名：

作業の一般的特性

基礎項目	必要な道具，素材	
	所要時間と回数	
	対象年代，性別	
	費用	
	環境（必要スペース，設備，人的環境，通常おこなわれる社会的・文化的環境など）	
	工程数・内容	
運動の特性	粗大運動：　　量　　少－－＋－－多　　　　　　　　　　　　　　　　段階　少－－＋－－多 巧緻運動：　　量　　少－－＋－－多　　　　　　　　　　　　　　　　段階　少－－＋－－多 運動部位：　　　　　局所－－＋－－全身　　　　　　　　　　　　　　段階　少－－＋－－多 運動速度：　　変化　少－－＋－－多　　速さ　遅－－＋－－速　　　　段階　少－－＋－－多 抵抗負荷：　　強さ　弱－－＋－－強　　　　　　　　　　　　　　　　段階　少－－＋－－多 リズム：　　　変化　少－－＋－－多　　速さ　遅－－＋－－速　　　　段階　少－－＋－－多 攻撃要素：　　量　　少－－＋－－多　　　　　　　　　　　　　　　　段階　少－－＋－－多 破壊要素：　　量　　少－－＋－－多　　　　　　　　　　　　　　　　段階　少－－＋－－多 *運動の特性まとめ	
感覚刺激	視覚：弱－－＋－－強　聴覚：小－－＋－－大　嗅覚：弱－－＋－－強　温覚：低－－＋－－高 触覚：軟－－＋－－硬　前庭覚：量　少－－＋－－多　変化　小－－＋－－大 *感覚刺激の特性まとめ	

認知機能	注意：量 少ーー＋ーー多　段階 少ーー＋ーー多　集中：量 少ーー＋ーー多　段階 少ーー＋ーー多 持続：量 少ーー＋ーー多　段階 少ーー＋ーー多　理解：量 少ーー＋ーー多　段階 少ーー＋ーー多 判断：量 少ーー＋ーー多　段階 少ーー＋ーー多　計画：量 少ーー＋ーー多　段階 少ーー＋ーー多 *認知機能の特性まとめ
道具・素材	道具の統制：易ーー＋ーー難　段階 少ーー＋ーー多 素材可塑性：小ーー＋ーー大　段階 少ーー＋ーー多　統制：易ーー＋ーー難　段階 少ーー＋ーー多 　　　抵　抗：小ーー＋ーー大　段階 少ーー＋ーー多 *道具・素材が象徴するもの *道具・素材の特性まとめ
作業過程・ 作業結果 （もしくは 作品）	自由度：小ーー＋ーー大　段階 少ーー＋ーー多　独創性：低ーー＋ーー高　段階 少ーー＋ーー多 難易度：易ーー＋ーー難　段階 少ーー＋ーー多　予測性：低ーー＋ーー高　段階 少ーー＋ーー多 再生産：低ーー＋ーー高　段階 少ーー＋ーー多　結果種類（作品，勝敗，成否，快不快） *作業・作品に誘発されやすい感情 *作業過程・作業結果（もしくは作品）の社会的・文化的意味
対人交流の 特性	交流の形態　　：個人活動，並行活動，二者活動，協同活動（人数　　　　　　　　） 生じやすい関係：協力，共同，親和，援助，競争，闘争，その他（　　　　　　　） 物理的な距離の維持　　　　　易ーー＋ーー難 コミュニケーションの必要性 少ーー＋ーー多 *対人交流の特性まとめ

精神障害領域で必要な要素
　　　（対象者を限定する場合　疾患・障害：　　　　　　　　　　　　　　　　　　　　　　　）

鎮静・賦活の要素			
刺激の明確化，単純化・減少	易－－＋－－難	刺激からの保護と鎮静	易－－＋－－難
心理的距離の維持	易－－＋－－難	衝動の発散の機会	少－－＋－－多
*特性まとめ			

現実移行，基本的機能回復の要素			
身体感覚回復の機会	少－－＋－－多	基本的生活リズム回復の機会	少－－＋－－多
楽しむ体験の機会	少－－＋－－多	基礎体力回復の機会	少－－＋－－多
身辺処理能力回復の機会	少－－＋－－多	身体像歪曲修正の機会	少－－＋－－多
集団所属体験・受容される体験	少－－＋－－多	自己コントロール能力改善の機会	少－－＋－－多
*特性まとめ			

自律と適応の機会			
日常生活技能の改善・習得の機会	少－－＋－－多	社会生活技能の改善・習得の機会	少－－＋－－多
対人交流技能の改善・習得の機会	少－－＋－－多	役割遂行能力の訓練要素	少－－＋－－多
自己認識，現実検討の機会	少－－＋－－多	達成感獲得，自信回復の機会	少－－＋－－多
社会性の獲得の機会	少－－＋－－多	就労・就学準備の機会	少－－＋－－多
*特性まとめ			

リスクの有無と留意事項
身体的リスク，心理的リスク

分析チェックリスト（初版改変）YAMANE

付表3

限定的作業分析チェックリスト（身体障害領域の例）

作業名：　　　　　　　　　年月日：　　／　　／　　　氏　名：

作業の一般的特性

基礎項目	必要な道具・素材 所要時間と回数 対象年代，性別 費用 環境（必要スペース，設備，人的環境，通常おこなわれる社会的・文化的環境など） 工程・内容
運動の特性	運動部位：　　　　局所－－＋－－全身　　協調　　低－－＋－－高　　段階　　少－－＋－－多 肢　　位：変化　　少－－＋－－多　　　安定　　低－－＋－－高　　段階　　少－－＋－－多 対 称 性：　　　　少－－＋－－多　　　　　　　　　　　　　　　段階　　少－－＋－－多 粗 大 度：　　　　巧緻－－＋－－粗大　　　　　　　　　　　　　段階　　少－－＋－－多 抵抗負荷：変化　　少－－＋－－多　　　強さ　　弱－－＋－－強　　段階　　少－－＋－－多 リ ズ ム：変化　　少－－＋－－多　　　速さ　　遅－－＋－－速　　段階　　少－－＋－－多 運動速度：変化　　少－－＋－－多　　　速さ　　遅－－＋－－速　　段階　　少－－＋－－多 運動様式：変化　　少－－＋－－多　　　　　　　自動－－＋－－他動 筋収縮特性　　　　収縮－－＋－－弛緩　　　　　　等張－－＋－－等尺　　　　求心－－＋－－遠心 繰り返し：量　　　少－－＋－－多　　　程度　　単純－－＋－－複雑　段階　　少－－＋－－多 ＊主に働く筋や関節
感覚刺激	視覚：弱－－＋－－強　　聴覚：小－－＋－－大　　嗅覚：弱－－＋－－強　　　温覚：低－－＋－－高 触覚：軟－－＋－－硬　　　　　粗－－＋－－密　　痛覚：弱－－＋－－強　　振動：弱－－＋－－強 平衡覚・前庭覚：　　　量　少－－＋－－多　　変化　小－－＋－－大 ＊主に必要な感覚の代償の可能性

認知機能	注意：量 少－－＋－－多　段階 少－－＋－－多　集中：量 少－－＋－－多　段階 少－－＋－－多 持続：量 少－－＋－－多　段階 少－－＋－－多　理解：量 少－－＋－－多　段階 少－－＋－－多 判断：量 少－－＋－－多　段階 少－－＋－－多　計画：量 少－－＋－－多　段階 少－－＋－－多 ＊認知機能の特性まとめ
道具・素材	道具の統制：易－－＋－－難　段階 少－－＋－－多 素材可塑性：小－－＋－－大　段階 少－－＋－－多 　素材抵抗：小－－＋－－大　段階 少－－＋－－多 　　　抵抗：小－－＋－－大　段階 少－－＋－－多 ＊道具・素材の特性まとめ
作業過程・ 作業結果 （もしくは 作品）	自由度：小－－＋－－大　段階 少－－＋－－多　独創性：低－－＋－－高　段階 少－－＋－－多 難易度：易－－＋－－難　段階 少－－＋－－多　予測性：低－－＋－－高　段階 少－－＋－－多 再生産：低－－＋－－高　段階 少－－＋－－多　結果種類（作品，勝敗，成否，快不快） ＊作業過程・作業結果（もしくは作品）の特性まとめ
対人交流の 特性	交流の形態　　　：個人活動，並行活動，二者活動，協同活動（人数　　　　　　　　　　） 生じやすい関係：協力，共同，親和，援助，競争，闘争，その他（　　　　　　　　　　） 物理的な距離の維持　　　　易－－＋－－難 コミュニケーションの必要性 少－－＋－－多 ＊対人交流の特性まとめ

身体障害領域で必要な要素
　　　（対象者を限定する場合　疾患・障害：　　　　　　　　　　　　　　　　　　　　　　）

安静と適度な賦活の要素

運動機能回復の要素			
筋力の維持，回復の要素	少ーー＋ーー多	関節の可動域の拡大や保護の要素	少ーー＋ーー多
運動の協調性の改善要素	少ーー＋ーー多	巧緻性の改善要素	少ーー＋ーー多
随意運動の回復要素	少ーー＋ーー多	身体的耐久性の改善要素	少ーー＋ーー多
注意機能の改善要素	少ーー＋ーー多		

*特性まとめ

代　　　償
代償，自助具，装具などの利用の可能性と程度

生活の自律と適応

リスクの有無と留意事項
身体的リスク，心理的リスク

分析チェックリスト（初版改変）YAMANE

付表 4

限定的作業分析チェックリスト（発達障害領域の例）

作業名：　　　　　　　　　年月日：　　／　　／　　　氏　名：

作業の一般的特性

基礎項目	必要な道具・素材 所要時間と回数 対象年代，性別 費用 環境（必要スペース，設備，人的環境，通常おこなわれる社会的・文化的環境など） 工程・内容
運動の特性	運動部位：　　　　局所－－＋－－全身 姿　　勢：　変化　少－－＋－－多　　安定　　低－－＋－－高 両 側 性：　量　　少－－＋－－多　　段階　　少－－＋－－多 協 調 性：　程度　低－－＋－－高　　段階　　少－－＋－－多 粗 大 度：　　　　巧緻－－＋－－粗大　段階　　少－－＋－－多 リ ズ ム：　変化　少－－＋－－多　　速さ　遅－－＋－－速　段階　少－－＋－－多 速　　度：　変化　少－－＋－－多　　速さ　遅－－＋－－速　段階　少－－＋－－多 繰り返し：　量　　少－－＋－－多　　程度　単純－－＋－－複雑　段階　少－－＋－－多 *運動特性まとめ
感覚刺激	触　覚：　圧迫　少－－＋－－多　軽い接触　　少－－＋－－多　動く接触　少－－＋－－多 前庭覚：　水平　少－－＋－－多　垂直　　　　少－－＋－－多　軸性回転　少－－＋－－多 固有覚：　固定　少－－＋－－多　動き　　　　少－－＋－－多 視　覚：　垂直　少－－＋－－多　水平　　　　少－－＋－－多　目手協調　少－－＋－－多 聴　覚：　量　　少－－＋－－多　嗅覚：量　　少－－＋－－多 *感覚刺激まとめ

知覚－認知	視知覚：　　図地判別　少－－＋－－多　空間関係　少－－＋－－多　恒常性　　少－－＋－－多 触運動知覚：立体覚　　少－－＋－－多　素材識別　少－－＋－－多　素材抵抗　少－－＋－－多 聴知覚：　　図地判別　少－－＋－－多　空間関係　少－－＋－－多　恒常性　　少－－＋－－多 その他：　　身体図式　少－－＋－－多　身体像　　少－－＋－－多　左右判別　少－－＋－－多 　　　　　　部位同定　　　　　　少－－＋－－多　手指認知　少－－＋－－多 ＊知覚－認知まとめ
道具・素材	道具の統制：易－－＋－－難　段階　少－－＋－－多 素材可塑性：小－－＋－－大　段階　少－－＋－－多 　素材抵抗：小－－＋－－大　段階　少－－＋－－多 　　　抵　抗：小－－＋－－大　段階　少－－＋－－多 ＊道具・素材の特性まとめ
作業過程・ 作業結果 （もしくは 作品）	自由度：小－－＋－－大　段階　少－－＋－－多　独創性：低－－＋－－高　段階　少－－＋－－多 難易度：易－－＋－－難　段階　少－－＋－－多　予測性：低－－＋－－高　段階　少－－＋－－多 再生産：低－－＋－－高　段階　少－－＋－－多　結果種類（作品，勝敗，成否，快不快） ＊作業過程・作業結果（もしくは作品）の特性まとめ
対人交流の 特性	交流の形態　　：個人活動，並行活動，二者活動，協同活動（人数　　　　　　　　　　　　） 生じやすい関係：協力，共同，親和，援助，競争，闘争，その他（　　　　　　　　　　　） 物理的な距離の維持　　　　　易－－＋－－難 コミュニケーションの必要性　少－－＋－－多 ＊対人交流の特性まとめ

発達障害領域で必要な要素
　　　　（対象者を限定する場合　疾患・障害：　　　　　　　　　　　　　　　　　　　　　　　　）

基本的機能の発達促進の要素

身辺処理活動促進要素	
身辺処理活動促進の機会	少－－＋－－多

遊びの発達促進要素	
遊びの発達促進の機会	少－－＋－－多

学校生活などへの適応促進要素	
学校生活などへの適応促進の機会	少－－＋－－多

コミュニケーション能力の発達促進要素	
コミュニケーション能力促進の機会	少－－＋－－多

社会適応への促進要素	
社会適応促進の機会	少－－＋－－多

リスクの有無と留意事項
身体的リスク，心理的リスク

分析チェックリスト（初版改変）YAMANE

付表 5-1

実施日　／　／

共同連想描画 (Group Association Drawing) 記録用紙

課題　　　　　参加数：M　人、F　人　記録：

描画順氏名	1 巡	2 巡	3 巡	4 巡	5 巡	フリー
①						
②						
③						
④						
⑤						
⑥						
⑦						
⑧						
⑨						
⑩						

メモ（全体の流れなど）

記録記号
×：パス
P：すでに描かれたものに彩色
C：すでに描かれたものに加筆
R：すでに描かれたものの描き変え

＊記録例：3番の人が2巡目に描いたものに、5番の人が3巡目に色を塗ったら、⑤-3巡の欄に「③2P」のように記入。

付表 5-2

共同連想描画（Group Association Drawing）グループ分析表

実施日　　／　　／　　　　課題　　　　　　　　　　　参加数：M　　人、F　　人　分析者：

描画順氏名	課題に適切			課題に不適切		自己枠	加筆		修正		パス
	離反	普通	近接	状況把握不十分	茶化し攻撃など		自分	他者	自分	他者	
①											
②											
③											
④											
⑤											
⑥											
⑦											
⑧											
⑨											
⑩											

特記

付表 5-3

共同連想描画（Group Association Drawing）個人経過分析表
対象者氏名：
分析者：

参加日	課題に適切			課題に不適切		自己枠	加 筆		修 正		パス
	離反	普通	近接	状況把握不十分	茶化し攻撃等		自分	他者	自分	他者	
/											
/											
/											
/											
/											
/											
/											
/											
/											

特記

エピローグ

　作業療法という未開拓の野に足を踏み入れて 30 余年，作業をもちいる療法とは何か，自分が体験した確からしさをどのように伝えればよいか，試行錯誤の言語化から．1997 年に最初の言葉集『精神障害と作業療法』が紡がれた．そして縁あって，1999 年に『ひとと作業・作業活動』，2000 年に『ひとと集団・場』という作業療法の基軸と考えるものが，いずれも三輪書店から出版された．この基本となる三冊は，版を重ね改訂をおこない，その言語化の過程で，作業する「からだ」から，専門の言葉をもちいない「ことば」がこぼれ出た．そのこぼれ出た「ことば」を集めたものが『作業療法の詩』（青海社）になった．そして，「治療機序」と「治療関係の構築」という作業をもちいる療法の輪郭が，2008 年『治療・援助における二つのコミュニケーション』（三輪書店）で少し姿を現した．この言語化の過程においても，論理的な言語にならない「ことば」がこぼれ『作業療法の詩・ふたたび』（青海社）になった．

　だれもが生活としておこなっている，あまりにも日常的な，あまりにも豊かな作業に感じた確からしさとは何か，「ことば」では伝えきれないものを「ことば」にする旅は続いた．2013 年の『臨床作業療法』（金剛出版）もその一里塚．作業をもちいる治療・援助のすべてが，対象者とのかかわりという現実の事象のなかにある．そこから得られる知識や技法，それらすべては，臨床を通した検証を抜きには成りたたない．2014 年，自分自身の 30 余年の作業療法臨床で，多くの患者さんたちの協力を得ながら試みてきた作業の使い方を『目からウロコの作業料理の本―作業療法覚書』として言語にした．

　この作業療法の実践の言語化の中で，ひとと作業，ひとと生活の関係が再確認されたもの，新たに気づいたもの，それをまとめたものが本書である．「作業をもちいる療法とは何か，自分が体験した確からしさをどのように伝えればよいか」，言語化の旅はまだ続くが，本書を自分自身の臨床教育の一つの括りとする．

　　　　　　　　　　　BE GOOD　DO GOOD

2015 年睦月　　　冬晴れの　成人の日に　校正の筆を置く

　　　　　　　　　　　　　　　　　　　　　　　　　　　　　　　　山根　寛

索引

【あ】

「ああ，そうか」体験　214
愛他的体験　106
相手がわかることば　227
アクティビティ　10
遊び　24, 26
　——，感覚運動　27
　——，規則　27
　——，協力　27
　——，原初的　26
　——，象徴　27
　——と余暇　17
　——と余暇に関連する作業　26
　——，ひとり　27
　——，並行　27
　——，連合　27
アフォード　85, 109
暗黙知　91

【い】

育児　123
移行現象　41
意志・意欲　213
移動機能　124
意味性　87

【う】

運動　151, 223
　——企画　224
　——機能　151
　——系の観察　223
　——コントロールアプローチ　166
　——コントロールモデルにおける作業分析　166
　——にともなう抵抗　152
　——の速度　151
　——の粗大度，巧緻度　151
　——の対称性　152

【お】

おばあさん仮説　45

【か】

外観　222
　——の観察　222
回復と熟成　17, 29
外部情報　66
学習　54
　——と作業　73
学童期　40
家事　123
活動　10
　——機能　120, 121
　——，基本的生活　19
　——，社会的　28
　——，身辺処理　19
　——，創作・表現　28
　——，知的　28
　——（の）制限　114, 122
　——，余暇　27
からだの表情　222
感覚　85
　——運動遊び　27
　——運動機能　120
　——機能　152
　——統合モデルにおける作業分析　168
　——の種類　85
環境　214
　——，好ましい　216
　——，人的　216
　——，内的　214
　——，物的　216
　——，物理的　216
　——，文化的　216
環境因子　125
還元主義　134
観察　222, 223
　——，運動系の　223
　——，外観の　222
　——，話し方の　223
　——，非言語（的）サインの　222
間身体性　78, 106, 225

【き】

規則遊び　27
基礎情報　79
機能
　——，移動　124
　——，運動　151
　——，活動　120, 121
　——，感覚　152
　——，感覚運動　120
　——，基本交流　124
　——，言語　129
　——，コミュニケーション　124
　——，作業遂行　123
　——，参加　120, 125
　——，仕事　123
　——障害　114
　——，集団関係　124
　——，心身　120
　——，生活　114, 115
　——，生活維持　122
　——，精神認知　121
　——，代償　148
　——，対人　124
　——，知覚　158
　——，統合生活　119, 126
　——，統合認知　127
　——，二者関係　124
　——，認知　153
基本交流機能　124
基本的生活活動　19
客観性　135
共有性　105
共有体験　225
協力遊び　27

【く】

クオリア　84, 109
　——，作業の　84
具体性　92
くらしと作業　45
繰り返し　100, 152

【け】

経験 216
　――，好ましい 216
形態 156
　――，コミュニケーションと 156
系統発生 47
結果 154
言語 220
　――機能 129
　――機能と作業 78
　――体系 219
　――体系の特性 219
　――，パラ 220
現実原則 40
原初的遊び 26
限定的作業分析 143,157

【こ】

好奇心 212
合目的的行為や行動，動作 92
合目的的な身体の使用 66
五官 86,102
五感 86,102
五官を開き，五感に聴く 101,228
国際生活機能分類 14,114
こころ
　――と作業 70
　――と脳 70
　――のしくみと作業 72
　――の発達 71
　――の理論 38
個人因子 126
個人的価値 88
個体発生 47
ことば 201
　――，相手がわかる 227
　――，作業を活かす 202
　――と作業 201
　――によるかかわり 201
　――の意味 220
　――の表情 223
　――を活かす 226
　――を活かす作業 202
　――を物として手渡す 226
好ましい環境 216
好ましい経験 216

コミュニケーション 76,124
　――が成立する条件 218
　――機能 124
　――と形態 156
　――と作業 76
　――の主な媒体 219
　――のしくみ 77
　――，非言語（の） 202,221

【さ】

再生産性 155
サイン 222,223
　――，非言語（的） 222,223
作業 9,10,201
　――，遊びと余暇に関連する 26
　――がアフォードするもの 85
　――が活きる条件 212
　――，学習と 73
　――がつくる場 107
　――，くらしと 45
　――，言語機能と 78
　――，こころと 70
　――，こころのしくみと 72
　――，ことばと 201
　――，ことばを活かす 202
　――，コミュニケーションと 76
　――，仕事と役割に関連する 23
　――，身体と 61,66
　――，身体の意識と 63
　――，身体の発達と 62
　――で伝える 218
　――，手と 55
　――，手のしくみと 58
　――，手のはたらきと 60
　――によるかかわり 202
　――による脳の合目的的使用 55
　――，脳と 47
　――，脳のしくみと 49
　――，脳のはたらきと 51
　――のクオリア 84
　――（の）結果 89,154
　――の手段としての利用 193
　――の選択 146,197
　――の知 107
　――の特性 200

　――の場としての利用 195
　――の非言語コミュニケーション 202
　――の分類 11
　――の分類分析 144
　――の目的性 92
　――の目的としての利用 192
　――，ひとの一生と 38
　――，ひとの進化と 35
　――，ヒトの脳と 48
　――を活かすことば 202
　――をしない作業療法 234
作業活動 9,10
作業行動 10
作業遂行 118
　――機能 123
作業分析
　――，運動コントロールモデルにおける 166
　――，感覚統合モデルにおける 168
　――，限定的 143,157
　――，集団療法モデルにおける 161
　――，神経心理学モデル（もしくは認知―知覚モデル）における 165
　――，生活機能別 143,169
　――，精神療法モデルにおける 160
　――，生体力学モデルにおける 165
　――，対象別（身体障害領域） 174
　――，対象別（精神障害領域） 170
　――，対象別（発達障害領域） 178
　――，治療・援助対象別 143
　――，認知療法モデルにおける 163
　――の種類 141
　――の目的 140
　――の歴史 133
　――，包括的 141,144
　――，理論・モデル別 143
作業療法 9
　――，作業をしない 234
　――の手段 10
　――の奏効機転 107

──の定義　10
参加
　　──機能　120, 125
　　──と交流　17, 28
　　──（の）制約　114, 125

【し】

自我　102
　　──，身体　102
　　──理想　41
自己　42
　　──愛　155
　　──同一性　42
　　──有用感　41
仕事　20, 21
　　──機能　123
　　──と役割　17, 20
　　──と役割に関連する作業　23
失敗に終わらせない体験　217
社会生活技能　204
社会適応行動　204, 206
社会的価値　87
社会的活動　28
社会的認知機能　204, 205
社会的不利　125
社会脳　119, 204
　　──と作業療法　207
　　──と社会適応行動　206
　　──と社会的認知機能　205
修正　140, 194
集団関係機能　124
集団療法モデルにおける作業分析　161
主体性　213, 230
手段　10
　　──，作業療法の　10
障害　114
象徴　154
　　──遊び　27
情動　48
　　──脳　48
情報　222
　　──，内的　214
　　──，非言語　222
神経細胞　49
神経心理学モデル（もしくは認知─知覚モデル）における作業分析　165
心身機能　120

身体　52, 61
　　──が意識されないとき　65
　　──が意識されるとき　64
　　──自我　102
　　──と作業　61, 66
　　──，ともにある　68
　　──の意識と作業　63
　　──，脳と　52
　　──の使用，合目的的な　66
　　──の発達と作業　62
身体エネルギー　99
身体感覚　226
　　──を通して話す　226
身体図式　63
身体性　97
身体像　64
心的エネルギー　99
人的環境　216
身辺処理活動　19

【せ】

生活　19
　　──の維持　17, 19
生活維持機能　122
生活機能　114, 115
　　──の構成　114, 115
　　──別作業分析　143, 169
生活行為　9, 16
生活習慣　20
成功体験　217
成人期　43
精神認知機能　121
精神療法モデルにおける作業分析　160
生体力学モデルにおける作業分析　165
性の同一性　42
青年期　42

【そ】

奏効機転　107
　　──，作業療法の　107
創作・表現活動　28
操作性　103
素材　154

【た】

体験　106, 214
　　──，「ああ，そうか」　214
　　──，愛他的　106
　　──，共有　225
　　──，失敗に終わらせない　217
　　──，成功　217
　　──，普遍的　106
　　──，よりよい　217
　　──，類似　225
代償機能　148
対象者個人の特性　198
対象操作に関する分析　181
対象喪失　44
対象別作業分析　170
　　──の例（身体障害領域）　174
　　──の例（精神障害領域）　170
　　──の例（発達障害領域）　178
対処行動　100
対人機能　124
対人交流　156
段階づけ　140, 194

【ち】

知　107
　　──，作業の　107
知覚　67, 216
　　──のカテゴリー化　67, 216
知覚機能　153
知覚・認知　96
知覚─認知機能　153
知的活動　28
超高齢期　45
直接情報　78
治療・援助対象別作業分析　143

【て】

手　55
　　──と作業　55
　　──と脳　56
　　──のしくみと作業　58
　　──のはたらきと作業　60
　　──，ヒトの　56
適応　140, 194
適応的防衛　44

【と】

同一性
　——，自己　42
　——，性的　42
投影性　94
道具　36,104,154
　——を使うようになったヒト　36
統合生活機能　119,126
統合認知機能　127
道徳療法　134
独創性　155
ともにある身体　68

【な】

内的環境　214
内部情報　66

【に】

二者関係機能　124
乳児期　40
ニューロン　49
　——（の）ネットワーク　50,54
認知　96,153
　——機能　153
認知療法モデルにおける作業分析　163

【ね】

ネオテニー化　34
ネットワーク　50,54,75
　——，ニューロンの　50

【の】

脳　47,70
　——，こころと　70
　——，情動　48
　——，手と　56
　——と作業　47
　——と身体　52
　——の機能分担　54
　——のしくみと作業　49
　——の地図　51
　——のはたらきと作業　51
　——，反射　48

　——，理性　48
能動性　95,213
能力障害　122

【は】

場　107
　——，作業がつくる　107
背景因子　125
発達課題　38
話し方の観察　223
パラ言語　220
反射　48
　——脳　48

【ひ】

非言語
　——情報　222
　——体系　220
　——体系の特性　220
　——（的）サイン　222,223
　——（的）サインの観察　222
　——（の）コミュニケーション　202,221
非宣言的記憶　102
ヒト　34,36
　——，道具を使うようになった　36
　——の手　56
　——の脳と作業　48
ヒト化　36
ひとの一生と作業　38
ひとの進化と作業　35
ひとり遊び　27
表現　154
　——の自由度　154
表象形成　102,216

【ふ】

物的環境　216
物理的環境　216
普遍性　135
普遍的体験　106
フロー　105
文化的環境　216

【へ】

並行遊び　27

【ほ】

包括的作業分析　141,144,157
　——の項目　149
　——の方法　146
　——の目的　145
　——の例　157
没我性　104

【ま】

マターナル（パターナル）アタッチメント　38

【み】

ミラーニューロン　38

【め】

メルロ・ポンティ　78

【も】

目的性　91,92
森田療法　108

【や】

役割　20,23
　——，仕事と　17,20

【ゆ】

有能感　38,40

【よ】

余暇　25,26
　——活動　27
予測性　155
よりよい体験　217

【り】

リスク　156

リズム 152
理性 48
　——脳 48
理論 38
　——，こころの 38
　——・モデル別作業分析 143

【る】

類似体験 225

【れ】

連合遊び 27

【ろ】

労働 21
老年期 44

【A】

activity 10
ADL 19

【H】

here and now 229

【I】

IADL 19, 122
ICF 14, 114

【O】

occupation 8
occupational behavior 10
occupational therapy 9

〈著者略歴〉

山根　寛（やまねひろし）
1972年，広島大学工学部を卒業，船の設計の傍ら病いや障害があっても町で暮らす運動「土の会」活動をおこなう．1982年，作業療法士の資格を取得し精神系総合病院に勤務．1989年，地域支援をフィールドとするため，病院を出る（同年京都大学医療技術短期大学部助教授，2002年より同教授，医学博士）．共同作業所や授産施設，グループホームなどの創設・運営相談に関わり社会参加を支援．「こころのバリアフリーの街づくり」「リハビリテーションは生活」「ひとが補助具に」を提唱し，1998年より地域生活支援に関わる市民学習会「拾円塾」主宰．2015年大学退官，「ひとと作業・生活」研究会主宰．

著書は『作業療法覚書』（三輪書店），『臨床作業療法』（金剛出版），『精神障害と作業療法　新版』（三輪書店），『ひとと植物・環境』（青海社），『治療と援助における二つのコミュニケーション　新版』（三輪書店），『ひとと集団・場　新版』（三輪書店）ほか．
読書，里山と水辺のぼーっと歩き，海の素もぐり（最近時間と体力がないのが悩み），作業療法が趣味．

ひとと作業・作業活動　新版―作業の知をとき技を育む

発　行　1999年 4 月10日　第1版第1刷
　　　　2002年 1 月10日　第1版第4刷
　　　　2005年 8 月30日　第2版第1刷
　　　　2013年12月 1 日　第2版第11刷
　　　　2015年 3 月15日　新版　第1刷
　　　　2017年 2 月15日　新版　第2刷
　　　　2019年 4 月 5 日　新版　第3刷Ⓒ

著　者　山根　寛
発行者　青山　智
発行所　株式会社 三輪書店
　　　　〒113-0033　東京都文京区本郷6-17-9　本郷綱ビル
　　　　☎ 03-3816-7796　FAX 03-3816-7756
　　　　http://www.miwapubl.com
装　丁　石田香里（株式会社アーリーバード）
印刷所　三報社印刷 株式会社

本書の内容の無断複写・複製・転載は，著作権・出版権の侵害となることがありますのでご注意ください．

ISBN978-4-89590-504-6　C 3047

JCOPY ＜出版者著作権管理機構 委託出版物＞
本書の無断複製は著作権法上での例外を除き禁じられています．複製される場合は，そのつど事前に，出版者著作権管理機構（電話 03-5244-5088，FAX 03-5244-5089，e-mail: info@jcopy.or.jp）の許諾を得てください．

■ 作業療法の本質を理解するテキストシリーズ

◉ 定評ある精神科作業療法テキスト、装いも中身も新たに、全面改訂。

精神障害と作業療法【新版】
病いを生きる、病いと生きる　精神認知系作業療法の理論と実践

著　山根　寛

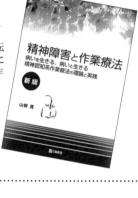

『精神障害と作業療法　第3版』の発行から7年。社会情勢の大きな変化に応じて、新版として全面改訂。
入院医療中心から地域生活中心へという動き、疾患構造の変化などにより、大きく転換を迫られているわが国の精神保健において、作業療法は何を担うのか、ひとの生活における目的と意味のある作業「生活行為」を手段に、対象者の生活を支援するという作業療法の特性、治療・支援構造・手順といった基本の軸を示しつつ、病理の違いによる障害の特性に応じた作業療法の概要、医療・保健・福祉、各領域での作業療法の実践を示す。
新版では疾患や障害の新たなとらえ方としてスペクトラムという視点や高次脳機能障害の項目を追加、障害受容、作業原理などの作業療法の哲学的課題についても言及。

● 定価（本体 4,000円+税）B5　414頁　2017年　ISBN 978-4-89590-583-1

◉ 「作業療法―集団の活用」のテキストに最適!!

ひとと集団・場【新版】
治療や援助、支援における場と集団のもちい方

著　山根　寛

ベストセラーテキストの新版！治療援助の場がひとが暮らす生活の場を中心として遷るなかで新版として生まれ変わった本書では、個と所属集団の間、および集団間のダイナミックスなど新たなダイナミックスや、パラレルな場（トポス）と称されている成熟させるが凝集させない、並行集団の特性を活かした作業療法特有の場の利用のしかたなどについて、職種領域を超えて利用できるようその理論、技法、臨床の知と技を紹介する。

● 定価（本体 3,500円+税）B5　270頁　2018年　ISBN 978-4-89590-615-9

◉ エビデンス・ベイストな時代に合わせて10年ぶりの全面改訂！

治療・援助における
二つのコミュニケーション【新版】
作業を用いる療法の質的エビデンスの証明

著　山根　寛・白岩　圭悟

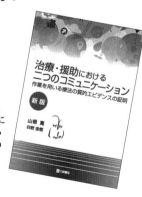

作業療法がもつ治療機序と治療構造について、治療の対象者自身の「自己と身体、生活、日常とのコミュニケーション」と、治療や援助、支援をよりよい関係で、効果的に成りたたせるための「治療や援助、支援にあたる者と対象者とのコミュケーション」という二つのコミュニケーションプロセスという視点から紐解く。新版となった本書では、この二つのコミュニケーションによる回復機序のエビデンスを、脳機能の客観的な変化を示す最新の脳研究から解説する章を新たに加えた。

● 定価（本体 3,600円+税）B5　256頁　2019年　ISBN 978-4-89590-648-7

お求めの三輪書店の出版物が小売書店にない場合は、その書店にご注文ください．お急ぎの場合は直接小社に．

 三輪書店　〒113-0033 東京都文京区本郷6-17-9 本郷綱ビル
編集 ☎03-3816-7796　FAX 03-3816-7756　販売 ☎03-6801-8357　FAX 03-6801-8352
ホームページ：https://www.miwapubl.com